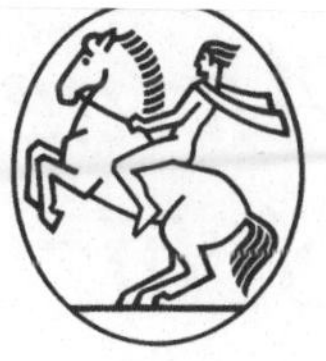

Aktuelle Probleme der Schizophrenie

P. König, T. Platz, H. Schubert (Hrsg.)

Band 2

Springer-Verlag Wien New York

Fortschritte im Umgang mit schizophrenen Patienten

T. Platz, H. Schubert,
R. Neumann (Hrsg.)

Springer-Verlag Wien New York

Univ.-Doz. Dr. P. König, Rankweil
Prim. Dr. T. Platz, Klagenfurt
Univ.-Prof. Dr. H. Schubert, Hall in Tirol

Prim. Dr. T. Platz, Klagenfurt
Univ.-Prof. Dr. H. Schubert, Hall in Tirol
OA Dr. R. Neumann, Hall in Tirol

Gedruckt auf säurefreiem Papier

Mit 43 Abbildungen

ISSN 0937-9339
ISBN-13:978-3-211-82282-1   e-ISBN-13:978-3-7091-9159-0
DOI: 10.1007/978-3-7091-9159-0

Vorwort

Dieser Sammelband beinhaltet die Referate des 3. und 4. Schizophrenie-Workshops in Hall/Tirol (1989) und Klagenfurt (1990).

Wie schon im 1. Band dieser Reihe handelt es sich vornehmlich um Arbeiten aus den Landesnervenkrankenhäusern, die den Stand der Versorgungsqualität widerspiegeln.

Dabei wird ein weiter Bogen gespannt von Entwicklungen der Sozialpsychiatrie im benachbarten Ausland bis zu spezifischen Fragen der Begutachtung.

Die Beiträge vermitteln die steigende Komplexität der Arbeit mit Menschen, die an schizophrenen Störungen leiden und sind daher sozusagen „aus dem Leben" gegriffen. Diese Praxisrelevanz ist für die Herausgeber Grund zur Publikation.

T. Platz, H. Schubert, R. Neumann

Der Fa. Janssen Pharmaceutica Wien (Herrn Roman Kiss) sei an dieser Stelle für die Förderung von Forschung und Fortbildung in der Psychiatrie gedankt.

Inhaltsverzeichnis

Das Schicksal enthospitalisierter schizophrener Langzeitpatienten

St. Rudas

Kuratorium für Psychosoziale Dienste, Wien, Österreich

Zusammenfassung

Im vorliegenden Artikel wird auf die große Bedeutung der Tagesstruktur bei der psychosozialen Behandlung und Betreuung enthospitalisierter schizophrener Patienten hingewiesen. Zunächst wird die institutionelle Karriere schizophrener Patienten im stationären und extramuralen Bereich dargestellt. Untersuchungen an einem spezialisierten Berufsrehabilitationszentrum zeigen, daß Schritte zur beruflichen Rehabilitation auch bei jenen Patientengruppen sinnvoll sind, die bezüglich des Verlaufes als prognostisch ungünstig angesehen werden.

Schlüsselwörter: Tagesstruktur, berufliche Rehabilitation Schizophrener, Langzeitbehandlung.

Summary

Careers of dehospitalized long term schizophrenic patients. This article outlines the importance of day structure supports in the design of psychosocial treatment of discharges schizophrenic patients.

The "pathways" of patients in in-patient and out-patient services are described.

Vocational rehabilitation of chronic schizophrenic patients is deemed prognostically unfavourable. Findings in an Rehabilitation Centre show that specialized programmes can be seen to be of benefit.

Keywords: Day structure, vocational rehabilitation, comprehensive community mental health servides.

Einleitung

Untersuchungen, die enthospitalisierte Patienten zur Zielgruppe haben, müssen gegenüber epidemiologischen Feldstudien [3, 12] berücksichtigen, daß zahlreiche zusätzliche Faktoren die Vorauswahl der untersuchten Gruppe beeinflussen. Bei der Aufnahme, Behandlung, Entlassung und Nachbehandlung psychisch Kranker werden naturgemäß in großer Zahl auch solche Variablen wirksam, die nicht an Merkmale der Patienten bzw. der ihrer Erkrankung gebunden sind. So ist es etwa keineswegs immer die „Intensität" einer Erkrankungsphase, die zur Hospitalisierung führt [6]. Vielmehr stellen auch das Erscheinungsbild der Symptome, deren soziale Akzeptanz und die Varianz und Dichte vorhandener Behandlungsangebote [8] bedeutende Faktoren bei der Entscheidung über eine Hospitalisierung dar. Die Kriterien für die Zugehörigkeit einer Person zur Gruppe „hospitalisiert" sind sehr vielfältig und methodisch schwer darstellbar.

Ebenso ist eine Enthospitalisierung von einer Vielzahl verschiedenster Voraussetzungen abhängig [2].

Das Schicksal krankenhausentlassener Patienten steht mit den Maßnahmen während der Hospitalisierung in Zusammenhang, die ihrerseits von den Strukturen im jeweiligen stationären Bereich [11] mitbeeinflußt werden. Die stationäre und damit auch die poststationäre Phase in der „Karriere" psychisch Langzeitkranker wird daher von der Verfügbarkeit entsprechender helfender Maßnahmen und damit auch vom Muster ihrer Finanzierung [10] mitgeprägt.

Bei der Bildung von Gruppen nach diagnostischen Merkmalen ist das jeweilige Muster der Erstellung von Diagnosen [1] zu berücksichtigen.

Schizophrene Patienten in der stationären psychiatrischen Versorgung

Im Laufe des Jahres 1986 wurden in Wien (1,5 Mill. Einwohner) im psychiatrischen Großkrankenhaus („Landeskrankenhaus") 1222 Aufnahmen unter der Diagnose „Schizophrenie" durchgeführt (= 0,81 Aufnahmen pro 1000 Einwohner). Dies entsprach 25,3% aller PKH-Aufnahmen des betreffenden Jahres (4816).

Am Jahresende 1974 befanden sich 774 schizophrene Patienten im Großkrankenhaus, am Jahresende 1987 253 schizophrene Patienten. Während die gesamte Stichtagspopulation des Krankenhauses zwischen 1974 und 1987 um 62,9% abgenommen hatte (von 2443 auf 906), betrug die Reduktion der Prävalenz in der Gruppe der Schizophrenen 67,3%.

Von den 253 schizophrenen Patienten des Stichtages 31. 12. 1987 waren 142 (= 56,1%) bereits länger als 12 Monate im Großkrankenhaus (Langzeitpatienten). Es fand sich demnach Ende 1987 in Wien knapp 1 langzeithospitalisierter schizophrener Patient pro 10 000 Einwohner.

Von jenen insgesamt 334 Patienten aller Diagnosegruppen, die Ende 1987 bereits länger als 5 Jahre im psychiatrischen Großkrankenhaus waren ("old long stays"), wurden 108 (= 32,5%) mit der Diagnose „Schizophrenie" behandelt.

Unter den insgesamt 205 Patienten mit einer Aufenthaltsdauer zwischen 1 – 5 Jahren ("new long stays") fanden sich 34 (= 16,6%) schizophren Kranke.

[Da im zweiten Wiener psychiatrischen Großkrankenhaus (Krankenhaus Ybbs) seit 10 Jahren keine Aufnahmen durchgeführt werden, wurde dieses Krankenhaus in der Aufstellung nicht berücksichtigt].

Wir haben unter Einbeziehung aller Aufnahmen der Jahre 1983 – 1986 im PKH-Wien die Wahrscheinlichkeit untersucht, mit der eine Aufnahme in einer Langzeithospitalisierung (Hospitalisierungsdauer > 1 Jahr) mündet.

In der Gruppe der Patienten mit der Aufnahmediagnose „Schizophrenie" fanden wir, daß 7 von 1000 Aufnahmen (= 0,7%) mit einem Langzeitaufenthalt verlaufen.

Schizophrene Patienten in extramuralen Institutionen

Seit 1980 ist in Wien ein regionalisierter extramuraler sozialpsychiatrischer Dienst (,,Psychosozialer Dienst"/PSD) tätig [7].

Die Hauptlast der nichtstationären Versorgung psychiatrischer Patienten liegt nach wie vor bei den niedergelassenen Nervenärzten. An der Psychiatrischen Universitätsklinik und am Psychiatrischen

Krankenhaus bestehen große Ambulanzen, darüberhinaus sind mehrere zusätzliche extramurale Einrichtungen für psychisch Kranke tätig.

Die Daten der Inanspruchnahme des PSD erfassen daher nur einen Teilbereich der extramuralen Versorgung.

In den Jahren 1980−1987 wurden bei insgesamt 15 528 Personen, die mit den Ambulanzen des PSD Kontakt hatten, psychiatrische Diagnosen gestellt. Davon wurden 2491 Personen (= 16,04%) unter der Diagnose Schizophrenie betreut.

Lag die durchschnittliche Zahl der jährlichen Kontakte aller PSD-Patienten bei 16,4, so hatten schizophrene Patienten durchschnittlich 25,6 Kontakte im Jahr.

86,9% aller schizophrenen PSD-Patienten wiesen stationäre psychiatrische Vorhospitalisierungen auf. Bei einem durchschnittlichen Anteil von 50% an Vorhospitalisierungen bei den PSD-Patienten stellten die schizophrenen Patienten damit die Diagnosegruppe mit dem größten Anteil an Vorhospitalisierungen.

Schizophrene Patienten des PSD Wien waren demnach zu Beginn der Betreuung zu 82,2% voll rechtsmündig, 83,9% verfügten über ein Einkommen, 86,3% waren Mitglieder der sozialen Krankenversicherung und 91,7% wohnten „privat" d. h. außerhalb von Heimen u. ä. [9].

Im Laufe des Jahres 1987 hatten insgesamt 1249 schizophrene Patienten PSD-Kontakte (= 24,8% aller 5033 PSD-Patienten des Jahres 1987).

Wir haben die Frage untersucht, wieweit im Rahmen des PSD kurzfristige, mittelfristige und langfristige Betreuungen durchgeführt wurden.

Von den 1249 schizophrenen PSD-Patienten des Jahres 1987 standen 720 (= 57,6%) auch schon vor 1985 in Betreuung, d. h. diese dauerte bereits mindestens 2 Jahre. Hier handelt es sich offensichtlich um „extramurale Langzeitpatienten". Bei 315 schizophrenen Patienten (= 25,3%) dauerte die Betreuung bereits zwischen 1−2 Jahre. 214 Patienten der Diagnosegruppe „Schizophrenie" (= 17,1%) hatten ihren PSD-Erstkontakt erst im untersuchten Jahr 1987.

Tabelle 1. Inanspruchnahme psychiatrischer Institutionen durch *schizophrene* Langzeitpatienten (Wien)

	N	auf je 100 000 EW
Stationäre Langzeitpatienten im PKH (1987)	142	9,5
Neue Langzeitpatienten im PKH im Jahr (durchschnittlich)	8,5	0,5
Betreuung beim PSD über 2 a (1987)	720	48,0

Eine zusammenfassende Darstellung der Inanspruchnahme psychiatrischer Institutionen in Wien durch schizophrene Langzeitpatienten zeigt Tabelle 1. Es wurden dabei stationäre Patienten mit einem Aufenthalt über 1 Jahr und extramurale Patienten mit einer Betreuungsdauer über 2 Jahre berücksichtigt (Tabelle 1).

Die Indikation in der rehabilitativen und rekonstruktiven Psychiatrie. Beiträge der psychiatrischen Versorgungsforschung

Die Lebensläufe enthospitalisierter schizophrener Langzeitpatienten sind nicht nur vom Krankheitsverlauf, von den krankheitsbedingten Beeinträchtigungen und vom Umgang mit der Krankheit und mit den Krankheitsfolgen geprägt, sondern auch von jenen Bereichen der Persönlichkeit und des sozialen Lebens, die nicht beeinträchtigt sind. Die Notwendigkeit der „Normalisierung" der Lebensumstände und des Tagesablaufes im vollen jeweils möglichen Ausmaß ist daher besonders zu betonen.

Den Empfehlungen Wing's folgend sollen einzelne Bereiche der helfenden Maßnahmen [13, 14] voneinander abgegrenzt und jeweils indikationsgebunden durchgeführt werden. Die Bereiche „medizinisch-therapeutische Hilfen", „Hilfen beim Wohnen" und „Hilfen bei der Tagesstruktur" benötigen unterschiedliche Arrangements und sind meist in jeweils unterschiedlichem Ausmaß notwendig.

Auch bei sozialpsychiatrischen Maßnahmen müssen Kontraindikationen und mögliche Nebenwirkungen in die Entscheidungen über ihre differenzierte Anwendung einbezogen werden.

In der Pharmakotherapie wird häufig auf die Problematik von Mischpräparaten hingewiesen, die den gezielten Einsatz der einzelnen Bestandssubstanzen erschweren.

Auch einem „Mischpräparat: Sozialtherapeutische Maßnahmen" gegenüber muß eine kritische Haltung herrschen.

Im besonderen Ausmaß haben bei schizophrenen Patienten Anreiz und Milieu in den verschiedenen Einrichtungen unterschiedliche Wirkungen, wobei Art, Verlauf und Phase der Erkrankung weitere Unterschiede bedingen. Über- und Unterforderung, sogenannte „provozierte Krisen", Annäherungs- und Distanzkonflikte u. a. tragen oft wesentlich zum negativen Ergebnis gutgemeinter Rehabilitationsversuche bei.

Die Suche nach Kriterien, nach denen die Anwendung einzelner rehabilitativer und rekonstruktiver Verfahren angezeigt erscheint, stellt eine wesentliche Aufgabe der Evaluation entsprechender Einrichtungen und der psychiatrischen Versorgungsforschung dar.

Rehabilitation schizophren Erkrankter – Die Tagesstruktur

Der Begriff „Rehabilitation" wurde erstmals 1846 vom badischen Sozialreformer von Buß für die „Wiedererlangung verlorener Ehrenrechte" nach Verbüßung von Strafen eingeführt. Später wurde er für die „Wiederherstellung" der Arbeitsfähigkeit Körperbehinderter verwendet. Erst 1980 wurde von der WHO auch die Problematik der seelisch Behinderten in die Definition des gegenwärtig verwendeten Begriffes „Rehabilitation" eingebunden.

Die Reduktion der Belagszahlen in den großen psychiatrischen Krankenhäusern brachte die Errichtung verschiedenster Formen der Rehabilitationsangebote auf der „Achse – Wohnen" mit sich. Zahlreiche Übergangsheime, Langzeitheime, beschützende Wohngemeinschaften und Kleinwohnungen für „geschütztes Wohnen" sind entstanden.

Zunehmend wurde nun auch die Frage der Berufstätigkeit bzw. der Tagesstruktur psychisch Kranker und Behinderter diskutiert.

Untersuchungen zeigten, daß die berufliche Situation hospitalisierter Patienten von einem hohen Grad der Desintegration geprägt ist [5], die Desintegration aber für rehabilitative Maßnahmen durchaus zugängig ist [4].

Die Einrichtungen zur beruflichen Rehabilitation, ebenso wie ihre sozialrechtlichen Grundlagen sind aber überwiegend an den Bedürfnissen Körper- bzw. Sinnesbehinderter orientiert. Es sind auch spezialisierte Einrichtungen für geistig Behinderte entstanden. Es zeigte sich, daß bei dieser Entwicklung die Besonderheiten in der Rehabilitation psychisch Langzeitkranker und Behinderter keine ausreichende Berücksichtigung finden konnten.

Die Inkonstanz psychischer Behinderungen in ihrer Art und in ihrem Ausprägungsgrad erschwert sowohl die querschnittsbezogene „Quantifizierung" einer Behinderung, wie auch ihre prognostische Beurteilung, wie sie in bestehenden sozialrechtlichen Bestimmungen gefordert werden.

Die Tatsache, daß psychische Behinderungen sehr oft bereits in frühen Lebensabschnitten auftreten, läßt die Tagesstruktur zu einem zentralen Problem in der Betreuung der psychiatrischen Langzeitpatienten werden.

Im Zuge des Ausbaues extramuraler und komplementärer sozialpsychiatrischer Einrichtungen in Wien wurde auch ein eigenes „Berufsrehabilitationszentrum für psychisch Kranke und Behinderte" errichtet.

In den 6 Jahren zwischen 1. 4. 1982 und 31. 3. 1988 haben 441 Personen ihre Betreuung im Zentrum beendet. Von diesen 441 Personen waren 63,7% wegen einer schizophrenen Erkrankung in Behandlung, 90% von ihnen waren zumindest einmal vorhospitalisiert. Zum Zeitpunkt des Eintrittes waren die Rehabilitanden beruflich desintegriert.

Unter den Rehabilitanden des Zentrums mit der Diagnose „Schizophrenie" haben 22,5% das Programm mit einer unmittelbar nachfolgenden Berufstätigkeit abgeschlossen. Weder in der Gruppe der schizophrenen Patienten, noch in der gesamten Gruppe fanden sich statistisch signifikante Zusammenhänge zwischen Rehabilitationsverlauf einerseits und Alter, Geschlecht und Dauer vorangegangener Vorhospitalisierungen (!) andererseits.

Einen deutlich signifikanten negativen Einfluß auf den Rehabilitationsverlauf hatte in allen Diagnosegruppen das Merkmal „berentet". Dies kann als dringender Hinweis interpretiert werden, *vor* endgültigen Berentungen psychisch Kranker Rehabilitationsversuche durchzuführen und hievon auch schizophrene Patienten nicht auszunehmen.

Einen deutlich positiven Einfluß auf die Rehabilitationsverläufe hatte die Gesamtdauer des Aufenthaltes im Zentrum. Rehabilitationen, die jeweils länger als 6 Monate durchgeführt werden konnten, sind signifikant erfolgreicher verlaufen. Da davon auszugehen ist, daß psychisch Kranke in für sie spezialisierten Einrichtungen länger verbleiben können, unterstreicht dieses Ergebnis die Bedeutung eigener Rehabilitationszentren für psychisch Kranke.

Wir haben jene aus dem Zentrum ausgetretenen Rehabilitanden, die dem extramuralen Dienst (PSD) auch nach ihrem Austritt aus dem Zentrum bekannt waren, im Rahmen einer Nacherhebung erfaßt. Von den ursprünglich 441 Personen konnte die Nacherhebung bei 294 Personen (= 66,7%) durchgeführt werden. 74,5% der Personen der Nacherhebungsgruppe waren am Nacherhebungsstichtag länger als 1 Jahr ausgetreten, 13,6% kürzer als 6 Monate.

Es zeigte sich, daß die Zahl jener Personen, die beim Austritt zunächst nicht berufstätig wurden, aber zwischenzeitlich in eine Berufstätigkeit gelangten, höher war, als die Zahl jener, die aus einer zunächst aufgenommenen Berufstätigkeit bis zum Nacherhebungsstichtag ausgeschieden sind.

Auch in der Nacherhebungsgruppe bestand ein negativer Zusammenhang des Merkmals „berentet" und ein positiver Zusammenhang mit der Gesamtdauer des Aufenthaltes im Zentrum mit der Berufstätigkeit.

Tabelle 2 zeigt die Ergebnisse in der Gruppe der schizophrenen Patienten des Zentrums (Tabelle 2).

Zusammenfassend läßt sich festhalten, daß die Prognose der Berufsrehabilitation schizophren Erkrankter in spezialisierten Ein-

Tabelle 2. Schizophren Erkrankte im Berufsrehabilitationszentrum Wien. Ausgetretene Rehabilitanden 1. 4. 1982 – 31. 3. 1988

a)	*in der Gesamtgruppe*	
	ausgetreten (zusammen)	276
	davon in Berufstätigkeit	62 (= 22,5%)
b)	*in der Nacherhebungsgruppe*	
	(Nacherhebungsstichtag: 31. 3. 1988)	
	Diagnose: Schizophrenie gesamt:	199
	berufstätig beim Austritt	50 (= 25,1%)
	davon:	25 (= 50%)
	am Stichtag noch berufstätig	
	nicht berufstätig beim Austritt	
	davon am Stichtag bereits	149 (= 74,9%)
	berufstätig:	35 (= 23,5%)
	berufstätig am Stichtag zusammen:	
	berufstätig zwischen Austritt und	60 (= 30,2%)
	Stichtag zusammen:	85 (= 42,7%)

richtungen Rehabilitationsversuche bei *allen* Patienten dieser Diagnosegruppe durchaus sinnvoll erscheinen läßt. Der auch nach geeigneten Versuchen bedeutende Anteil nicht berufstätiger Schizophrener weist andererseits auf die Notwendigkeit entsprechender Alternativen für eine geeignete Tagesstrukturierung hin, besonders im Hinblick auf die zu erwartenden langen Zeiträume, in denen entsprechende Unterstützungen notwendig bleiben.

Literatur

1. Berner P (1983) Die Unterteilung der endogenen Psychosen: Differentialdiagnostik oder Differentialtypologie. In: Gross G, et al (Hrsg) Empirische Forschung in der Psychiatrie. Schattauer, Stuttgart New York
2. Gmür M (1986) Schizophrenieverlauf und Entinstitutionalisierung. Enke, Stuttgart
3. Hinterhuber H (1984) Psychiatrische Erkrankungen in einer alpinen

Kleinregion — Eine epidemiologische Feldstudie. Psychiatr Praxis 11: 183–189
4. Hubschmidt T, Aebi E (1986) Berufliche Wiedereingliederung von psychiatrischen Langzeitpatienten. Soc Psychiatry 21: 152–157
5. Kuhnt S, Kunow J (1988) Prognostische Faktoren beruflicher Wiedereingliederung — Ergebnisse einer Einjahres-Katamnese. Gruppendynamik 19: 137–146
6. Rudas St (1986) Entwicklung der psychiatrischen Zwangseinweisungen in Wien. Österr Krankenhaus-Zeitung 27: 289–298
7. Rudas St (1986) Comprehensive mental health services: who needs them? Acta Psychiatr Belg 86: 630–635
8. Rudas St (1987) Planning and evaluation of comprehensive psychiatric care systems. In: Lechner H et al (eds) Future strategies for psychiatric care. Neurologia et Psychiatrica 10 [Suppl 1]: 51–53
9. Rudas St (1987) Psychiatrische Rehabilitation bei schizophren Erkrankten. In: Rudas St (Hrsg) Neue Aspekte in der Therapie psychisch Kranker. Facultas Universitätsverlag, Wien, S 7–21
10. Rudas St (1988) Strukturmerkmale psychiatrischer Behandlungen unter dem Aspekt ihrer Finanzierung. Mitt Österr Sanitätsverwltg 7/8: 180–184
11. Swoboda H, Rudas St (1986) Kriterien zur Strukturerfassung stationärer psychiatrischer Abteilungen. Österr Krankenhaus-Zeitung 27: 717–720
12. Weyerer S, Dilling H (1984) Prävalenz und Behandlung psychiatrischer Erkrankungen in der Allgemeinbevölkerung. Nervenarzt 55: 30–42
13. Wing JK, Hailey M (1972) Evaluating a community psychiatric service. Oxford University Press, London
14. Wing JK (1977) The management of schizophrenia in the community. In: Usdin G (ed) Psychiatric medicine. Brunner-Mazel, New York

Anschrift des Verfassers: Dr. St. Rudas, Psychosoziale Dienste in Wien, Gonzagagasse 15, A-1013 Wien, Österreich.

Die Rehabilitation von Schizophrenen
Der Rehabilitationsstern als Modell

M. Gmür

Sozialpsychiatrischer Dienst, Psychiatrische Universitätsklinik,
Zürich, Schweiz

Zusammenfassung

Die Begriffe Behinderung und Rehabilitation werden ausführlich erörtert.
Nach der Beschreibung des natürlichen Verlaufes der Schizophrenie, wird
der Einfluß psychosozialer Faktoren eingehend diskutiert. Schließlich entwickelt der Autor das Konzept einer Pathophilen Rehabilitation und eines
Rehabilitationssternes.

Schlüsselwörter: Schizophrenie, Rehabilitation, Behinderung, Verlaufs-
praedictoren.

Summary

The rehabilitation of schizophrenics. The terms impairment, disability, and
handicap are thoroughly discussed. After the description of the natural
course of schizophrenia, the influence of psychosocial factors are discussed.
Finally the author develops his concept of "pathophil" rehabilitation and
of the "star of rehabilitation".

Keywords: Schizophrenia, rehabilitation, clinical handicap, predictors of
the course.

Behinderung und Rehabilitation

Der Begriff „Behinderung" tauchte in Europa erstmals mit der
Industrialisierung im Zuge der gegen Ende des 19. Jahrhunderts
beginnenden Sozialgesetzgebung auf [18]. Der Ausdruck „Han-

dicap" hatte ursprünglich schon im 17. Jahrhundert ein Glücksspiel bezeichnet, bei dem eine geschlossene Hand, leer oder gefüllt, aus dem Innern eines Hutes hervorgezogen wurde: "hand i' cap" [1]. Anfangs des 19. Jahrhunderts wurde das Wort handicap in der englischen Sprache als Behinderung, die sich bei einer Anstrengung auswirkt, verstanden und auch im Zusammenhang mit sportlichen Anlässen, z. B. als Extragewicht bei Pferderennen gebraucht.

Im englischen Sprachgebrauch wird den verschiedenen Aspekten der Behinderung durch die Unterscheidung von *impairment* (Beeinträchtigung, Krankheit), *disability* (Verlust funktionaler Fähigkeiten) und *handicap* (soziale Benachteiligung) Rechnung getragen. Der Gegensatz von eher subjektiver und objektiver Sicht der Krankheit widerspiegelt sich in der Gegenüberstellung der beiden Ausdrücke *disease* als Bezeichnung für den Zustand qualitativ oder quantitativ gestörter Funktionen, Organe oder Organsysteme und *illness* als Bezeichnung des Krankseins.

Den Zugang zu einem systematischen Verständnis der Behinderung bei seelisch Kranken und insbesondere bei der Schizophrenie hat Wing mit seinem Modell der *prämorbiden, primären und sekundären Behinderung* eröffnet [21]. Prämorbide Behinderungen sind solche, die bereits *vor* Ausbruch der Krankheit bestanden wie z. B. Minderintelligenz, schlechte Schul- und Berufsbildung, körperliche Invalidität etc. Die primären Behinderungen sind die durch die Krankheit gegebenen wie Wahn, Halluzinationen, Denkstörungen. Die sekundären Behinderungen schließlich sind die durch die Behandlung gewissermaßen iatrogen bewirkten, die oft unter dem Stichwort *Hospitalismus* zusammengefaßt werden; sie sind die Folge regressiver Anpassung an ein entmündigendes und isolierendes Milieu.

Der Begriff *Rehabilitation* läßt sich bis ins römische Recht zurückverfolgen, wo er die Wiedereinsetzung in den früheren Rechtsstand durch nachfolgenden Erweis der Unschuld bezeichnete. Im Mittelalter hatte er im Zusammenhang mit dem feudalen und militärischen Ehrenkodex (Duellordnung) eine herausragende Bedeutung in der Rechtsordnung. Im sozialmedizinischen Wirkungsfeld erscheint er nach dem ersten Weltkrieg vor allem in der Orthopädie und nach dem zweiten Weltkrieg im Bereich der gesamten Sozialmedizin. Ciompi [7] sieht im Begriff Rehabilitation zugleich ein Ziel und einen Prozeß, die für psychisch Kranke als „möglichst vollständige Wiedereingliederung ins normale Sozial- und Berufsleben" zu umschreiben seien. Rehabilitation impliziert immer eine Anerkennung der Unvollständigkeit des Heilungsprozesses. Sie setzt eine Abwendung von idealtypischen und eine Hinwendung zu funktionellen Normsetzungen voraus. Sie strebt keine restitutio ad integrum, sondern eine restitutio ad optimum an. Ein Hauptanliegen der rehabilitativen Bemühungen war es immer, den handicapierten Kranken vor einem Abgleiten in Armut und soziales Elend zu bewahren. Rehabilitation ist ein Kampf gegen die Armut. Die Abgrenzung zwischen Heilung und Rehabilitation ist indessen keine scharfe. Vielmehr sind die Übergänge fließend und besteht eine intensive Wechselwirkung zwischen den beiden therapeutischen Prozessen. Die beste Rehabilitation im Sinne einer sozialen Wiedereingliederung wird durch eine möglichst vollständige Symptomheilung erzielt. Und andererseits kann eine geglückte Rehabilitation den Heilprozeß entscheidend vorantreiben oder verfestigen. Diese Interdependenz erweist sich, wie im folgenden noch zu zeigen sein wird, an der Schizophrenie besonders deutlich.

Der „natürliche Verlauf" der Schizophrenie

Wir können den Stellenwert und die Effizienz rehabilitativer Maßnahmen nicht ermessen, ohne uns die Eigengesetzlichkeit des Schizophrenieverlaufes vor Augen zu führen. Folgende Charakteristika des Spontanverlaufs haben sich in den großen Langzeitkatamnesen von Bleuler [3] und Huber [13] und anderen [10] herausgestellt:

1. Rund 1/4 – 1/3 aller Schizophrenien enden in definitiver psychopathologischer Heilung, ebenso viele in chronischer andauernder psychopathologischer Auffälligkeit und sozialem Versagen, und 1/3 – 1/2 sind als mittlere Verläufe einzustufen.

2. In der Langzeitkatamnese von Gmür (N = 92, Dauer 15 – 18 Jahre) hat sich der bereits bekannte Zusammenhang besonders eindrücklich bestätigt, daß Chronifizierungsmerkmale im Anfangs-

stadium der Krankheit den weiteren späteren chronifizierenden
Verlauf voraussagen. In dieser Arbeit erwiesen sich Chronifizierungsmerkmale in den ersten vier Krankheitsjahren als sichere Hinweise für einen chronischen Verlauf bis zum 15. − 18. Jahr nach
Ausbruch der Schizophrenie. Ein akut-phasischer Anfangsverlauf
korreliert mit einem guten, ein schleichend-chronischer Anfangsverlauf mit einem schlechten späteren Verlauf.

3. Ein schlechterer Verlauf bezüglich Psychopathologie und sozialer Bewährung findet sich beim männlichen im Vergleich zum
weiblichen Geschlecht, beim Ersterkrankungsbeginn vor dem 20.
Lebensjahr im Vergleich zu einem späteren Ausbruch. Ein günsti-
gerer Heilungsverlauf allerdings wiederum beim Ausbruch in sehr
hohem Alter.

Beeinflussung des Schizophrenieverlaufs durch
psycho-soziale Faktoren

In zahlreichen empirischen Studien haben sich folgende Gesetz-
mäßigkeiten betreffend die Beeinflußbarkeit des Schizophrenieverlaufes durch äußere psychosoziale Einflüsse herausgestellt.

1. Die englische Forschungsgruppe um Brown et al. [4], Vaughn
et al. [20] und Leff et al. [14] untersuchten die verlaufsbestim-
menden Einflüsse des Familienmilieus und wiesen unter dem Blickwinkel ihres *Konzeptes der "high and low expressed emotions"* mehrfach einwandfrei nach, daß eine emotiv gespannte, aggressive, in-
vadierend-überengagierte und konfuse Familienatmosphäre statistisch signifikant stark rückfallsfördernd, ihr Gegenteil, also die
sogenannte "low expressed emotions" dagegen, rückfallhindernd
wirke.

2. Wiederholt wurde gezeigt, daß *gestörte Elternverhältnisse* und
Elternverlust vor und nach der Erkrankung bei Frauen in ausge-
prägterem Ausmaße einen ungünstigen Einfluß auf den Krankheitsverlauf zeitigen als bei Männern [3, 10].

3. Wiederholt zeigte sich, daß die Kombination der beiden
Merkmale *frühes Ersterkrankungsalter* und Zugehörigkeit der Eltern zu einer *hohen Sozialschicht*, besonders in Kombination mit

Broken-home-Verhältnissen, mit einem besonders schlechten Verlauf korreliert [10, 15]. Die Kluft zwischen durch die Abstimmung aus gehobenem Bildungsmilieu geförderter hoher Ich-Idealbildung einerseits und mangelhaften erzieherisch-emotionalen Ressourcen andererseits fördert beim Heranwachsenden vermutlich die psychotische Desintegration.

4. Die IPSS von Sartorius [17] machte deutlich, daß schizophrene Erkrankungen in *ländlichen Gegenden von Entwicklungsländern* einen auffallend viel besseren Verlauf nehmen, mit markanter Häufung von Heilungen mit Abklingen der psychopathologischen Symptome, als in allen übrigen untersuchten Gegenden der Welt. Dieser Befund legt die Vermutung nahe, daß das zivilisierte Leben mit ihren „schizophreniefeindlichen" Sozialisationserwartungen im Vergleich zu primitiven und einfachen Lebensformen den Schizophrenieverlauf verschlimmern könnte [9, 16].

5. Bezüglich des relativen Anteils von Neuroleptika und Sozialarbeit an der Schizophreniebehandlung haben Hogarty et al. [11, 12] eine Gesetzmäßigkeit erkannt, die sich an der polaren Gegenüberstellung von *positiven*, d. h. *produktiv-psychotischen Syndromen* (Wahn, Halluzinationen, Katatonie) und *negativen*, d. h. *Defizienzsyndromen* (Affektverflachung, Abulie, Autismus etc.) orientiert. Seit E. Bleuler [2] den Schizophreniebegriff eingeführt und damit eine dynamische Psychopathologie begründet hatte, zieht sich die Gegenüberstellung von primären und sekundären Symptombildungen wie ein roter Faden durch die Geschichte der Schizophrenietheorie bis zum heutigen Tag. Bleuler hat Wahnideen und Halluzinationen als abgeleitete sekundäre und fakultative Symptome den obligaten ursprünglichen Primärsymptomen wie formale Denkstörungen, Störungen der Affektivität, Ambivalenz, Abulie und Autismus gegenübergestellt.

Mit der Stipulierung von sogenannten Basisstörungen, z. B. Süllwold [19], einer Vulnerabilität durch Zubin [22] und gestörter Informationsverarbeitung durch Chapman [5], die dem schizophrenen Prozeß zugrunde lägen und vorausgingen, hat diese struktur-dialektische Betrachtungsweise eine forschungs- und praxisrelevante Fortsetzung gefunden.

Bezüglich der Prognose darf in diesem Zusammenhang folgende Gesetzmäßigkeit formuliert werden: *Produktiv-psychotische Syndrome* sind zwar im Hinblick auf die psychopharmakologische Ansprechbarkeit und Behandelbarkeit prognostisch günstige Symptome, stellen aber eine feste *Barriere gegen Resozialisierungsbemühungen* dar. *Defizienzsymptome* demgegenüber sprechen schlecht auf Neuroleptika an, lassen sich aber *rehabilitativ besser beeinflussen*. Hogarty, Schooler und Dencker [5, 8] haben überzeugend aufgezeigt, daß die Wirkung von Soziotherapie als Ergänzung zu einer *wirksamen* Psychopharmakotherapie den Zustand und die soziale Bewährung der Schizophrenen bessert, aber bei *fehlender* bzw. erfolgloser psychopharmakotherapeutischer Behandlung und ausbleibender Symptombesserung einen geradezu kontraproduktiven, d. h. den Zustand verschlechternden Effekt zeitigt. Die insbesondere von Ciompi [6] aufgezeigte mildernde und mäßigende Wirkung des Alters auf die schizophrene Psychopathologie führt folgerichtig dazu, daß alternde Schizophrene oft leidlich gut in die Gesellschaft integriert sind.

Die Rehabilitation von Schizophrenen

Prinzip der pathophilen Rehabilitation

Die Rehabilitation von Schizophrenen hat den vorgängig dargelegten Verlaufsmerkmalen Rechnung zu tragen und sich insbesondere an die von Wing formulierte Empfehlung der *optimalen Stimulation* zu halten. Überforderung und Unterforderung begünstigen einen Rückzug in schizophrenes Erleben. Es wäre aber falsch und würde von einem grundlegenden Mißverständnis der Schizophrenie zeugen, wenn man sich an bloß quantitativen Vorstellungen im Umgang mit schizophrenen Patienten orientieren würde. So haben sich die rehabilitativen Bemühungen stets auf die von E. Bleuler [2] mit dem Begriff der doppelten Buchführung treffend charakterisierte Zweigesichtigkeit des Schizophrenen einzustellen: Neben der gesunden realitätsgerechten Persönlichkeit begegnet uns die von tiefer angst- und kälteerfüllter Verunsicherung und kreativ-origineller Eigenart gleichermaßen geprägte Persönlichkeit. Die beste Art, Schizophrenie zu heilen, insoweit es uns nicht gelingt, den schizophrenen Prozeß mit medizinischen Mitteln zu unterbrechen oder wesentlich einzudämmen, ist es, die Schizophrenie zu verstehen und zu respektieren. Denn ohne Verstehen und Respektieren ist jede Rehabilitation verlorene Liebesmühe. Rehabilitation darf keinesfalls schizophreniefeindlich sein. Nur eine pathophile Rehabilitation verspricht erfolgreich zu sein, aus der Erkenntnis und Erfahrung, daß erst die Anerkennung und Respektierung einer fremden Haltung deren Ermäßigung ermöglicht. So scheint der Ausdruck „die Rehabilitation der Schizophrenie" eine Art von Oxymoron darzustellen. Denn der Schizophrene mußte in seiner Andersartigkeit im Sinne der ärztlichen Normalerwartung rehabilitiert werden. Auch im Bemühen um Resozialisierung sollen aber die Bilder und Metaphern der Schizophrenie im Spiegel des therapeutisch-rehabilitativen Zugangs aufscheinen.

Rehabilitationsstern anstelle der Rehabilitationskette

So wie sich die Schizophrenie in bunter psychopathologischer Vielfalt darbietet, so variabel sind auch die Verläufe. Diese schreiten selten mit jener Geradlinigkeit fort, die dem im Fortschritts- und Effizienzdenken verhafteten Rationalisten als wünschenswert erscheinen mag. Das in der Normalpsychologie und insbesondere in den Erziehungswissenschaften vorherrschende Modell einer hierarchischen Progredienz, basierend auf der Vorstellung einer aufsteigenden Entwicklung vom Niedrigeren zum Höheren, kann auf die Schizophreniebehandlung und -rehabilitation nicht unbesehen übertragen werden. Es gibt keine festen vorgegebenen rehabilitativen Bahnen, die der Schizophrenie den Weg zurück in die Normalität weisen. Vielmehr verläuft dieser Pfad in unregelmäßigen, von Versuchen und Irrtümern mitgezeichneten Kurven und Schleifen. Ein Schematismus, der ein bestimmtes Glied neben ein bestimmtes anderes reiht, im Sinne einer Rehabilitationskette, ist in der Schizophreniebehandlung fehl am Platz. Vielmehr ist zu fordern, daß eine Vielzahl und Vielfalt von kurativen und rehabilitativen Einrichtungen wie Tageszentren, Nachtkliniken, Ambulan-

zen, Wohnheime, Kriseninterventionszentren etc. dem Schizophrenen und dessen Betreuern in ebenmäßiger Distanz zu freier Verfügung steht. Der Schizophrene könnte in diesem *Sternmodell* als
geometrischer Ort aller Punkte bezeichnet werden, die von ihm,
zwar nicht unbedingt den gleichen Abstand haben, aber für ihn
unmittelbar erreichbar sind. Folgende Glieder wären als Eckpunkte
dieses Rehabilitationssternes vorzusehen:

Einrichtung	**Zweck**
− Psychiatrische Klinik	Suizidale und fremdgefährliche Verstimmungen; stationäre Intensivbehandlung (Tage bis Monate)
− Kriseninterventionszentren	Kurzdauernde stationäre Krisenüberbrückung (Tage)
− Soteriahaus	Intensivbehandlung in kleinen Gruppen unter minimaler Verwendung von Psychopharmaka (Monate)
− Hausarzt	Ambulante Krisenüberbrückung (Tage bis Wochen) und Betreuung (Monate bis Jahre)
− Sozialpsychiatrisches Ambulatorium	Ambulante Nachbetreuung und Rückfallsprophylaxe (Monate bis Jahre)
− Mobile Equipe	Notfallbetreuung zu Hause (Tage bis evtl. Monate)
− Ambulante Ergotherapie	Tagesstruktur zur Krisenüberbrückung (Tage bis Monate)
− Praktizierender Psychiater und Psychotherapeut	Psychotherapie
− Notschlafstelle	Zufluchtsort „Dach über dem Kopf" (Tage bis Monate)
− Nachtklinik	Übergangseinrichtung bei gegebener Tagesstruktur mit milieutherapeutischer Behandlung (Monate)
− Übergangswohnheim	Wohnen, Milieutherapie (Monate)
− Dauerwohnheim	Wohnen, Dauerlösung (Jahre bis Jahrzehnte)
− Familienpflege	Plazierung in Familie oder betreutes Wohnheim in familiärem Rahmen (Jahre bis Jahrzehnte)

Einrichtung	Zweck
– Wohngemeinschaft	Wohnen, lockere Betreuung (Monate bis Jahre)
– Appartementhaus	Selbständige Wohnsituation (Monate bis Jahre)
– Tagesklinik	Tagesstruktur und Milieutherapie bei gegebener Wohnsituation, auch zur Entlassung der Angehörigen (Monate)
– Berufsförderungskurs	Reintegration ins Berufsleben (Monate)
– Betreute Werkstätte	Langfristige Tagesstruktur (Monate bis Jahre)
– Patientenclub	Freizeitgestaltung (Monate bis Jahre)
– Vereinigung der Angehörigen von Schizophreniekranken	Aufklärung, Entlastung und Betreuung der Angehörigen (Monate bis Jahre)

Das vielfältige Angebot von psychotherapeutischen, milieutherapeutischen und anderen soziotherapeutischen Methoden soll nicht dazu verleiten, in unreflektierte Polypragmasie, ohne übergeordnetes Gesamtkonzept, zu verfallen und alle Angebote in wilder Abfolge, konsumbesessen, zu beanspruchen. Aber es beinhaltet die Möglichkeit, daß jeder schizophrene Patient die Kombination und Reihenfolge nach seinem individuellen Verlaufsschema zusammenstellt bzw. mit seinem Therapeuten und Betreuer erarbeitet. Der Rehabilitationsstern soll nicht einer postmodernen Beliebigkeit, einem Warenhaussyndrom das Wort reden, aber einer Behandlungs- und Rehabilitationsstrategie, die krankheits- und patientengerecht ist und nicht den Autismus des Patienten durch jenen des Therapeuten ersetzt.

Literatur

1. Agerholm M (1975) Handicap and the handicapped: a nomenclature and classification of intrinsic handicaps. Except from the Roy Soc Hlth J 95: 1–10
2. Bleuler E (1969) Lehrbuch der Psychiatrie, 11. Aufl. Springer, Berlin Heidelberg
3. Bleuler M (1972) Die schizophrenen Geistesstörungen im Licht langjähriger Kranken- und Familiengeschichten. Thieme, Stuttgart

4. Brown GW, Birley JTL, Wing JK (1972) The influence of family life on the course of schizophrenic disorders: a replication. Br J Psychiatry 121: 241–258
5. Chapman IJ, Chapman JP (1973) Disordered thought in schizophrenia. Appleton-Century-Crofts, New York
6. Ciompi L, Müller C (1976) Lebensweg und Alter der Schizophrenen. Eine katamnestische Langzeituntersuchung bis ins Senium. Springer, Berlin
7. Ciompi L, Agué C, Dauwalder J-P (1977) Ein Forschungsprogramm über die Rehabilitation psychisch Kranker I. Konzepte und methodologische Probleme. Nervenarzt 48: 12–18
8. Dencker SJ, Lepp M, Malm U (1980) Do schizophrenics well adapted in the community need neuroleptics? A depot neuroleptic withdrawal study. Acta Psychiatr Scand 279: 64–76
9. Dube KC, Kumar N, Dube S (1984) Long-term course and outcome of the Agra cases in the International Pilot Study of Schizophrenia. Acta Psychiatr Scand 70: 170–179
10. Gmür M (1987) Die Prognose der Schizophrenie unter sozialpsychiatrischer Behandlung. Enke, Stuttgart
11. Goldberg SC, Schooler NR, Hogarty EE, Roper M (1977) Prediction of relapse in schizophrenic outpatients treated by drug and sociotherapy. Arch Gen Psychiatry 34 (2): 171–184
12. Hogarty GE, Goldberg SC, Schooler NR (1974) Drug and sociotherapy in the aftercare of schizophrenic patients. II. Two year relapse rate. Arch Gen Psychiatry 31: 603–608
13. Huber G (1973) Verlauf und Ausgang schizophrener Erkrankungen. Schattauer, Stuttgart
14. Leff J, Kuipers L, et al (1982) A controlled trial of social intervention in the families of schizophrenic patients. Br J Psychiatry 141: 121–134
15. Möller HJ, Werner K, et al (1982) Relevante Merkmale für die 5-Jahres-Prognose von Patienten mit schizophrenen und verwandten paranoiden Psychosen. Arch Psychiatr Nervenkr 231: 305–322
16. Sartorius N, Jablensky A, Shapiro R (1977) Two year follow-up of the patients included in the WHO International Pilot Study of Schizophrenia. Psychol Med 7 (3): 529–541
17. Sartorius N, Jablensky A, Shapiro R (1979) Cross-cultural differences in the short-term prognosis of schizophrenic psychoses. Schizophr Bull 4 (1): 102–113
18. Schwarz R, Michael J (1977) Zum Konzept von (psychischer) Behinderung. Nervenarzt 48: 656–662
19. Süllwold L (1977) Symptome schizophrener Erkrankungen, uncharakteristische Basisstörungen. Springer, Berlin Heidelberg New York

20. Vaughn C, Leff J (1976) The influence of family and social factors on the course of psychiatric illness. Br J Psychiatry 129: 125–137
21. Wing JK (1976) Eine praktische Grundlage für die Soziotherapie, Rehabilitation und Prävention schizophrener Erkrankungen. Schattauer, Stuttgart New York
22. Zubin J, Spring W (1977) Vulnerability: a new view of schizophrenia. J Abnorm Psychol 86: 103–123

Anschrift des Verfassers: PD Dr. med. M. Gmür, Vogelsangstraße 52, CH-8006 Zürich, Schweiz.

Therapierefraktäre Psychosen

P. König

Abteilung Psychiatrie I, Landes-Nervenkrankenhaus Valduna, Österreich

Zusammenfassung

In den letzten Jahren sind die sogenannten therapierefraktären schizophrenen Patienten zu einer besonderen Herausforderung psychiatrisch-therapeutischer Überlegungen geworden. Außer den eindeutigen humanitären Aspekten sind dabei auch ökonomische Faktoren berücksichtigungswürdig: So verursachen in den USA psychische Erkrankungen über 15%, schizophrene Krankheiten davon ca. ein Viertel, der durch Krankheiten entstehenden Kosten. Es hat sich herausgestellt, daß mit eindimensionalen Maßnahmen keine ausreichende therapeutische Sicherheit für chronisch-schizophrene Patienten erreicht werden kann, sodaß mehrdimensionale, genau aufeinander und den Patienten abgestimmte therapeutische Strategien unerläßlich sind. U. a. hat die Prädiktorforschung verschiedene, wenn auch allgemeine, Kriterien zur Vorausplanung der möglichen Therapieziele, der notwendigen Schritte, aber auch der möglichen Erfolge bei bestimmten Patientengruppen geliefert. Der dazu notwendige Einsatz von Mitteln, durch welchen die Lebensqualität dieser Zielgruppe von Patienten deutlich verbessert werden kann, ergibt sich aus den in jedem Fall aufzubringenden Grundlagen. Die vorliegende Arbeit stellt eine differentielle Strategie zur Sicherung der Diagnose und Therapieplanung bei (möglichen) chronisch-schizophrenen Kranken vor, die sich auf die Ergebnisse der rezenten Diagnostik-, Prädiktor- und Therapieforschung stützt.

Schlüsselwörter: Schizophrenie, Therapiestrategien, Prädiktoren.

Summary

Therapy resistant psychoses. Schizophrenic psychoses, resistant to therapy have focussed increasing attention on feasible psychiatric treatment-strategies. Apart from paramount humanitarian aspects, economic considerations should be taken into account: in a similar overall expense-bracket as necessary for treatment-refractory patients, differential adequate therapy may be provided. In the US 15% costs of illness are due to psychiatric disease, a quarter of this sum due to chronic schizophrenias. As one-track strategies in rehabilitation of chronic schizophrenics have proved insufficient, a multidimensional approach is necessary, adapted to the personal needs and coping mechanisms of the individual patient. So far research has listed several broad outcome-criteria, within limits predictive as to ways and goals of therapy. A differential strategy derived from psychopathological, diagnostic, therapeutic, and predictive research is presented as a means of optimizing therapeutic effect for this group.

Keywords: Schizophrenia, therapeutic strategies, predictors.

Einleitung

In zunehmendem Maß setzt sich die Psychiatrie mit therapierefraktären Erkrankungsverläufen, und hier wieder mit jenen schizophrener Erkrankungen, auseinander. Diese Entwicklung geht einerseits mit neuen Erkenntnissen zur Ätiopathogenese (dazu M. Ackenheil im gleichen Heft) und veränderten Hypothesen zur Nosologie (Tabelle 1) einher, wie auch mit den psychopharmakologischen Behandlungserfolgen, den differenzierten Behandlungsstrategien der offenen Psychiatrie und den Interventionen und Möglichkeiten der sozialpsychiatrischen Betreuung. Dieses, im Gegensatz zu früher, deutlich differenziertere und strukturiertere Angebot, läßt für den Therapeuten jene Gruppe besonders betreuungsintensiver Patienten deutlich hervortreten, welche extramural kaum oder nicht integrierbar sind oder in den Krankenhäusern durch fortwährende Wiederaufnahmen, besonders lange Aufenthaltsdauern oder gar Daueraufenthalte charakterisiert sind. Diese Gruppe schizophrener Patienten drohte früher im Krankenhausalltag unterzugehen, bzw. es wurde wohl vermehrt Energie für jene Patienten aufgewendet, bei welchen günstigere Behandlungsresultate zu beobachten waren. Es soll hier nicht auf die begrifflichen Probleme der Therapieresistenz und der Schizophrenie eingegangen werden, da sie früher bereits umrissen wurden [6]. Hingewiesen werden soll jedoch auf die besondere Herausforderung, der sich

Tabelle 1. Interaktive, mehrschichtige, ätiologische Modellvorstellungen der Schizophrenie (modifiziert nach Ciompi)

Streß-Diathesis-Modell
Stimulus-Window-Modell
Vulnerabilitätshypothese
Informationsverarbeitungshypothese
Basisstörungskonzept
interaktives Entwicklungsmodell
neuronale Plastizitätshypothese
Drei-Phasen-Konzept

auch heute noch die (klinische) Psychiatrie in Bezug auf diese Patientengruppe zu stellen hat.

Grundlagen

Mit ihrer verdienstvollen Arbeit über Behandlungsversuche bei therapieresistenten Schizophrenen haben Schubert und Mitarb. [10] klar die therapeutische Hilflosigkeit dargestellt, die sich in zahlreichen Psychopharmakakombinationen beim gleichen Patienten, Höchstdosen, häufigem Medikamentenwechsel u. a. Maßnahmen manifestiert. Die Zusammenstellung zeigt nicht nur die im Einzelfall vorhandene therapeutische Hilflosigkeit auf. Sie dokumentiert den Therapieversuch auch über weite Strecken durch die geringe Korrelation zwischen Exacerbation produktiver Symptome und (hohen) Neuroleptikadosen, wodurch der Vorwurf der undifferenzierten neuroleptischen Dämpfung sogenannter „schwieriger" Patienten entkräftet wird.

Gleichzeitig wird jedoch daraus klar, daß neuroleptische Therapie allein zur Behandlung dieser Patientengruppe offenbar nicht ausreicht, wie von anderen bereits festgestellt wurde (Zusammenfassung bei [4]). Obwohl die deutliche Beeinflußbarkeit schizophrener Verläufe gerade durch psychosoziale Faktoren gut dokumentiert ist (z. B. [3, 5, 8, 9]), zeigen manche katamnestische Untersuchungen (Tabelle 2) noch immer Hinweise für die Gültigkeit

Tabelle 2. 295, outcome in Studien von Huber-Gross-Schüttler (Schneider), Tsuang-Winokour (Feighner), Bland-Parker (DSM III), 10 Jahre Beobachtungsdauer (mod. n. Stephens 1978)

Studien/N	%	Range	Outcome
3	31	19–51	+
3	34	25–43	=
3	31	17–47	−

der sogenannten „Drittelregel" [2]. Auch eine eigene Untersuchung an einer hochgradig selektierten Gruppe hospitalisierter schizophrener Patienten, die wegen Neuroleptikaresistenz zusätzlich elektrokrampfbehandelt wurden [7], repliziert diese Befunde. Trotz eindrucksvoller abweichender Ergebnisse oder der positivistischen Stellungnahme von Zubin [11], daß die überwiegende Mehrzahl der Schizophrenien relativ gut behandelbar seien, ist diese Einstellung zu den Schizophrenien in praxi relativ selten zu beobachten.

Definition und Strategie

Die Prädiktorforschung hat gezeigt, daß aus den Bereichen des prämorbiden Sozialbezuges, der initialen psychopathologischen Symptome, der instrumentellen Befunde und aus verlaufs- und behandlungstypischen Variablen noch am ehesten jene Schlüsse gezogen werden können, welche eine prognostische Differenzierung der Patienten ermöglichen. In diesem Zusammenhang ist jedoch zu bedenken, daß der schizophrenen Erkrankung durchaus der dynamische Verlaufsaspekt innewohnt, der ebenfalls in Betracht gezogen werden muß: Der zu einem Zeitpunkt therapierefraktäre Patient mag zu einem anderen Zeitpunkt deutlich besser auf Therapiemaßnahmen ansprechen.

Um die Problemgruppe möglichst genau eingrenzen zu können, scheinen folgende Schritte zwingend notwendig, da nur sie helfen können, möglichst effizient und für den Patienten optimal vorzugehen:

Tabelle 3. Zusammenstellung des Bezugsrahmens von Prädiktor-Kriterien für den Ausgang schizophrener Erkrankungen

Sozialbezug	Psychopathologie	Instrumentell	Verlauf
„Isolation — Desintegration"	„Minus"-Symptome	+ CT, (PET) (SPECT?)	3 NL-response
Partner	Basis-Symptom	EEG?	nicht-med. Ther., non response
Umfeld	„organisch"	(Neurologie?)	
Beruf	Krkhts.Dauer	Gittelmann-Klein-, Philipps-Skalen	DAS
Hospitalisierung	1. Erkr. Alter	PSE-	OPS
Soz. Schicht, Fam.	1. Aufn. Alter	AMDP-	(PHS)
		IMPS-	(PsES)
		CPRS- Skalen	Selbstbeurteilung
		BPRS-	(PDS)
		MSS-	
		MS-	
		GAS-	

Tabelle 4. Schematische Darstellung des zeitlichen Ablaufes der Schritte zur Diagnosensicherung und Therapiestrategienplanung (1 – 5), sowie der Therapieschritte (6 – 10), die zu unternehmen sind, um individuell optimalen outcome zu erreichen

	Aufnahme	Wochen	Monate
Diagnose	?		Reevaluation
Instr. Abklärung		–	?
Prädiktoren	–		Verlaufsprädiktoren
Psychologie/metrie	–		Verlaufskontrolle
Marker	+		
Neuroleptika		optimale versch. Beh. Vers.	
Sozio/milieutherapie			–
EKT	(+)	(+)	–
atyp. Pharmaka		(+)	(+)
Training			–

1. Genaue Anamnese und Diagnose unter Heranziehung eines polydiagnostischen Ansatzes [1].

2. Genaue hirnorganische Abklärung unter Einsatz moderner bildgebender Verfahren und moderner elektrophysiologischer Techniken.

3. Evaluation des individuellen Patienten nach prädiktiven Gesichtspunkten (Tabelle 3) und psychosozialen Bedingungen (insbesondere des primären Bezugsfeldes im Sinne von Leff).

4. Heranziehung von testpsychologischen und psychometrischen Skalierungsverfahren, einerseits zur Sicherung der Diagnose, andererseits zur Aufdeckung von Defizienzen.

5. Bei bestehender diagnostischer Unsicherheit und dort wo möglich, Versuch der Determination von Markern (biochemisch, elektrophysiologisch, evtl. genetisch).

6. Behandlungsversuch mit dem individuell optimalen Neuroleptikum (optimiert in Wirk- und Nebenwirkungsprofil, Halbwertszeit, subjektiver Verträglichkeit) in optimaler Dosierung bei Nichtansprechen zusätzliche, zeitlich ebenfalls ausreichend dimensionierte Behandlungsversuche mit anderen Neuoleptika.

7. Einsatz von sozio- und milieutherapeutischen Strategien, bezogen auf das primäre Bezugsfeld des Patienten.

8. Bei weiterem schlechten therapeutischen Ansprechen Verwendung von Elektrokrampfbehandlung, wenn die Indikation nicht schon früher zu stellen war.

9. Verwendung atypischer Pharmaka, wie z. B. Lithium, Beta-Blocker, Antiepileptika.

10. Ehestmöglicher Beginn mit kognitivem Training.

Erst wenn alle differentialdiagnostischen, diagnostischen und therapeutischen Möglichkeiten ausgeschöpft sind, und tatsächlich zu keinem befriedigenden Ergebnis geführt haben, sollte von einem Therapieversagen gesprochen werden. Auch dann ist der dynamische Ablauf der Krankheit zu berücksichtigen und nach einem Intervall sollten erneut Behandlungsversuche verschiedenster Art unternommen werden.

Schlußfolgerungen

Es kann mit einigermaßen Berechtigung angenommen werden, daß der vorher umrissene Katalog von Vorgangsweisen und Therapien nur in den seltensten Fällen in vollem Umfang ausgeschöpft wird. Dies zeigt ein Versorgungsdefizit auf, welches zwar primär aufwendig und kostenintensiv erscheinen mag, jedoch sicher geeignet ist, Patienten, die unter anderen Voraussetzungen ebenfalls betreuungs- und krankenhausbedürftig sind, vermutlich in größerem Ausmaß als dies bisher möglich war, aus praktisch andauernder Krankenhausversorgung entlassen zu können. Zudem mag es möglicherweise gelingen, die Gruppe der therapieresistenten Schizophrenen (für die bisher möglicherweise noch keine richtigen Strategien gefunden werden konnten) auf eine Kerngruppe einzuengen, ganz optimistisch gesehen, diese Gruppe vielleicht sogar weitgehend aufzulösen, in Patienten welche besonderer und intensiver Verfahren benötigen.

Literatur

1. Berner P, Katschnig H, Simhandl Ch, Kieffer W (1984) Diagnosis of schizophrenia. Integrative Psychiatry, Jan–Feb. 3–9

2. Bleuler M (1972) Die schizophrenen Geistesstörungen im Licht langjähriger Kranken- und Familiengeschichten. Thieme, Stuttgart
3. Brown GW, Birley JTL, Wing JK (1972) The influence of family life on the course of schizophrenic disorders: a replication. Br J Psychiatry 121: 241–258
4. Dencker SJ, May PRA (1988) From chronic mental hospital care to integration in society. In: Dencker SJ, et al (eds) Treatment resistance in schizophrenia. Vieweg, Braunschweig Wiesbaden
5. Hogarty GE, Goldberg SC, Schooler NR (1974) Drug and sociotherapy in the aftercare of schizophrenic patients. II. Two year relapse rate. Arch Gen Psychiatry 31: 603–608
6. König P (1988) Therapierefraktäre Schizophrenien. Vortrag beim VI. Alpenländischen Psychiatriesymposium, Innsbruck
7. König P, Glatter-Götz U (im Druck) Kombinierte Elektrokrampf- und neuroleptische Therapie bei neuroleptikarefraktären Schizophrenien
8. Leff J, Vaughn C (1981) The role of maintenance therapy and relatives expressed emotion in relapse of schizophrenia. A two year follow up. Br J Psychiatry 139: 102–104
9. Sartorius N, Jablensky A, Shapiro R (1977) Two year follow-up of the patients included in the WHO International Pilot Study of Schizophrenia. Psychol Med 7: 529–541
10. Schubert H (1988) Katamnestische Untersuchungen bei therapieresistenten Schizophrenien. Vortrag beim VI. Alpenländischen Psychiatriesymposium, Innsbruck
11. Zubin J, Spring W (1977) Vulnerability: a new view of schizophrenia. J Abnorm Psychol 86: 103–123

Anschrift des Verfassers: Univ.-Doz. Dr. P. König, Landes-Nervenkrankenhaus Valduna, A-6830 Rankweil, Österreich.

Ambulante Versorgung schizophrener Patienten in Nord- und Südtirol

U. Meise, M. Kurz, C. Haring und **H. Hinterhuber**

Universitätsklinik für Psychiatrie, Innsbruck, Österreich

Zusammenfassung

Die Schizophrenie wird heute als ein Syndrom betrachtet, dessen Entstehung, Therapie und Verlauf durch ein Zusammenwirken von biologischen und sozialen Faktoren geprägt wird. Diese Auffassung fand im Laufe der Zeit Niederschlag in mehrdimensionalen therapeutischen und rehabilitativen Ansätzen, die zu einem Wandel der Versorgungsstrategien führten.

Im Rahmen einer Vergleichsuntersuchung wurden für den Zeitraum von 1980 bis 1982 in zwei Regionen Nord- und Südtirols, deren Wege sich in der psychiatrischen Krankenversorgung vor 70 Jahren trennten, retrospektiv patientenbezogene demographische- und Behandlungsdaten erhoben.

Bezogen auf die Behandlung von schizophrenen Patienten zeigen die Ergebnisse, daß sich in den untersuchten Regionen Südtirols der größte Teil dieser Patientengruppe in einem ambulanten Behandlungssetting befanden. Diese standen im Vergleich zu den ambulant behandelten schizophrenen Patienten des Nordtiroler Bezirkes zumeist in einer langjährigen Behandlungskontinuität. Im Nordtiroler Bezirk wurden schizophrene Patienten schwerpunktmäßig stationär behandelt, wobei der Anteil an Langzeitpatienten dem traditionellen psychiatrischen Versorgungsansatz entsprach. Mehr als die Hälfte der schizophrenen Patienten aus Südtirol (63 Prozent) wurden in diesem Zeitraum stationär behandelt. Dabei erfolgten zumeist Kurzzeitaufnahmen an allgemein-medizinischen Abteilungen der regionalen Krankenhäuser.

Männliche schizophrene Patienten aus Südtirol waren vergleichsweise häufiger in ein Berufsleben integriert.

Diese Ergebnisse weisen einerseits erneut auf die Notwendigkeit hin,

32 U. Meise et al.

den Ausbau von gemeindenahen extramuralen psychiatrischen Versorgungsstrukturen weiter voranzutreiben, andererseits unterstreichen sie jedoch auch die Forderung, psychiatrische Abteilungen in regionalen Krankenhäusern einzurichten.

Schlüsselwörter: Schizophrenie, ambulante Versorgung.

Summary

Outpatient care for schizophrenic patients in the North and South Tyrol. Schizophrenia is today regarded as a syndrome which is characterized by the combined influences of biological and social factors on its etiology, therapy, and course. This is reflected by multidimensional approaches to treatment and rehabilitation that have led to a change in management strategies.

In the course of a comparative study for the period between 1980 and 1982 demographic and therapeutic patient data were collected for the North and South Tyrol. These two regions have followed different approaches to psychiatric care during the past 70 years.

Results demonstrate that in the South Tyrol the majority of schizophrenic patients received treatment in an outpatient setting. In contrast to the schizophrenic outpatients of the North Tyrol, they commonly received continuous care for many years. In the North Tyrol the majority of schizophrenic patients were admitted to hospital as inpatients with a proportion of long-term patients according to the traditional approach to psychiatric care. More than half of the schizophrenic patients in the South Tyrol (63 percent) underwent inpatient treatment during this time, most commonly in the form of short hospitalizations at medical departments of district hospitals. Male schizophrenic patients from the South Tyrol were more frequently socially integrated and following an occupation. Results once again indicate the necessity to support the further development of local structures for extramural psychiatric care, but also stress the requirement of psychiatric departments at district hospitals.

Keywords: Schizophrenia, outpatient care.

Die Schizophrenie wird heute als ein Syndrom aufgefaßt, das durch eine Vielzahl heterogener ätiologischer und pathogenetischer Faktoren bedingt wird.

Bei differenzierter Beobachtung von Erkrankten aus dem schizophrenen Formenkreis ergeben sich erhebliche Unterschiede bezüglich krankheitsspezifischer Parameter wie dem Ersterkrankungsalter, der klinischen Symptomatik, dem Krankheitsverlauf, dem Ansprechen auf die Therapie und der Prognose.

Zwar bezeichnet es M. Bleuler [1] provokativ als wissenschaftlichen Skandal, daß sich nach mehr als 80 Jahren Schizophrenieforschung noch immer kein ausreichendes Verständnis der vielen Facetten dieser Krankheit entwickelt hat. Trotzdem konnte in den letzten 20 Jahren ein Instrumentarium von wirksamen medikamentösen [16], psychologischen und soziotherapeutischen Behandlungsmethoden entwickelt werden, das eine positive Beeinflussung der vielgestaltigen Erlebnis- und Verhaltensweisen schizophrener Menschen ermöglicht. Es besteht berechtigte Hoffnung, daß in den verbleibenden Jahren dieses Jahrhunderts die psychiatrische Forschung

— im Bereich der Nosologie mit der Identifizierung homogener Subtypen innerhalb dieser Erkrankungsgruppe,

— im Bereich der pharmakologischen Behandlungsstrategien durch verbesserte Wirksamkeit und Verträglichkeit der Medikation,

— in Bereichen der neuropsychologischen Besonderheiten, die mit dieser Erkrankung vergesellschaftet sind und

— im Bereich der sozialen Dimension und der daraus gewonnenen Erkenntnisse für die Therapie wesentliche Fortschritte erzielen können wird.

Die bedarfsgerechte Versorgung schizophren Erkrankter kann nur durch die enge und untrennbare Verbindung von Prophylaxe, Therapie und Rehabilitation gewährleistet werden.

In der Folge möchten wir nach einigen grundsätzlichen Erörterungen zu den Versorgungsaspekten die Ergebnisse einer retrospektiven Vergleichsuntersuchung zwischen Nord- und Südtiroler Bezirken darstellen.

Einleitende Bemerkungen zu einer bedarfsgerechten Versorgung

Integrativer Versorgungsansatz

Die Notwendigkeit eines integrativen Versorgungsansatzes wird dann besonders deutlich, wenn man sich die modernen interaktiven und mehrschichtigen ätiologischen Modellvorstellungen der Schizophrenie vor Augen führt. Diese Modellvorstellungen spiegeln eine heute breit anerkannte Auffassung wieder, daß biologische und psychosoziale, angeborene und erworbene, innerpsychische und zwischenmenschliche Aspekte immer nur gemeinsam betrachtet in ihrem Einfluß auf Ätiologie und Verlauf der Schizophrenie berücksichtigt werden müssen.

So postulierte Ciompi [3] in seinem 3-Phasen-Konzept, welches er auch als integratives psychobiologisches Schizophreniemodell bezeichnet, ein Defizit im Bereich einer bisher unscharf beschriebenen Informationsverarbeitung, das die prämorbide Phase kennzeichnet. In der Folge können die zahlreichen kognitiven und emotionalen Stimuli aus der Umgebung des Patienten nicht mehr adäquat verarbeitet werden. Diese „Vulnerabilität" [21] gegenüber dem ständigen Informationsfluß von außen zusammen mit den sozialen Belastungsfaktoren und den zur Verfügung stehenden Coping-Mechanismen ist wesentlich dafür verantwortlich, wie schnell und häufig eine in dieser Weise anfällige Person unter Belastungssituationen Gefahr läuft, psychotisch zu dekompensieren. Auch zahlreiche andere Modellvorstellungen zur Schizophrenieentstehung basieren auf der Hypothese, daß genetische und biologische Faktoren ein vulnerables prämorbides Feld bilden, welches in der Folge durch besondere psychosoziale Stressoren leicht zur Grundlage einer psychotischen Dekompensation führen kann. All diesen Modellvorstellungen ist gemeinsam, daß sie eine Verbindung zwischen biologischen, psychologischen und sozialen Aspekten herstellen. An dieser Stelle seien als Beispiel das Streßdiathese-, das Vulnerabilitäts-, das Basisstörungs- und das Informationsverarbeitungsmodell genannt.

Die meisten dieser Modellvorstellungen tragen zwar zum Verständnis der akut produktiven Krankheitszustände bei, erklären jedoch weniger die bedeutsamen chronischen Entwicklungen, die arm an produktiver Symptomatik sind. Eine Chronifizierung der Erkrankung scheint unter anderem auch durch besonders ungünstige psychosoziale Einflüsse mitbedingt zu sein.

Alle Untersuchungen über den Langzeitverlauf [1, 2, 9, 15] führen zu ähnlichen Ergebnissen. In ihnen zeigt sich, daß 20 − 25%

der schizophren Erkrankten eine rasche Besserung mit nur einer geringgradigen nachfolgenden Defizienzsymptomatik aufweisen. Ungefähr der gleiche Anteil von Patienten erleidet trotz Einsatz von modernsten Behandlungsmethoden zum Teil schwere und lang andauernde soziale Behinderungen. Der Langzeitverlauf der restlichen 50–60% gestaltet sich fluktuierend, wobei der kombinierte Einsatz von psychopharmakologischen, sozio- sowie psychotherapeutischen Behandlungsstrategien verlaufsbestimmend zu sein scheint. Die Ergebnisse einer 10-Jahres-Katamnese [12] am Krankengut der psychiatrischen Ambulanz in Brixen können diese Erfahrungen nur bestätigen.

87 schizophren erkrankte Patienten zeigten vor 1972 eine durchschnittliche Hospitalisierungsdauer von 3,8 Jahren, wobei in einem vorangegangenen 5-Jahreszeitraum durchschnittlich 1,3 Krankheitsexacerbationen pro Jahr und Patient dokumentiert worden waren. 10 Jahre später standen von den 87 schizophrenen Patienten des Jahres 1972 noch 67 an diesem Ambulatorium in Behandlung, 10 waren verstorben, davon 8 (9,2%) durch Suizid; weitere 10 Patienten benötigten keine psychiatrischen oder psychosozialen Hilfen mehr. Die Hospitalisierungsdauer war in diesem Katamnesezeitraum drastisch auf durchschnittlich ca. ein Vierteljahr pro Patient gesunken und etwa die Hälfte der Patienten erfuhr unter laufender neuroleptischer Therapie und den begleitenden soziotherapeutischen Maßnahmen keine Exacerbationen der psychiatrischen Symptomatik mehr. Die soziale Selbständigkeit war im Jahre 1982 bei 26,9% der Patienten aufgrund einer ausgeprägten Residualsymptomatik und der damit verbundenen Behinderung stark eingeschränkt. Über 50% der Patienten waren jedoch zu diesem Zeitpunkt in einen Arbeitsprozeß integriert.

Stellenwert und Leitlinien der Versorgungsplanung

Vor dem Hintergrund dieser Daten zeigt sich die Notwendigkeit, die Struktur der psychiatrischen Versorgung dementsprechend integrativ zu gestalten. Die Disziplin der psychiatrischen Versorgungsplanung findet jedoch, wie in vielen Bereichen der Medizin, noch zu wenig Beachtung. Planen im Gesundheitswesen bedeutet den Versuch zu unternehmen, Entwicklungen durch Analyse der bestehenden Situation und durch Einschätzung von zu erwartenden Veränderungen vorherzusehen um auf der Grundlage dieser Beobachtungen auf die erwachsenden Bedürfnisse reagieren zu können [18]. Gerade die immer angespannteren finanziellen Ressourcen des Gesundheitssystems erfordern es, daß Versorgungskonzepte auf einem geplanten Fundament aufbauen. Dabei sind vor allem 3 Bereiche zu berücksichtigen, die miteinander in einer sehr engen Wechselbeziehung stehen; es sind dabei die:

-   Versorgungsziele und deren praktische Umsetzbarkeit zu formulieren;
-   die Behandlungsbedürftigkeit muß definiert und
-   die Zahl von behandlungsbedürftigen Personen ermittelt werden.

Dabei soll eine Synthese zwischen wissenschaftlich begründeten und empirisch für den einzelnen Patienten als wirksam nachgewiesenen Versorgungs- und Behandlungsmaßnahmen mit den gesundheitspolitischen und finanziellen Rahmenbedingungen der Gesundheitsversorgung hergestellt werden. Die vier grundlegenden Prinzipien der Deutschen Psychiatrieenquete des Jahres 1975 fehlen in keiner Grundsatzerklärung und haben sich auch zur Neuordnung psychiatrischer Versorgung in der Praxis bewährt. Ihre Realisierung geht jedoch mit deutlich regionalen Unterschieden mehr oder minder rasch voran.

Psychisch Kranke sind in rechtlicher und sozialer Hinsicht den somatisch Kranken gleichzustellen. Der psychisch Kranke hat ein Recht auf eine dem modernen Wissensstand entsprechende Behandlung und nachfolgende Rehabilitation in der eigenen Wohnregion. Ein weiterer Leitsatz definiert die „Gemeindenähe" der Versorgung. Eine gemeindeintegrierte Versorgung basiert auf einem regionalisierten System von verschiedenen Behandlungseinrichtungen, welche in „erreichbarer Nähe" zur Verfügung stehen. Zu große Entfernung zwischen Behandlungs- und Wohnort erschweren die Prävention und Rehabilitation bei entlassenen Patienten und machen unter anderem die Miteinbeziehung und die Zusammenarbeit von wichtigen Bezugspersonen des sozialen Netzwerks des Patienten unmöglich.

Der Paradigmenwandel von der kustodialen — verwahrenden — zu einer therapeutischen und rehabilitativen Psychiatrie führte zu einer Neuorientierung der psychiatrischen Versorgung. Durch ein gegliedertes, gestuftes und spezialisiertes Versorgungsangebot sollen im weiten Spektrum psychiatrischer Erkrankungen die individuellen Bedürfnisse der Erkrankten, insbesondere auch von chronisch psychisch Kranken, besser berücksichtigt werden. Besonders soll dabei die Eingliederung der bislang noch immer deutlicher benachteiligten Gruppen von chronisch psychisch kranken Mitbürgern in die Gemeinde versucht werden. Die gesundheitspolitische, soziale und materielle Lage gerade dieser Patientengruppe, die auch heute noch häufig am Rande von Reformbewegungen steht, ist nach wie vor zumeist unverändert. Darüber hinaus laufen die Patienten auch Gefahr, Opfer einer Zersplitterung der Verantwortlichkeit und Zuständigkeit innerhalb der Versorgung zu werden, da häufig verschiedene Institutionen, die ähnliche Leistungen anzubieten versuchen, unkoordiniert nebeneinander arbeiten. Daher sind Strukturen zu schaffen, die eine Koordination der Dienste gewährleisten.

Empirische Daten als Grundlage therapeutischer Konzepte

Eine wesentliche Säule der Versorgungsplanung stellen Versorgungskonzepte dar, die sich auf empirisch als wirksam erwiesene Behandlungsverfahren stützen. Als Beispiel sollen hiezu die Veränderungen dienen, die durch die Einführung der Psychopharmaka in der Psychiatrie erreicht werden konnten. Erst durch den Einsatz dieser Medikamente konnten der psychiatrischen Krankenversorgung wesentliche neue Möglichkeiten eröffnet werden. So haben sich die Neuroleptika als wirksame Methode der Rezidivprophylaxe von schizophrenen Psychosen erwiesen. Kontrollierte Studien über Langzeittherapie und Rezidivprophylaxe mit Neuroleptika zeigen — trotz Unterschieden im methodischen Ansatz — Übereinstimmung in ihren Ergebnissen. Kane und Liebermann [16] kamen in ihrer Sammelstatistik zum Schluß, daß unter neuroleptischer Behandlung dreimal so viele Patienten ohne Rückfall blieben als mit Placebo behandelte Patienten. Trotzdem sind die Rezidivraten unter neuroleptischer Therapie noch erheblich, könnten jedoch bei Beachtung der Compliance nachhaltig gesenkt werden. Die Gründe einer häufigen Non-compliance gerade dieser Patienten sind komplex und in den Bereichen Arzt, Therapie, Milieu und Patient angesiedelt [7].

Die gesammelten Ergebnisse von Compliance-Untersuchungen bei medikamentösen Langzeittherapien zeigen, daß unabhängig von der Erkrankung 50% der Patienten eine Non-compliance aufweisen. Dies ist einer der Gründe, warum außerhalb von wissenschaftlich kontrollierten Untersuchungsbedingungen heute noch unter der Routinebehandlung mit Neuroleptika innerhalb eines Jahres nach Krankheitsbeginn 50 bis 60% der schizophrenen Patienten ein Rezidiv erleiden [6]. Da der Compliance-Faktor einen bedeutsamen Einfluß auf die Rezidivprophylaxe hat, erscheint die Forderung berechtigt, daß eine Pharmakotherapie in Verbindung mit sogenannten psychoedukativen Maßnahmen erfolgen soll. Dabei soll in Form von informationszentrierten Angehörigengruppen frühzeitig über Ursache, Symptomatik, Behandlungsmöglichkeiten und negative Begleiteffekte der Therapie der Erkrankung aufgeklärt werden. Von einer Reihe weiterer Behandlungsstrategien konnte empirisch zweifelsfrei nachgewiesen werden, daß sie in Kombination mit der neuroleptischen Therapie sich additiv auf eine Senkung von Rezidivraten auswirken.

In einer Arbeit von Hinterhuber und Schubert [11] wurde die Bedeutung der depotneuroleptischen Medikation in Verbindung mit *soziotherapeutischen Maßnahmen* in einer gemeindenahen Beratungsstelle und einem zentralen Ambulatorium durch eine Vergleichsstudie objektiviert. In der Gruppe der Patienten, die durchschnittlich 8 Monate depotneuroleptisch und soziotherapeutisch betreut wurden, kam es in keinem Fall zu einem Rezidiv. Patienten ohne begleitende soziotherapeutische Maßnahmen brachen in einem hohen Prozentsatz die Langzeittherapie ab. Bei ihnen wurden auch hohe Rezidivraten verzeichnet; so z. B. in 31% der Fälle im zentralen Ambulatorium. Der wichtige Effekt einer zusätzlichen soziotherapeutischen Therapie wurde auch in zahlreichen Untersuchungen [14] empirisch gesichert. Die Konsequenz dieser Beobachtungen bestünde daher in einem Behandlungsmodell, in welchem Therapie und Rehabilitation von schizophren Erkrankten sowohl auf einer pharmakologischen wie auch soziotherapeutischen Behandlungsachse erfolgt. Die Aufzählung von empirisch abgesicherten Befunden läßt sich noch erweitern, z. B. mit den Ergebnissen der *psychologischen Trainingsprogramme* zur Verbesserung kognitiver und kommunikativer Fertigkeiten (Platz, in diesem Buch) oder den Konsequenzen, die sich aus den Ergebnissen familiärer Kommunikationsmuster, die von mehreren Autorengruppen beschrieben wurden [8], ableiten lassen; sie haben eine Beziehung zwischen einer von ihnen definierten Form der Familienatmosphäre und -dynamik, der quantitativ ausdrückbaren „High Expressed Emotion" und einer erhöhten Rezidivrate feststellen können. Aus diesen Ergebnissen ergibt sich der hohe Stellenwert der Angehörigenarbeit und *familientherapeutischer Strategien* in der Schizophreniebehandlung. Die Befunde über den Verlauf der Erkrankung beeinflussende Faktoren ließen sich noch beliebig erweitern:

Das Beispiel des Institutionalismussyndroms zeigt die Folgen einer Unterstimulierung in einem reizarmen regressionsfördernden Milieu, das jedoch nicht nur im Krankenhaus, sondern auch innerhalb der Familie vorhanden sein kann. Transkulturelle Untersuchungen [19] unterstreichen die Bedeutung soziokultureller Faktoren bezüglich des Langzeitverlaufes der Schizophrenie. So hängt die Prognose der Erkrankung in hohem Maße z. B. von Einstellungen der Sozietäten gegenüber abweichendem Verhalten oder von der Einwirkung sozialer Überbeanspruchung und Überstimulierung ab.

Epidemiologische Zahlen und Versorgungsbedarf

Hinterhuber [10] fand in seiner Monographie über die Epidemiologie psychiatrischer Erkrankungen einer definierten Population über den Zeitraum von 5 Jahren eine Häufigkeit für Erkrankungen aus dem schizophrenen Formenkreis in 1,4% der Bevölkerung, was einem Anteil von 4,6% innerhalb aller gestellten Diagnosen bedeutete. Dieser im Vergleich zu anderen epidemiologischen Studien höhere Wert erklärt sich einerseits durch den Zeitraum der Prävalenzuntersuchung, wodurch eine gute Kenntnis bezüglich der administrativen Prävalenz vorhanden war, die geringe Migrationsrate in dieser bäuerlich-ländlichen Talschaft sowie die dort vorherrschende dezentralisierte ambulante psychiatrische Versorgungsstruktur, durch die es ermöglicht werden kann, auch schwerst behinderte Patienten in ihrem gewohnten sozialen Milieu belassen zu können. Aufgrund des ausgeprägten familiären Zusammenhalts der dort noch zumeist traditionell vorherrschenden Großfamilie finden viele Patienten noch eine soziale Nische; die Familie hat jedoch die Hauptlast der Versorgung von psychisch Kranken zu tragen.

Das kumulative Risiko, einmal im Leben an Schizophrenie zu erkranken, besteht für rund 0,8 – 1% der Bevölkerung. Die jährliche Ersterkrankungsrate beträgt ca. 0,04 – 0,05%. So sind 40 – 50 von 100 000 Personen pro Jahr von einer Neuerkrankung an Schizophrenie betroffen. Auf die Bevölkerung Nordtirols umgerechnet bedeutet dies, daß jährlich ca. 180 – 200 Tiroler erstmalig an Schizophrenie erkranken. Dabei bestehen erhebliche Schwankungen innerhalb der Alters- und Geschlechtsverteilungen: Männer zwischen dem 15. und 30. Lebensjahr sowie Frauen zwischen dem 20. und 40. Lebensjahr haben das höchste Risiko, an Schizophrenie zu erkranken. Dieser Ersterkrankungsgipfel in den jüngeren Altersgruppen ist von Bedeutung, wenn man bedenkt, daß Erkrankungen aus dem schizophrenen Formenkreis neben psychoorganischen Syndromen und Demenzen die häufigste Ursache für eine psychische Behinderung mit den nachfolgenden persönlichen und sozialen Konsequenzen darstellt. In einer von Schubart et al. [20] durchgeführten Untersuchung in Mannheim zeigte sich für eine 5-Jahreskatamnese neuerkrankter Patienten, daß lediglich ca. 30% dieser Patienten ohne wesentliche Behinderung blieben. Daraus kann mit Vorsicht ein jährlicher Zuwachs für den Rehabilitationsbedarf von 20 – 25 Personen pro 100 000 errechnet werden. Der wesentliche Schwerpunkt liegt dabei auf den Risikojahrgängen, die zum Zeitpunkt des Beginns der Erkrankung in Ausbildung stehen bzw. beruflich und sozial integriert sind. Diese Berechnungen ließen sich noch weiter führen. Tatsache ist aber, daß das Problem der psychischen Behinderung heute in einer Welt des wachsenden Wettbewerbs und der Rationalisierung noch schwerer wiegt.

Vergleichsuntersuchung zwischen Nord- und Südtirol

Geschichtliche Vorbemerkungen

Ausgangspunkt dieser Untersuchung war die besondere Situation der psychiatrischen Versorgungsstrukturen des ehemaligen Gesamttirol [13], welches bis vor 70 Jahren eine administrative und damit auch gesundheitspolitische Einheit bildete. Nach der Zuteilung Südtirols an Italien gingen beide Teile Tirols seither unterschiedliche Wege in der Entwicklung der medizinischen und damit auch der psychiatrischen Versorgungsstruktur. Beide untersuchten Regionen können in ihrer Entwicklung bezüglich der Versorgung von psychisch kranken Menschen auf eine gemeinsame Tradition zurückblicken, die einmal durch den Verlust des Königreiches Lombardei-Venezien 1866 und endgültig nach dem ersten Weltkrieg durch die Teilung Tirols ein Ende fand. Im ehemaligen Kronland Tirol des Habsburger-Reiches wurde 1830 in Hall, 10 km östlich von Innsbruck, eine Nervenklinik errichtet, die für Gesamttirol sowie für Vorarlberg zuständig war. Die Universitätsklinik Innsbruck bekam 1891 eine eigene psychiatrische Krankenstation eingerichtet. 1882 entstand in dem zu Tirol gehörigen Trentino die Nervenklinik Pergine für die italienisch sprechenden Einwohner. Nach der Teilung Tirols im Anschluß an den ersten Weltkrieg gingen nun die Geschicke der Bevölkerung des ehemals von österreichischer Seite einheitlich administrativ geführten Gesamttirols verschiedene Wege. An psychischen Störungen erkrankte Südtiroler unterlagen von 1920 an dem italienischen Psychiatriegesetz aus dem Jahre 1904, dem Gesetz Nr. 36. Psychiatrische Aufnahmen waren danach automatisch mit der Eintragung in das Strafregister verbunden, meist erfolgte eine Entmündigung des Patienten mit sozialer Stigmatisierung. So blieb ihm z. B. eine Arbeitsstelle im öffentlichen Dienst von nun an versagt. Diese gesetzliche Regelung hatte in Italien bis zum Jahre 1968 Gültigkeit, sodaß die Vehemenz der revolutionär durchgeführten Reformgesetze des Jahres 1968 und 1978 nicht verwunderlich erscheint.

Die gesetzliche Basis der Aufnahme von psychisch Kranken wurde in Österreich schon ab 1847 anders geregelt. So wurde die Anzeigepflicht einer psychiatrischen Aufnahme binnen 48 Stunden angeordnet, nachdem der Gerichtsbeamte zusammen mit zwei von der Anstalt unabhängigen Ärzten über den weiteren Fortgang des stationären Aufenthaltes zu entscheiden hatte. Nach gesetzlichen Veränderungen 1907, wobei die heutige Praxis von Aufnahmen in den psychiatrisch stationären Bereich in Österreich noch auf einer kaiserlichen Verordnung von 1916 beruht, war einer der wesentlichen Unterschiede zur italienischen Gesetzgebung, daß in Österreich die Möglichkeit einer freiwilligen Aufnahme in ein psychiatrisches Krankenhaus gegeben war und besonders auf die Wahrung der bürgerlichen Rechte der Patienten Wert gelegt wurde. Die italienische Psychiatriereform führte in ihrem ersten Schritt mit dem Gesetz Nr. 431 aus dem Jahre 1968 zu der Streichung der automatischen Eintragung in das Strafregister und führte die freiwillige psychiatrische Behandlung ein. Im Anschluß an dieses Gesetz entstanden im Südtiroler Raum die Zentren für Psychische Gesundheit, z. B. in Brixen und Bruneck 1972. Im zweiten Schritt der italienischen Psychiatriereform mit dem „Trestiner Gesetz" Nr. 180 aus dem Jahre 1978, wobei Basaglia maßgeblich als ideologischer Vorreiter fungierte, sollte die psychiatrische Behandlung prinzipiell außerhalb des psychiatrischen Krankenhauses erfolgen. Ab 1981 galt in Italien ein generelles Aufnahmeverbot an psychiatrischen Krankenhäusern, stationäre Aufnahmen erfolgten von nun an in den neu vorgesehenen psychiatrischen Stationen an regionalen Krankenhäusern, welche höchstens 15 Betten haben durften. Für Südtirol brachte dieses Gesetz eine psychiatrische 15-Betten-Station am Krankenhaus Bozen im Jahre 1979 für eine Einwohnerzahl von über einer halben Million, welche aber bis heute die einzige diesbezügliche Einrichtung blieb.

Diese beiden unterschiedlichen psychiatrischen Versorgungssysteme — fast ausschließlich ambulante psychiatrische Betreuung in Südtirol, Schwergewicht der stationär-psychiatrischen Behandlung trotz Ausbau ambulanter Strukturen in Nordtirol — in einem historisch gemeinsamen Kulturraum waren Ausgangspunkt unserer Untersuchung, deren Ergebnisse im Rahmen einer Dissertation [17] ausführlich dargestellt wurden.

Ergebnisse

Im Nordtiroler Bezirk Innsbruck — Land mit ca. 120 000 Einwohnern befanden sich im Untersuchungszeitraum (1980 bis 1982) pro Jahr ca. 120 Patienten mit der Diagnose Schizophrenie in psychiatrisch-stationärer Behandlung. Dies entspricht einer Jahresprävalenz von 1 pro 1000 Einwohnern. Im gleichen Zeitraum wurden insgesamt 20 schizophrene Patienten aus den untersuchten Gebieten Südtirols in Nordtiroler Institutionen stationär behandelt.

Bezüglich der Aufenthaltsdauern in Nordtiroler Institutionen fielen die durchschnittlich 250 Tage für die schizophrenen Patienten, die im LNKH Hall pro Jahr aufgenommen waren ins Auge,

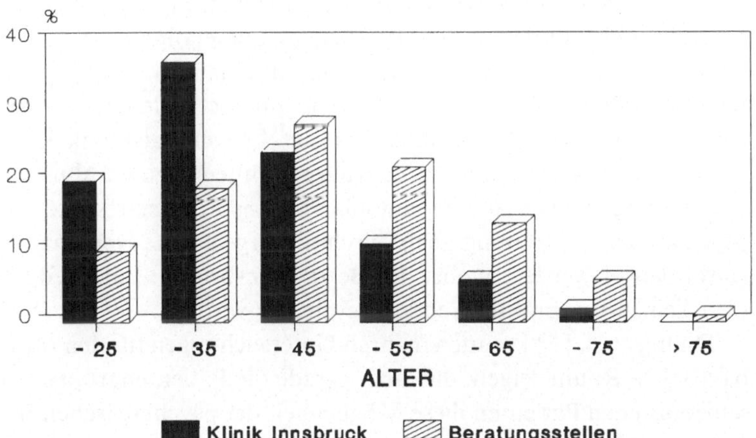

Abb. 1. Altersverteilung schizophrener Patienten in Nord- und Südtiroler Institutionen (ambul. Pat. aus IBK — Land und Südtirol N/O in den Ambulanzen d. Univ. Klin. IBK und d. Beratungsstellen Bruneck/Brixen)

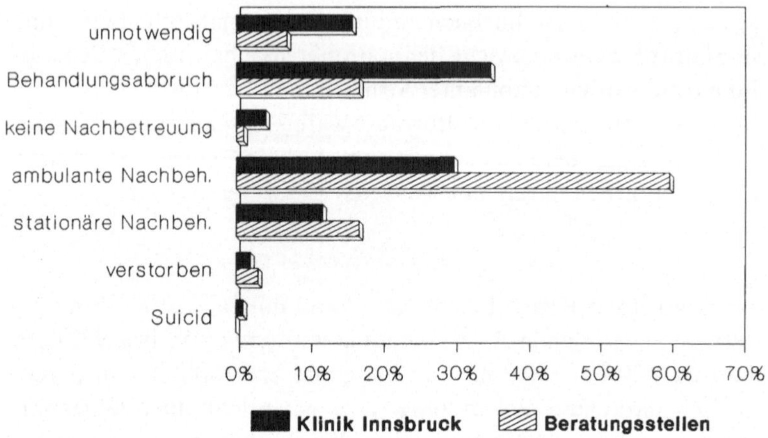

Abb. 2. Nach- und Weiterbehandlung (schizophrene Pat. d. Amb. d. Klin. IBK und d. Beratungsstellen Bruneck/Brixen)

was auf den noch hohen Anteil von Langzeitpatienten am dortigen Patientenkollektiv zurückzuführen ist.

Von den schizophrenen Langzeitpatienten in Südtirol waren im Untersuchungszeitraum dagegen 12 Patienten in Wohngemeinschaften und 6 Patienten in Altersheimen aufgenommen.

In den zwei untersuchten Südtiroler Ambulanzen wurden während der Jahre 1980 bis 1982 281 schizophrene Patienten aus der Region betreut; in den Ambulanzen der Universitätsklinik Innsbruck fanden 54 Patienten aus dem ausgewählten Bezirk ambulante Behandlung. Neben diesen ambulanten Institutionen sollte die psychiatrische Betreuung auch durch niedergelassene Nervenärzte gewährleistet werden, wobei der Bezirk Innsbruck – Land jedoch über keinen frei praktizierenden Psychiater verfügt.

Dilling et al. [5] konnten in ihren Untersuchungen für den oberbayrischen Raum zeigen, daß aber gerade die Patientengruppe der schizophrenen Patienten diese Möglichkeit der psychiatrischen Betreuung nicht in Anspruch nehmen – diese Tatsache wurde auch in unserer Untersuchung bestätigt, da niedergelassene Nervenärzte als zuweisende und weiterbehandelnde Instanzen eine sehr untergeordnete Rolle spielten.

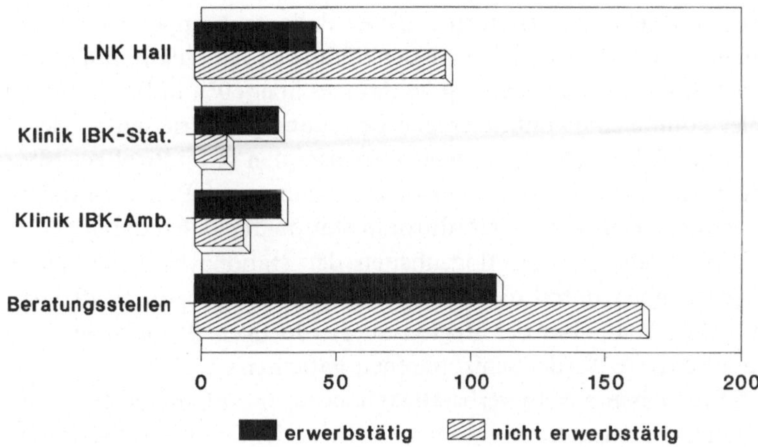

Abb. 3. Erwerbssituation schizophrener Patienten (in Nord- und Südtiroler Institutionen in den Jahren 1980 – 1982)

Die Ambulanzen der beiden untersuchten Regionen unterschieden sich nicht nur in der Zahl der betreuten schizophrenen Patienten, sondern auch in der Zusammensetzung der Altersgruppen, da in den Südtiroler Beratungsstellen auch Patienten höheren Alters behandelt wurden (Altersgruppe 46 – 55 Jahre 22,5% der schizophrenen Patienten gegen 11,1% dieser Gruppe in Nordtirol) (Abb. 1).

Ihren ersten Kontakt mit ambulanten Institutionen erfuhren in Südtirol 54% der Patienten schon in den Jahren 1970 – 1975. Dies korrespondiert mit der Eröffnung der Südtiroler Ambulanzen im Jahre 1972. Der Erstkontakt der Nordtiroler Patienten fand zu 42% in den Jahren 1975 – 1980 statt; auch hier scheint ein Zusammenhang mit der 1976 erfolgten baulichen und administrativen Neustrukturierung der Klinikambulanzen zu bestehen. Die Ergebnisse zu den Fragen bezüglich der Nach- und Weiterbehandlung (Abb. 2) nach Ende der Dokumentation zeigten, daß in den Nordtiroler Ambulanzen dreimal soviele Patienten wie in Südtirol die Behandlung abgebrochen hatten. Nähere Auswertungen ergaben, daß der Behandlungsabbruch dieser Patientengruppe schon nach einem Kontakt erfolgt war. In den Südtiroler Ambulanzen standen nach Ende des Beobachtungszeitraumes über 60% in Behandlung, hier konnte eine kontinuierliche Betreuung gewährleistet werden.

Stationäre Behandlungsepisoden erfolgten in Südtirol bei 18% der Patienten zumeist am Bezirkskrankenhaus, 20 Patienten waren in diesem Zeitraum in Nordtirol in stationärer Behandlung.

Die Südtiroler Gepflogenheiten der stationären Behandlung werden noch durch die zahlreichen Zuweisungen durch die Bezirkskrankenhäuser der Region an die dortigen Ambulanzen unterstrichen (63% der schizophrenen Patienten).

Ergebnisse zur Erwerbstätigkeit bezogen auf männliche schizophrene Patienten zeigten vorerst keine Unterschiede (34,6% in Südtirol, 37,7% in Nordtirol), doch unter Einbeziehung der unterschiedlichen Patientenzahlen und des im Vergleich erheblich größeren Anteils an chronisch Kranken in Südtirol wurden diese Zahlen schnell relativiert zugunsten eines höheren Beschäftigungsstandes der ambulant betreuten Südtiroler Patienten.

Zusammenfassung

Berücksichtigt man auch die Daten bezüglich der stationären Versorgung schizophrener Patienten des Bezirkes Innsbruck − Land, so kann gesagt werden, daß das Schwergewicht der Versorgung dieser Patientengruppe noch immer im stationären Bereich liegt. Der ambulante und komplementäre Versorgungszweig ist in Nordtirol trotz wesentlicher Fortschritte innerhalb der letzten 5 Jahre (Ambulanz des Landes-Nervenkrankenhauses Hall, Wohngemeinschaften, Übergangswohnheime, andere Einrichtungen zur beruflichen und sozialen Rehabilitation, wobei als Träger dieser Einrichtung die Gesellschaft für psychische Hygiene Tirol fungiert) insgesamt nach wie vor noch mangelhaft und benachteiligt besonders diese Patientengruppe.

Für den Südtiroler Raum zeigen die Ergebnisse, daß diese Patientengruppe einschließlich der psychisch schwer Behinderten über lange Zeiträume hinweg kontinuierlich in einem ambulant-psychiatrischen und soziotherapeutischen Behandlungssetting stehen, der notwendige psychiatrisch stationäre Akutbereich jedoch weitgehend fehlt. Diese Funktion wird notfallsmäßig von internen Abteilungen an allgemeinen Krankenhäusern und den dort tätigen Konsiliarärzten oder von Nordtiroler psychiatrischen Institutionen übernommen.

Die Ziele und Strukturen der Versorgung von schizophrenen Patienten im alpenländischen Raum − einem kleinstädtisch ländlichen Raum − unterscheidet sich in keiner Weise von den heute gültigen modernen Zielen bezüglich der psychiatrischen Versorgung. Die soziale Struktur hat sich auch im ländlichen Bereich so verändert, daß sie in großen Teilen des Tiroler Kulturraumes kaum mehr Nischen für chronisch psychisch Behinderte bietet. Erkrankungen aus dem schizophrenen Formenkreis beinhalten die Gefahr der Chronifizierung und Invalidisierung. So stellen schizophrene Patienten mit 65% den höchsten Anteil an Langzeitpatienten im psychiatrischen Krankenhaus. Neben der Fragestellung bezüglich der Vorteile ambulanter oder stationärer Behandlung spielt auch die Qualität der Behandlung eine Rolle; diese Erkrankungsgruppe benötigt einen hohen Rehabilitationseinsatz mit einem weiten Spektrum von entsprechenden Strukturen und Behandlungseinrichtungen. Ziel ist es, eine restitutio ad optimum herzustellen (Gmür, in diesem Buch), den Betroffenen dabei zu helfen, ihre Lebensqualität zu verbessern, Verantwortung für das eigene Leben zu übernehmen und ein möglichst aktives und selbständiges Leben in der Gemeinschaft zu führen.

Literatur

1. Bleuler M (1972) Die schizophrene Geistesstörung im Lichte langjähriger Kranken- und Familiengeschichten. Thieme, Stuttgart
2. Ciompi L, Müller C (1976) Lebensweg und Alter der Schizophrenen. Eine katamnestische Langzeituntersuchung bis ins Senium. Springer, Berlin Heidelberg
3. Ciompi L (1986) Auf dem Weg zu einem kohärenten multidimensionalen Krankheits- und Therapieverständnis der Schizophrenie: Konvergierende neue Konzepte. In: Böker W, Brenner HD (Hrsg) Bewältigung der Schizophrenie. Huber, Bern Stuttgart Toronto, S 47–61

U. Meise et al.

4. Deutscher Bundestag (1975) Bericht über die Lage der Psychiatrie in der Bundesrepublik Deutschland — Zur psychiatrischen und psychotherapeutisch/psychosomatischen Versorgung der Bevölkerung. Drucksache 7/4200, Heger, Bonn
5. Dilling H, Weyerer S, Castell R (1984) Psychische Erkrankungen in der Bevölkerung. Enke, Stuttgart
6. Gaebel W, Pietzecker A (1985) One-year outcome of schizophrenic patients — the interaction of chronicity and neuroleptic treatment. Pharmacopsychiatry 18: 235–239
7. Günther V, Meise U (1991) Compliance — ein komplexes Problem. Wien Med Wschr (im Druck)
8. Hahlweg K, Dose M, Feinstein E, Müller U (1989) Familienbetreuung schizophrener Patienten: Rückfallsprophylaxe und Änderung der familiären Kommunikationsmuster. In: Böker W, Brenner HD (Hrsg) Schizophrenie als systemische Störung: Die Bedeutung intermediärer Prozesse für Theorie und Therapie. Huber, Bern Stuttgart Toronto, S 243–255
9. Hinterhuber H (1973) Zur Katamnese der Schizophrenie. Eine klinisch-statistische Untersuchung lebenslanger Verläufe. Fortschr Neurol Psychiat 41: 527–558
10. Hinterhuber H (1982) Epidemiologie psychiatrischer Erkrankungen — eine Feldstudie. Enke, Stuttgart
11. Hinterhuber H, Schubert H (1982) Ziele und Grenzen der langzeitneuroleptischen Therapie schizophrener Psychosen. Öst Ärzteztg 37: 1–4
12. Hinterhuber H, Schwitzer J (1984) 10-Jahreskatamnese am Krankengut einer psychiatrischen Ambulanz. In: Kryspin-Exner K, Hinterhuber H, Schubert H (Hrsg) Langzeittherapie psychiatrischer Erkrankungen. Schattauer, Stuttgart New York, S 193–198
13. Hinterhuber H (1987) Vergleich zweier Psychiatrien. Vortrag am Jahreskongreß der SIP (unveröffentlicht)
14. Hogarty GE (1984) Die Bedeutung der Soziotherapie während der Langzeitbehandlung mit Fluphenazindecanoat. In: Kryspin-Exner K, Hinterhuber H, Schubert H (Hrsg) Langzeittherapie psychiatrischer Erkrankungen. Schattauer, Stuttgart New York, S 87–101
15. Huber G, Gross G, Schüttler R (1984) Schizophrenie: Eine verlaufs- und sozialpsychiatrische Langzeitstudie. Springer, Berlin Heidelberg New York Tokyo
16. Kane JM, Liebermann JA (1987) Maintenance pharmacotherapy in schizophrenia. In: Meltzer H (ed) Psychopharmacology: the third generation in progress. Raven Press, New York, pp 1103–1109
17. Kurz M (1989) Vergleich zweier psychiatrischer Versorgungssysteme. Dissertation, Innsbruck (unveröffentlicht)

18. Rössler W, Häfner H (1985) Psychiatrische Versorgungsplanung. Neuropsychiatrie 1: 8–17
19. Sartorius N, Jablensky A, Shapiro R (1979) Cross-cultural differences in the short-term prognosis of schizophrenic psychoses. Schizophr Bull 4(1): 102–113
20. Schubart C, Krumm B, Biel H, Schwarz R (1986) Measurement of social disability in schizophrenic patient group. Definition, assessment and outcome over 2 years in a cohort of schizophrenic patients or recent onset. Soc Psychiatry 21: 1–9
21. Zubin J, Spring B (1977) Vulnerability – a new view of schizophrenia. J Abnorm Psychol 86: 103–126

Anschrift der Verfasser: Dr. U. Meise, Universitätsklinik für Psychiatrie, Anichstraße 35, A-6020 Innsbruck, Österreich.

Zur Kombinationstherapie mit Antikonvulsiva

G. Medicus[1], I. Tschapeller[1], M. Mair[1], M. Wibmer[1], A. Saria[2]
und H. Schubert[1]

[1] Landes-Nervenkrankenhaus, Hall in Tirol und
[2] Neurochemisches Labor der Universtitätsklinik für Psychiatrie,
Innsbruck, Österreich

Zusammenfassung

Bei 24 Patienten mit der Diagnose akuter Schub einer Schizophrenie wurde
der Einfluß von Diazepam im Vergleich zu Valproinsäure unter einer bis
zum Tag 10 standardisierten Menge Haloperidol untersucht. Es zeigten
sich zwischen beiden Gruppen keine statistisch signifikanten Unterschiede,
bei näherer Analyse scheint die Diazepamgruppe eine bessere Beeinflußung
der Faktoren „Angst" und „Depression", sowie des Faktors „Aktivierung"
zu zeigen. Dies kann in Zusammenhang mit den unterschiedlichen Ha-
loperidol-Plasmaspiegeln der beiden Gruppen unter Diazepam und Valproinsäure stehen, oder aber auf die spezifische Tranquilizerwirkung des
Diazepams zurückzuführen sein. Als interessanter Nebenbefund konnte
erhoben werden, daß unter Valproat die Rate der extrapyramidalen Nebenwirkungen geringer ist. Es kann jedoch insgesamt ausgesagt werden,
daß die Kombination Haloperidol-Valproinsäure der Kombination Ha-
loperidol-Diazepam nicht überlegen ist.

Schlüsselwörter: Schizophrenie, Neuroleptika, Begleitmedikation, Antikonvulsiva, Haloperidol, Valproinsäure, Diazepam.

Summary

On combined therapy with anticonvulsants. Twenty-four patients with the
diagnosis of acute schizophrenic episode were treated with a standarized
dose of haloperidol. Examined was the different influence of diazepam

and valproid acid on them. It could be shown that there was no significant difference between the treatments. In a more accurate analysis however, diazepam had a better influence on anxiety, depression and activation. This could be an effect of the different plasma levels of haloperidol in the two groups of patients or could be a specific effect of the minor tranquilizer. One interersting effect was ascertained: with valproid acid, the rate of the extrapyramidal motorical side-effects, was lower. But altogether, the combination of haloperidol and valproid acid is not superior to the combination of haloperidol and diazepam.

Keywords: Schizophrenia, neuroleptics, adjuvant therapy, anticonvulsants, haloperidol, valproid acid, diazepam.

Einleitung

Seit mit der Entdeckung der Neuroleptika der pharmakologische Durchbruch bei der Therapie der Schizophrenien gelungen ist, versucht man die Behandlungsmöglichkeiten weiter zu entwickeln; das gilt besonders hinsichtlich bisher therapieresistenter Formen, der Verkürzung der Therapiedauer, der Rückfallsprophylaxe und der Behandlung bestimmter Zielsymptome, wie Aggressivität, Unruhe und Biorhytmusstörungen.

Seit langem ist bekannt, daß Antikonvulsiva, insbesondere Carbamazepin, bei Epilepsiepatienten eine günstige Wirkung auf Verhaltensstörungen, z. B. Aggressionszustände haben. Zusätzlich gab der antimanische und phasenprophylaktische Effekt des Carbamazepins Anstoß zu weiteren Untersuchungen bei schizophrenen Patienten. Es wurden daher Neuroleptika in Kombination mit neueren Antiepileptika bei schizophrenen Patienten eingesetzt.

Manche Autoren [2, 3] konnten eine deutliche Besserung schizophrener Basisstörungen nachweisen. Es wurden aber auch, z. B. von Stevens et al. [9], Verschlechterungen bei akuten psychotischen Patienten bei einer Kombinationstherapie mit Carbamazepin und hochdosierten Neuroleptika berichtet. Auch in unserer Arbeitsgruppe [5] konnten wir bei der Kombinationstherapie Carbamazepin mit Clozapin keine Besserung, sondern ehe eine Verschlechterung im Sinne der Gefühlsqualität „organisch" nach Walther-Büel [10], beobachten. Zusätzlich zeigten sich unter dieser Kombination deutliche EEG-Veränderungen. Die Kombination von

Haloperidol mit Carbamazepin zeigte nicht den gewünschten Erfolg. Es wurden daher, um der Fragestellung der Kombinationstherapie von Neuroleptika und Antikonvulsiva weiter nachzugehen, als Alternative die Präparate Haloperidol und Valproinsäure und in einer Vergleichsgruppe Haloperidol und Diazepam gewählt.

In der Literatur [11] finden sich Angaben, daß es durch die GABA-erge Wirkung von Valproinsäure zu einer Verminderung des Dopamingehaltes des Gehirns kommt. Für ca 1/3 der schizophrenen Patienten wird von McElroy et al. [6] ein antipsychotischer Effekt der Valproinsäure, von Lautin et al. [4] allerdings eine Verschlechterung der schizophrenen Symptomatik angegeben. Andere Autoren [7] erhofften sich einen günstigen Effekt der Valproinsäure auf den durch die Neuroleptikagabe gestörten Stoffwechsel und damit eine Reduktion mancher Nebenwirkungen.

Es wurde daher versucht, die beiden GABA-ergen Substanzen Diazepam und Valproinsäure jeweils in Kombination mit einer Standarddosis Haloperidol zu vergleichen, um eventuelle Unterschiede hinsichtlich Wirkung und Nebenwirkung nachweisen zu können.

Methodik

Es wurden 30 Patienten (10 männliche und 20 weibliche) des Landes-Nervenkrankenhauses Hall in Tirol mit der Diagnose „akuter schizophrener Schub" (ICD 295.3) in die Untersuchung einbezogen. Alle Patienten standen vorher schon mehrmals (im Durchschnitt 3,05 mal) wegen schizophrener Episoden in stationärer Behandlung, der Erkrankungsbeginn war im Durchschnitt vor 8 Jahren. Patienten mit bestehender Phasenprophylaxe in Bezug auf eine schizoaffektive Psychose wurden aus der Untersuchung ausgeschlossen.

Am Tag 0 der Untersuchung wurde ein Rating durchgeführt und nur die Patienten mit einem BPRS-Score von mindestens 40 und einem CGI-Score von mindestens 4 (das entspricht „mittelschwer krank") wurden eingeschlossen (CIPS-Version des CGI und BPRS; [1]).

Nach einer 5-tägigen Infusionsbehandlung mit Haloperidol 25 mg in 500 ml Kochsalzlösung wurde das BPRS-Rating wiederholt. Um rasche Responder auszuschließen, wurden nur jene Patienten in die weitere Untersuchung aufgenommen, bei denen sich noch keine deutliche Besserung gezeigt hatte (Abnahme des BPRS-Gesamtscores um mindestens 25 Punkte). Dies betraf 24 Patienten (10 männliche und 14 weibliche).

Die in die weitere Untersuchung einbezogenen 24 Patienten wurden unter offenen Bedingungen randomisiert in zwei Gruppen geteilt: Die erste Gruppe (3 weibliche und 6 männliche Patienten), im folgenden Diazepamgruppe genannt, erhielt zusätzlich zu den Haloperidolinfusionen ab Tag 5 3×10 mg Diazepam täglich. Die zweite Gruppe (11 weibliche und 4 männliche Patienten), im folgenden Valproatgruppe genannt, erhielt zusätzlich ab Tag 5 4×300 mg Valproinsäure täglich.

Die Infusionsbehandlung mit Haloperidol wurde über 5 Tage weitergeführt, beide Gruppen erhielten also Haloperidol Infusionen über insgesamt 10 Tage. Am Tag 10 wurde bei allen 24 Patienten einmalig 3 ml Haldol-Decanoat® intramuskulär (150 mg Haloperidol) verabreicht. Ab diesem Zeitpunkt wurde die weitere Dosierung des Haloperidol per os dem Zustand des Patienten angepaßt. Die Valproinsäure- und Diazepam-Dosierung wurde unverändert weitergeführt. Als Zusatzmedikation erhielten die Patienten lediglich bei Bedarf gegen ein neuroleptika-induziertes Parkinsonoid Biperiden und zur Schlafinduktion Thioridazin (100 – 200 mg). Die Nebenwirkungen wurden am Tag 0, 5, 10, 21 mit der FSUCL [1] beurteilt, die Haloperidol-Plasmaspiegel am Tag 5 und 10 durch das neurochemische Labor der Univerisätsklinik für Psychiatrie in Innsbruck bestimmt: Routinelabor und EEG wurde am Tag 0 und am Abschlußtag durchgeführt.

Ergebnisse

Als erstes wesentliches Ergebnis erscheint die Tatsache, daß sich zwischen den beiden Gruppen im Verlauf der Untersuchung in dem am Tag 0, 5, 10 und 21 erhobenen CGI- und BPRS-Gesamtscores [1] kein statistisch signifikanter Unterschied fand (geprüft wurde mit dem U-Test für nicht parametrische Verteilungen). Ähnlich ist die Situation für die mit der FSUCL erfaßten Nebenwirkungen in Bezug auf den Gesamtscore.

Den Verlauf der einzelnen Faktoren des BPRS in der Diazepamgruppe zeigt Abb. 1.
Hier sind die Ergebnisse des Wilcoxon-Wilcox-Tests [8] für abhängige Stichproben zwischen den Untersuchungszeitpunkten eingetragen. Ab dem Tag 5 waren die Faktoren „Feindseligkeit/Mißtrauen", „Aktivierung" und „Denkstörung" signifikant ($p < 0.05$) gegenüber dem Tag 0 gebessert. Eine signifikante Besserung ($p < 0,05$) vom Tag 10 gegenüber dem Tag 5 zeigten die Faktoren „Aktivierung" und „Angst/Depression".

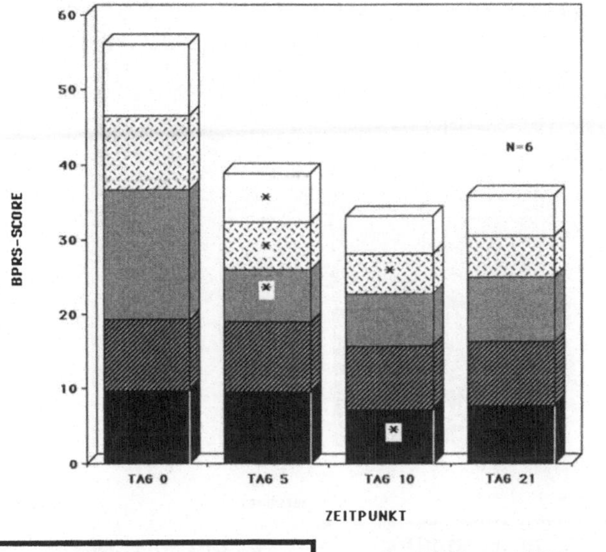

Abb. 1. BPRS (Faktoren) der Haloperidol-Diazepamgruppe (N = 15)

Am Tag 21 zeigten fast alle Faktoren eine leichte Erhöhung des Scores. Dies ist darauf zurückzuführen, daß hier nur mehr 6 Patienten in der Untersuchungsreihe verblieben sind, da 2 Patienten nach dem Tag 10 auf ein anderes Präparat umgestellt werden mußten, 7 Patienten jedoch wegen der guten Behandlungsergebnisse nach Hause entlassen werden konnten.

Ein etwas anderes Bild zeigt der Verlauf der BPRS-Faktoren der Valproatgruppe.

Am Tag 10 zeigte sich eine Verbesserung gegenüber dem Tag 5 in den Faktoren „Feindseligkeit" und „Aktivierung". Insgesamt ergaben die Analysen der BPRS-Faktoren, daß die Tranquilizerwir-

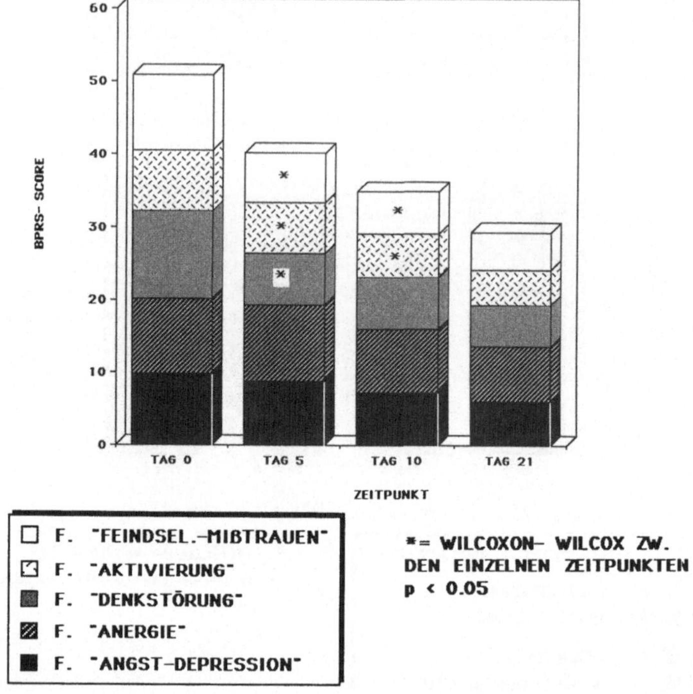

Abb. 2. BPRS (Faktoren) der Haloperidol-Valproatgruppe (N = 9)

kung vor allem beim Faktor „Angst/Depression", aber auch beim Faktor „Aktivierung", im Sinne einer Sedierung, zum Tragen kommt. Valproinsäure scheint hingegen besser auf den Faktor „Feindseligkeit/Mißtrauen" zu wirken.

In der Analyse der Nebenwirkungen zeigten sich keine Unterschiede zwischen den beiden Gruppen. Auch im weiteren Verlauf waren die Nebenwirkungen konstant und zeigten im Wilcoxon-Wilcox innerhalb der Gruppen keine signifikanten Veränderungen. Der Schweregrad der Nebenwirkungen ist den Abb. 3 und 4 zu entnehmen.

Die einzigen gravierenden Unterschiede zwischen den beiden Gruppen konnten im Bereich des Faktors „Neurologische Störungen"

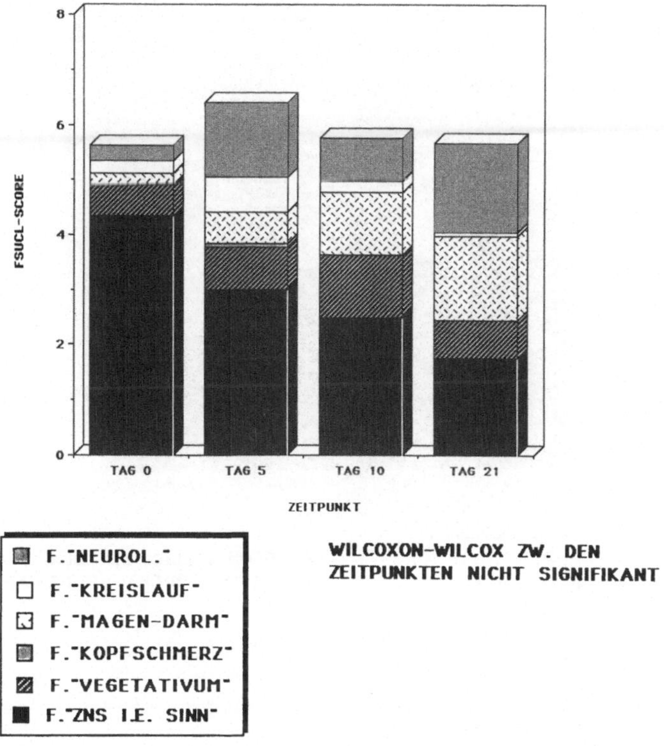

Abb. 3. FSUCL (Faktoren) der Haloperidol Diazepamgruppe

in der FSUCL gefunden werden. Hier zeigt sich, daß jener Faktor, der die extrapyramidalen Nebenwirkungen beschreibt, bei der Diazepamgruppe einen am Tag 10 im U-Test signifikant (p < 0.01) höheren Score zeigt als bei der Valproatgruppe.

Dies könnte als Hinweis darauf aufgefaßt werden, daß Valproat durch seine Wirkung auf das nigrostriäre Dopaminsystem den Grad der extrapyramidalen Nebenwirkungen vermindert.

Labor und EEG-Kontrollen ergaben keine signifikanten Unterschiede zwischen den beiden Gruppen. Bei 7 Patienten waren die Leberfunktionsproben zu Beginn der Untersuchung geringgradig erhöht, sie normalisierten sich bei diesen im Laufe der Unter-

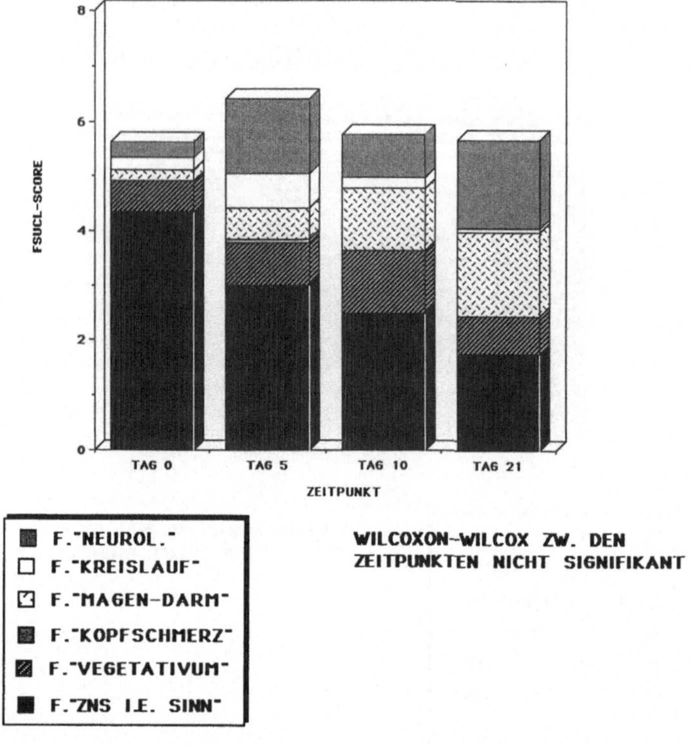

Abb. 4. FSUCL (Faktoren) der Haloperidol-Valproatgruppe

suchung. Die Laborwerte der übrigen Patienten waren während des gesamten Untersuchungszeitraumes im Normbereich.

Nur bei 2 Patienten kam es zu einer geringen Verschlechterung der Leberfuntionsproben, bei einem dieser Patienten waren sie jedoch zu Beginn der Untersuchung bereits geringgradig erhöht. Im EEG war bei keinem Patienten eine Verschlechterung festzustellen, bei einem eine Verbesserung.

Der Verlauf des CGI in Zusammenhang mit der verabreichten Haloperidolmenge zeigte keine signifikanten Unterschiede zwischen beiden Gruppen in der verabreichten Haloperidolmenge. Die am Tag 21 oral verabreichte größere Haloperidolmenge in der Dia-

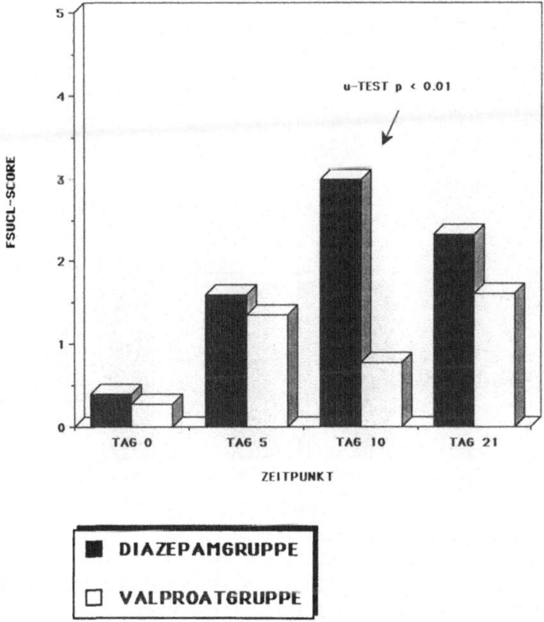

Abb. 5. Verlauf des FSUCL-Faktors − Neurol. Störungen − der beiden Gruppen

zepamgruppe ist wegen der Stichprobengröße nicht signifikant. Die Untersuchungen des Haloperidol-Plasmaspiegels zeigten einen statistisch signifikanten Unterschied zwischen der Diazepamgruppe und der Valproatgruppe zu den Untersuchungszeitpunkten am Tag 5 und Tag 10 (am Tag 0 und Tag 21 wurden keine Untersuchungen durchgeführt). Hier zeigte die Diazepamgruppe einen viel höheren Haloperidol-Plasmaspiegel als die Valproatgruppe, obwohl beide Gruppen die gleiche Menge an intravenös verabreichtem Haloperidol erhalten hatten.

Dieser Befund müßte jedoch repliziert werden und scheint keine klinischen Konsequenzen zu haben. Spekulativ könnte die Besserung der BPRS-Faktoren damit in Zusammenhang gebracht werden.

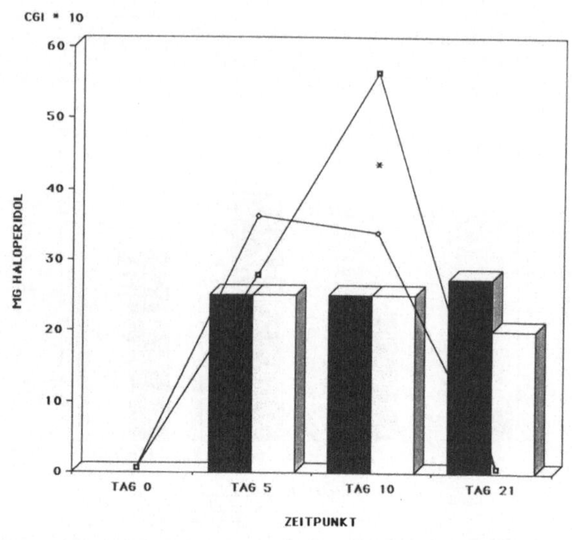

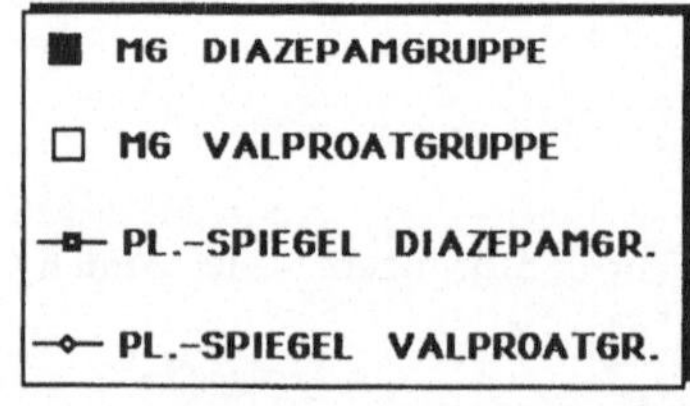

Abb. 6. Verabreichte Haloperidolmenge und Plasmaspiegel

Angemerkt sei noch, daß bei der verwendeten Menge an Antiparkinsonmittel und niederpotenten Neuroleptika, wie Thioridazin, zwischen beiden Gruppen zu keinem Zeitpunkt ein statistisch signifikanter Unterschied gefunden werden konnte.

Literatur

1. Collegium Internationale Psychiatrie Scalarum (CIPS) (1986) Internationale Skalen für Psychiatrie. Beltz Test, Weinheim
2. Dose M, Apelt S, Emrich HM (1987) Carbamazepine as an adjunct of antipsychotic therapy. Psychiatr Res 22: 303–310
3. Klein E, Bental E, Lerer B, Blemaker RH (1991) Combination of

carbamazepine and haloperidol in excited psychosis: a controlled study. Arch Gen Psychiatry (in press)
4. Lautin A, Angrist B, et al (1980) Sodium valproate in schizophrenia. Some biochemical correlates. Br J Psychiatry 137: 240–244
5. Mair M, Tschapeller I, Schubert H (1991) Kombinationstherapie mit Neuroleptika und Carbamazepin. Eine kontrollierte Studie. Neuropsychiatr Clin (in Druck)
6. McElroy SL, Keck PE, et al (1989) Valproate in psychiatric disorders: literature review and clinical guidelines. J Clin Psychiatry 50: 23–29
7. Monteleone P, Zontini G, Steardo L (1985) Failure of the GABAergic drug, sodium valproate, to reduce basal plasma prolactin secretion in chronic schizophrenia. Psychoneuroendocrinology 10: 475–480
8. Siegel S (1956) Nonparametric statistics for the behavioral sciences. McGraw-Hill, New York
9. Stevens JR, Bigelow L, et al (1979) Telemetered EEG-EOG during psychotic behaviors of schizophrenia. Arch Gen Psychiatry 36: 251–262
10. Walther-Büel H (1965) Die Gefühlsqualität „organisch" in der psychiatrischen Diagnostik. Beitrag zur Frage der organischen Wesensänderung. Akt Fragen Psychiat Neurol 2: 198–209
11. Waszczak B, Walters J (1979) Effects of GABA mimetics on substantia nigra neurons. Adv Neurol 123: 727–740

Anschrift der Verfasser: Dr. G. Medicus, c/o Landes-Nervenkrankenhaus Hall, Thurnfeldgasse 14, A-6060 Hall in Tirol, Österreich.

Selbstmordgefährdung
schizophrener Patienten

Ch. Haring, C. H. Miller, U. Meise und **M. Rossmann**

Universitätsklinik für Psychiatrie, Innsbruck, Österreich

Zusammenfassung

Generelle Selbstmordraten (SMR) haben im praktischen Umgang mit Patienten nur begrenzte Aussagekraft, erst wenn man die Selbstmordraten besonders gefährdeter Subgruppen betrachtet, vermag man die Gefährdung derselben besser abzuschätzen. Wenn auch die Literaturangaben schizophrene Patienten betreffend äußerst kontroversiell sind, so lassen sich aus methodisch ernstzunehmenden Publikationen sehr hohe Selbstmordraten für diese Subpopulation abschätzen. Besonders gefährdet scheint der Patient in der Zeit der Akutphase und im Übergange von der stationären Behandlung zur Rehabilitation zu sein. Diesen Phasen muß in der Suizidprävention schizophrener Patienten besonderes Augenmerk geschenkt werden.

Schlüsselwörter: Suizidalität, Schizophrenie.

Summary

Suicide risk in schizophrenic patients. The suicide rate has no practical evidence for the daily work with patients, however the suicid rates of vulnerable subgroups have a good prognostical impact. The data presented in literature are controversial but papers with a good methodological setting show very high suicide rates for schizophrenic patients. The dangerous times are the acute phase and the depressive phase afterwards. It is important to know about suicidality in this phases.

Keywords: Suicidality, schizophrenia.

Einleitung

Die durchschnittliche Selbstmordrate (Anzahl der Suizidfälle pro
100.000 Einwohner) Österreichs beträgt ca. 25, dies bedeutet, daß
pro Jahr und pro hunderttausend Einwohner bei 25 Todesfällen
Suizid als offizielle Todesursache in den Sterbestatistiken aufscheint. Diese Zahl ist aus den im folgenden beschriebenen Ursachen von begrenzter Aussagekraft:

1. Internationale Vergleiche: Zu überregionalen Vergleichen kann
   die SMR nur begrenzt herangezogen werden, da die Erhebungs-
   instrumente der nationalen Selbstmordraten durch gesetzliche
   Besonderheiten von Staat zu Staat unterschiedlich sind: So wird
   in bestimmten amerikanischen Staaten ein Suizid nur dann als
   solcher gewertet, wenn ein Abschiedsbrief, in Großbritanien,
   wenn ein richterlicher Urteilsspruch vorliegt. Im Falle eines „Be-
   weisnotstandes" wird der „Angeklagte" freigesprochen, was bedeutet, daß die Todesursache unklar bleibt und somit kein Suizid
   vorliegt. In Österreich hat bereits Josef II ein strenges Obduk-
   tionsgesetz erlassen, daß heute noch Gültigkeit besitzt und fordert, daß bei jeder unklaren Todesursache eine Obduktion
   durchzuführen ist.
2. Regionale Selbstmordraten können nur dann miteinander verglichen werden, wenn die Verteilung jener unabhängigen Variablen wie zum Beispiel Alter, Geschlecht, Zivilstand, die die SMR
   nachgewiesenermaßen beeinflussen, vergleichbar sind beziehungsweise in die Berechnung miteinbezogen werden.
3. Unterschiedliches Suizidrisiko bei verschiedenen Subpopulatio-
   nen: Alte und Vereinsamte, Depressive, Alkohol- und Drogenabhängige und Patienten, die schon früher durch Selbstmord-
   versuche auffällig wurden, haben ein deutlich höheres
   Selbstmordrisiko als das für die Gesamtpopulation errechnete.
   Dies bedeutet, daß für jede Untergruppe die Suizidalität gesondert erfaßt werden muß, und daß auch jede Subpopulation ihre
   „eigene Selbstmordrate" hat. Die Aufgabe dieses Referates soll
   sein, mehr Klarheit bezüglich der Selbstmordgefährdung schizophrener Patienten zu schaffen.

Epidemiologie

Die Ursache, daß manche Untersuchungen relativ wenige Suizid-fälle in ihren katamnestischen Untersuchungen finden [6, 8], liegt sicher daran, daß diese sich meist außerhalb des Krankenhauses ereignen und den behandelnden Ärzten oft nicht oder nur durch Zufall zur Kenntnis gelangen [5]. Als besonders repräsentativ erscheinen mir zwei Arbeiten:

1. die 10-Jahres-Katamnese schizophrener Patienten von Hinter-huber [3], deren Qualität darin liegt, daß sie 87 Patienten vollständig nachuntersucht. Von den untersuchten Patienten versterben im Untersuchungszeitraum zehn, acht davon an einem Suizid. Wenn man diese Zahlen extrapoliert, so entspricht das einer Suizidrate schizophrener Patienten von 919.

2. Wilkinson [10] publizierte 1982 eine Nachuntersuchung von 39 schizophrenen Patienten 10 – 15 Jahre nach Erstaufnahme und findet 3 Suizide. Der Autor schätzt die Selbstmordrate schizophrener zwischen 500 und 750 pro Jahr und 100.000 Patienten.

Ich glaube, diese Beispiele weisen eindrücklich darauf hin, daß die Subgruppe der schizophrenen Patienten ein gegenüber der Normalbevölkerung deutlich gesteigertes Suizidrisiko aufweist.

Risikofaktoren

Innerhalb der Gruppe der schizophrenen Patienten gibt es Untergruppen mit erhöhtem Suizidrisiko:

1. Jüngere > Ältere
2. Männer > Frauen
3. Unverheiratete
4. Arbeitslose
5. Höherer Bildungsgrad
6. Soziale Isolation

Phasen besonderer Gefährdung

Nun stellt sich die Frage, in welchen Phasen der Erkrankung schizophrene Patienten besonders suizidgefährdet sind. In der akuten, floriden Phase einer Psychose kommen immer wieder spontane, psychotisch motivierte Suizide vor. Dies geht besonders aus einer Arbeit von Modestin [4] hervor, der findet, daß 18% der Suizide Schizophrener psychotisch motiviert sind, 14% Folge von Bilanzierung, 8% in Life Events und 12% in Depression und beruflichem Versagen ihren Ursprung haben. Zur Arbeit von Modestin [4] muß gesagt werden, daß er eine klinische Population untersucht, jedoch 75% der Suizide Schizophrener außerhalb der Kliniken stattfinden [7]. Wichtig ist sicher auch die von Modestin [4] in 14% der Fälle gefundene Bilanzierung. Wenn den schizophrenen Patienten die Differenz zwischen Ideal-Ich und Real-Ich durch den sozialen Abstieg, chronischen Krankheitsverlauf oder durch die eintretende Invalidität und damit verbundene Pensionierung bewußt werden, muß immer mit einer Suizidhandlung gerechnet werden. Dieser Umstand erklärt auch, warum junge und Patienten mit höherem Bildungsniveau stärker gefährdet sind.

Bezüglich des Suizides während der paranoidhalluzinatorischen Phase muß zu bedenken gegeben werden, daß eine suizidale Intention unter Umständen nur schwer nachweisbar ist. Dies deshalb, weil ein paranoider, halluzinierender Patient, der sich Schaden zufügt, dies unter Umständen nicht mit der Motivation sich zu töten macht, sondern die Handlung in erster Linie aus dem Wahn heraus verständlich wird. Als Beispiel möchte ich hier einen von R. Haller in seinem Buch „Selbstmord" [3] präsentierten Fall zitieren.

Eine Gymnasiastin, welche zwar als kontaktverhalten und in Ihren Gefühlsäußerungen als spröde galt, ihr Leben jedoch gut meistern konnte, unternimmt einen für ihre Umgebung unvermittelten Suizidversuch (oder eben nicht?), indem sie sich mit einer Säge eine tiefe Verletzung im Halsbereich zufügt. Später berichtet sie von Stimmen, welche ihr befohlen hätten, den kranken Kopf abzuschneiden.

Dies bedeutet, daß bei solchen Patienten unter Umständen eher von einem Unfall(tod) als von einer suizidalen Handlung im eigentlichen Sinn gesprochen werden muß.

In eine zweite vulnerable Phase tritt der Patient während des Übergangs von der akuten in die chronsiche Phase ein. Die Patienten zeigen sich von der psychopathologischen Seite unter Umständen belastungsfähig, worauf das gesamte therapeutische Team auf Einsetzen rehabilitativer Maßnahmen drängt. Es werden Besuche am Arbeitsamt und bei anderen verschiedenen Institutionen geplant, der Patient selbst findet sich in einer Situation wieder, in der er einerseits das Gefühl hat, unter Umständen wieder zurück ins Leben zu finden, andererseits weder die Belastungsfähigkeit noch das Selbstvertrauen hat, dies ohne größere Probleme bewältigen zu können. Aus dieser konflikthaften Situation resultiert eine Zunahme der Differenz zwischen Real-Ich und Ideal-Ich, die als situative Einengung interpretiert werden kann und in eine dynamische Einengung und somit in das Bild eines praesuizidalen Syndroms übergehen kann. Fehlt es in dieser ersten besonders wichtigen Phase der Rehabilitation an Einfühlungsvermögen bei den Therapeuten, so kann der Patient in eine Überlastungssituation kommen, in der er unter Umständen suizidal wird. Ich möchte in diesem Zusammenhang erwähnen, daß 30% der Suizide innerhalb der ersten drei Wochen nach Entlassung aus der stationären Therapie erfolgen, zu einem Zeitpunkt also, in dem die ersten rehabilitativen Bemühungen stattfinden. Herr Rudas hat kurz vorher [12] berichtet, daß diejenigen Patienten, die eine längere Rehabilitationsdauer aufweisen, eine bessere Prognose haben als jene, bei denen diese kürzer ist. Meiner Meinung liegt dies weniger daran, daß die Patienten, die länger rehabilitiert werden, kränker sind, sondern doch eher daran, daß bei einem schrittweisen, und damit langsameren Rehabilitationsablauf dem Patienten besser entsprochen wird. Oft vermag der Ehrgeiz des Therapeuten dem Patienten mehr Schaden als Nutzen zuzufügen.

Am Ende der Beschreibung der verschiedenen Phasen erhöhter Suizidalität bei schizophrenen Patienten möchte ich noch auf die erfahrungsgemäß in ihrer Symptomatik nicht immer stark ausgeprägte postremissive Erschöpfungsphase hinweisen. Auch ohne die oben beschriebenen psychosozialen Belastungen im Zuge der Rehabilitation kann ein/e Patient/in ohne Vorausgehen einer auffälligen depressiven Symptomatik u. U. suizidal werden.

Therapie

Die oben angeführten Punkte haben sowohl für die Pharmakotherapie als auch für die Soziotherapie nicht zu vernachlässigende

Konsequenzen. In der akuten Phase sollte einerseits ausreichend mediziert werden, andererseits sollten Nebenwirkungen möglichst vermieden und auch auf die angeblich besonders durch Phenothiazine [1] ausgelösten neuroleptikabedingten Depressionen Bedacht genommen werden. Wir möchten nicht vergessen auf das Faktum der Soziotoxität der Neuroleptika hinzuweisen. Darunter verstehen wir alle Nebenwirkungen (Parkinsonoid, Hypersalivation, Akathisie) von Neuroleptika, die zu einer Beeinträchtigung des Sozialkontaktes führen. In diesem Zusammenhang muß gesagt werden, daß der totale zentralnervöse Output über Motoneurone erfolgt und daß gerade hier Neuroleptika ein breites Nebenwirkungsspektrum aufweisen.

Literatur

1. Benassi P, Bertolotti, Pecorari T (1966) Clinical experience with a phenothiazin derivate with prolonged action. Revista Sperimentale Freniatria e Medicina Legale delle Alienazioni Mentale 90: 51–75
2. Haller R, Ling A (1987) Selbstmord. Hannibal, Wien
3. Hinterhuber H, Schwitzer J (1984) 10-Jahreskatamnese am Krankengut einer psychiatrischen Ambulanz. In: Kryspin-Exner K, Hinterhuber H, Schubert H (Hrsg) Langzeittherapie psychiatrischer Erkrankungen. Schattauer, Stuttgart New York, S 193–198
4. Modestin J (1987) Suizid in der psychiatrischen Klinik. In: Glatzl J, Krüger H, Scharfetter C (Hrsg) Forum der Psychiatrie. Enke, Stuttgart
5. Mundt Ch (1984) Suizide schizophrener Patienten. Psychother Med Psychol 34: 193–197
6. Pokorny AH, Kaplan H (1976) Suizide following psychiatric hospitalisation. J Ment Nerv Dis 162: 119–125
7. Roay A (1982) Suizide in chronic schizophrenia. Br J Psychiatry 141: 171–177
8. Rennie TA (1939) Follow up study of five hundred patients with schizophrenia admitted to the hospital from 1913–1923. Arch Neurol Psychiatr 42: 877–891
9. Rudas S (1991) Schicksal entlassener schizophrener Langzeitpatienten. II. Internationaler Schizophrenie-Workshop, Hall
10. Wilkinson DG (1982) The suizid rate in schizophrenia. Br J Psychiatry 140: 138–141

Anschrift der Verfasser: Dr. Ch. Haring, Universitätsklinik für Psychiatrie, Anichstraße 35, A-6020 Innsbruck, Österreich.

Führerscheingutachten bei Schizophrenen

W. **Schöny** und **Ch. Guth**

Wagner-Jauregg-Krankenhaus, Linz, Österreich

Zusammenfassung

Die Erstellung eines Führerscheingutachtens zur Erfassung der Fahrtauglichkeit eines an Schizophrenie erkrankten Patienten stellt für Psychiater eine Herausforderung dar. Zwischen den Extremstandpunkten, daß nach einmaligen Durchmachen einer endogenen Psychose die Fahrerlaubnis grundsätzlich zu untersagen sei auf der einen Seite, und psychotische Erkrankungen zunächst keinerlei Einfluß auf die Fahrfähigkeit hätten auf der anderen Seite, muß ein Weg gefunden werden, der sowohl die öffentliche Sicherheit gewährleistet als auch die Interessen des betroffenen Patienten wahrt.

Im Allgemeinen wird die Gefährlichkeit psychotisch Kranker überschätzt. Anhand einer eigenen Untersuchung zeigt der Autor, daß nur ein geringer Anteil der Patienten sich auch nach wiederholten Gutachten als fahruntauglich erweist. In der Mehrzahl dieser Fälle spielt zusätzliche Alkoholbeteiligung die entscheidende Rolle.

Es wird eine gewisse standardisierte Vorgangsweise empfohlen, wo unter anderem eine verlässliche Kontrolle einer eventuell bestehenden Langzeitmedikation gefordert wird. Die Befristung des Führerscheins erweist sich als sinnvoll. Keinesfalls sollte die Begutachtung die Stigmatisierung des psychosekranken Patienten verstärken.

Schlüsselwörter: Führerscheingutachten, Fahrtauglichkeit, Fahruntauglichkeit, Lenkerberechtigung.

Summary

Driving license and schizophrenia. Performing the experts opinion for driving capability of schizophrenic patients proves to be a challenge for psychiatrists. There are two extreme different points of view. First, a person having once suffered from an endogene psychosis should never obtain a driving license. Second, there is no immediate influence on driving capability from endogene psychosis. The expert has to find a way to guarantee both public security and the patients interests.

In general psychotic people are overestimated in being dangerous. In his own study the author schows that there is just a small part of patients who are after repeatedly testing incapable of driving a motor vehicle. In these cases mostly additional alcohol addiction plays the main role.

There is some standardized procedure suggested which should include among other things a sufficient control of a long-term neuroleptic maintenance-therapy. Setting a time-limit on the driving license seems to make sense.

On no account should the outcome of the procedure increase the stigmatisation of the psychotic individual.

Keywords: Experts opinion for driving capability, driving capability, driving incapability, driving license.

Einleitung

Der Stellenwert der Lenkerberechtigung wird in unserer Gesellschaft äußerst hoch eingeschätzt. Zunehmende Motorisierung und Technikgläubigkeit haben dazu geführt, daß der Besitz eines Führerscheins für Menschen unserer Zivilisation von überstiegener Bedeutung für Selbstverständnis und Selbstwertgefühl geworden ist. Insbesondere Personen, die kein eigenes Fahrzeig haben und kaum je die Gelegenheit, ein solches zu lenken, legen größten Wert auf den Besitz des Führerscheins. Davon betroffen sind natürlich auch psychische Kranke. Eine Gruppe davon sind Patienten, die in psychiatrischen Krankenhäusern wegen schizophrener Psychosen stationär aufgenommen waren.

Die Handhabung der Rechtssituation erfolgt in Oberösterreich so, daß bei zwangsweiser Anhaltung einer Person in einer psychiatrischen Anstalt auf jeden Fall eine gutachterliche Überprüfung der Fahrtauglichkeit angeordnet wird, wenn der Behörde wegen Verhaltensauffälligkeit im Straßenverkehr oder aus anderen Gründen die Diagnose einer psychischen Erkrankung bekannt wird. Zu einer solchen Überprüfung der Fahrtauglichkeit wird meist auch ein nervenfachärztliches Gutachten herangezogen. Dies erfolgt auch beispielsweise bei mehrfachem vorübergehenden Entzug der Lenkerberechtigung aus anderen Gründen.

Gesetzlich [1] hat man nach der Kraftfahrgesetzdurchführungsverordnung, § 31 zu prüfen, ob eine Geisteskankheit mit einer schweren geistigen oder seelischen Störung besteht, die eine wesentliche Störung des Beobachtungs-, Konzentrations- sowie des Erinnerungsvermögens nach sich zieht oder ob nach § 34 eine organische Krankheit, eine Trunksucht, andere Süchtigkeiten oder höhergradige neurotische Zustände bestehen. Die psychiatrische Untersuchung hat sich in erster Linie mit der Frage nach entsprechenden schweren psychischen oder geistigen Krankheiten zu befassen, während verkehrspsychologische Gutachten Teilfunktionen psychologischer Art vor allem verkehrsspezifische psychische Störungen zu begutachten haben [2].

Selbstverständlich können diese Gutachten einander ergänzen. Verkehrspsychologische Gutachten sind allerdings nicht geeignet, Erkrankungen, Schweregrad von Erkrankungen und diesbezügliche Beeinträchtigungen zu erfassen. Verkehrstauglichkeit setzt intakte psychische, sensorische und motorische Funktionen mit einem stets verfügbaren ausreichenden Reaktionsvermögen gepaart mit einer Art vorausahnender Übersicht voraus, welche eine dem modernen motorisierten Straßenverkehr angepaßte soziale Haltung mit entsprechendem Verhalten beinhaltet.

Besonders strenge Maßstäbe sind in dieser Hinsicht bei Berufskraftfahrern (öffentliche Verkehrsmittel, Lastwagen, Busse und ähnliches) anzulegen.

Grundsätzlich ist die Situation des behandelnden Arztes zu trennen von der Situation des begutachtenden Arztes. Der begutachtende Arzt, der seine Definition a priori dem zu Begutachtenden mitteilt, wird alles, was er in der Gutachtenerstellung erhebt, für seine Beurteilung heranziehen. Diesbezüglich herrschen von vorne herein klare Verhältnisse für den Patienten. Der behandelnde Arzt steht oft vor der schwierigen Aufgabe, daß er einerseits kaum vertreten kann, daß der Patient ein Kraftfahrzeug in Betrieb nimmt, andererseits von seiten des Patienten keinerlei Einsicht besteht.

Es ist allgemein üblich, auf die Mitarbeit des Patienten zu pochen und ihn durch Zureden und Überreden soweit zu bringen, daß er zumindest temporär das Lenken von Kraftfahrzeugen einstellt. Sollte dies nicht gelingen, wäre diese Haltung grundsätzlich vom Arzt zu akzeptieren. Wenn eine sehr große Gefährdung der Sicherheit des Patienten oder aber der Umgebung anzunehmen ist, könnte man nach Schrappe [15] im Sinne einer Güterabwägung zwischen ärztlicher Schweigepflicht und Rechtsoffenbarung vom Arzt eine schriftliche Belehrung des Patienten einheben. Ob dann eine Meldung bei der Behörde erfolgt, ist der Entscheidung des Arztes überlassen, eine rechtliche Verpflichtung dazu besteht nicht. Auf die sich daraus ergebenden moralisch-ethischen Probleme sei nur am Rande hingewiesen.

In der Literatur zeigen sich längsschnittartig verschiedene, zum Teil gegensätzliche Tendenzen [3]. Eine, restriktive Tendenz davon war, jeder Person, die einmal an einer endogenen Psychose erkrankt war, die Fahrerlaubnis zu versagen. Vertreter dieser Ansicht sind Göbbels, Presser und später auch Wolf [4].

Dazu konträr sahen Autoren wie Hoff, Schindler, Peter, Hirschberg, Lempp, Trüeb, Pochnig und andere [5] keinen unmittelbaren Zusammenhang zwischen psychotischen Zuständen und der Befähigung, ein Kraftfahrzeug zu lenken. Selbst bei leichten Residualsyndromen wurde die Erkrankung von Hoff und Schindler als geheilt im Sinnes des Kraftfahrzeuglenkens beurteilt.

Einen Mittelweg zwischen diesen beiden extremeren Standpunkten vertreten schließlich Pöcher, Lewrenz, Mayer und Peukert [6, 7], die nach abgelaufener Psychose ein symptomfreies Intervall in einer Länge von einem halben Jahr bis drei Jahre fordern. In einer richtungsweisenden Arbeit postuliert Tölle [3], daß Fahrtauglichkeit nach Abklingen von depressiven, manischen, paranoiden oder katatonen Krankheitsphasen anzunehmen ist, wenn nicht konkrete Befunde dagegen sprechen. Konkrete Befunde, die die Fahrtüchtigkeit eingeschränkt erscheinen lassen könnten, wären etwa psychopathologische Restsymptome, Leistungsbeeinträchtigung, Beeinflussung der Leistungsfähigkeit durch Psychopharmaka aber auch anamnestische sowie prognostische Daten.

Methodisch einwandfreie Untersuchungen, die von Trüeb [8]

und Peter [9] durchgeführt wurden, ergaben, daß sich Schizophrene überdurchschnittlich verkehrssicher verhielten. Sie zeigten eine niedrigere Inzidenz von Verkehrsübertretungen als gesunde Vergleichspersonen, bei allerdings auch geringerem Fahraufwand. Lediglich eine kleine Gruppe von schizophrenen Verkehrsübertretern bot dann jedoch relativ grobe Auffälligkeiten.

Im Rahmen der auch durch unsere eigenen Untersuchungen bestätigten Stigmatisierung schizophrener Patienten, wird deren Gefährlichkeit überbewertet und überschätzt. Böcker und Häfner [10] konnten ja nachweisen, daß auch die allgemeine Delikthäufigkeit bei Schizophrenen unterhalb des Bevölkerungsdurchschnittes liegt.

Die Beurteilung der Fahreignung sollte einerseits vom Krankheitsstadium, andererseits von der krankheitsspezifischen Beeinträchtigung abhängen, sowie mögliche Wirkungen psychoaktiver Pharmaka berücksichtigen. Hindmarch [11] konnte insbesondere bei Personen, die unter Tranquillizern standen, sehr deutliche Beeinträchtigungen kraftfahrspezifischer Leistungen (K-Simulator u. ä. im Rahmen verkehrsspezifischer Testuntersuchungen) nachweisen. Auch für Amitryptilin und andere Antidepressiva sind ähnliche Wirkungen bekannt. Er wies darauf hin, daß jährlich etwa 10% aller Verkehrsunfallstoten im Zusammenhang mit psychoaktiven Drogen aufzufassen wären. Die Zahl derer, die diesbezüglich and Schizophrenie litten, beziehungsweise unter Neuroleptika standen, ist vergleichsweise gering, und nicht genau angegeben. Es wäre anzuführen, daß die antipsychotische Wirkung von Neuroleptika weitgehend unabhängig ist von einer sedativ-hypnotischen Komponente, insbesondere Depotneuroleptika zeigen eine nur sehr gering dämpfene Wirkungspotenz.

An psychotischen Patienten konnte gezeigt werden, daß krankheitsbedingte Reaktionszeitveränderungen unter neuroleptischer Dauertherapie meist wieder eine deutlische Verbesserung gegenüber den Ausgangswerten in akuteren Krankheitsstadien zeigten. Zu bemerken ist auch, daß die Krankheitsphase selbst das Verhalten im Straßenverkehr wesentlich mehr beeinträchtigt, als die Neuroleptikamedikation.

Mit Hebenstreit und Harrer [12] empfiehlt es sich, bei Patienten mit endogenen Psychosen eine gewisse standardisierte Vorgangsweise zu wählen, natürlich individuell abhänging von der zu untersuchenden Person. Schwerpunktmäßig sollten die Art der Erkrankung, der Krankheitsgrad bezugsweise die Phase der Erkrankung und die Intensität einer jeweiligen Medikation die Beurteilung bestimmen. Selbstverständlich sind auf prämorbide Faktoren sowie Faktoren des aktuellen sozialen Umfeldes zu berücksichtigen.

Von besonderer Bedeutung ist natürlich die Abschätzung der Suizidgefährdung. Es gibt Hinweise dafür, daß zahlreiche Verkehrsunfälle auch als getarnte Suizidversuche aufgefaßt werden können, zumal das Kraftfahrzeug ein sehr probates Instrument zur Selbsttötung darstellen kann.

Akute Suizidgefährdung ist allerdings gleichzusetzen mit akuten Krankheitsstadien, in denen generell eine Fahrtauglichkeit nicht gegeben ist.

Hobie weist in seinen Ausführungen über Psychopharmaka und Fahrverhalten im Lehrbuch von Langer und Heimann [13] auf die verkehrspolitische Dimension hin, die durch psychoaktive Substanzen und deren Einfluß auf Fahrverhalten gegeben ist, insbesondere auf den Einfluß von Alkohol, Hypnotika und Tranquillizern.

Bei endogen psychotischen, dauermedizierten Patienten sei das Therapiestadium besonders zu berücksichtigen, wo zu Therapiebeginn aufgrund notwendiger hoher Initialdosen das Fahrverhalten beeinträchtigende Nebenwirkungen zu erwarten wären, während im Stadium der Erhaltungstherapie eher eine Besserung der Fahrleistungen erreicht werdem kann. Abgesehen von der vorliegenden psychopathologischen Symptomatik sei der Frage nach Nebenwirkungen, vor allem extrapyramidaler Natur bei neuroleptischer Langzeigbehandlung, vermehrte Beachtung zu schenken. Schließlich sei auf die Problematik, die sich aus Kombinationstherapien und gleichzeitiger Gefährdung durch Alkoholeinwirkung ergeben kann, hingewiesen.

Untersuchungsergebnisse

Im Folgenden stellen wir Erfahrungen dar, die sich aus unserer Führerscheinbegutachtungstätigkeit in Vöcklabruck ergaben.

Nach einer orientierenden Untersuchung teilen wir dem Patienten grundsätzlich mit, ob wir ihn für fahrfähig halten. Wenn er nicht fahrfähig ist, betrachten wir die Untersuchung nicht als Begutachtung. Wir empfehlen dem Patienten noch zuzuwarten, den Führerschein zurückzulegen oder auf die Wiedererlangung zu verzichten, sowie sich einer Behandlung zu unterziehen und die Untersuchung zu einem späteren Zeitpunkt nachzuholen. Dementsprechend sind aus der retrospektiven Durchsicht der Gutachten in erster Linie die positiv begutachteten Personen angeführt.

Allgemein ist zu bedenken, daß die Zuweisung zur Führerscheinbegutachtung sehr stark von Zufälligkeiten abhängig ist. Dies wurde auch von Tölle und Lesch [3, 14] ausführlich beschrieben. Fragen der Zwangseinweisung und Zwangsbehandlung, Fragen der Meldung an die Behörde über Amtshilfe, Privatpersonen oder Angehörige spielen hier vorrangige Rollen.

In unserer Untersuchung wurden bei 43 Patienten 87 Führerscheinbegutachtungen durchgeführt. Davon waren 10 Negativbegutachtungen, 3 bei der Erstbegutachtung, 2 bei der Zweitbegutachtung und der Rest bei Mehrfachbegutachtungen. Die Negativbegutachtungen machten somit 11,5% aus. Ursachen waren fehlende Compliance (8mal), chronisch psychotische Symptomatik (5mal) und einmal eine akut psychotische Symptomatik, wo es nicht möglich war, den Patienten zu einer freiwilligen Zurückstellung zu bewegen. Hingewiesen sei noch einmal darauf, daß akut psychotische Patienten nicht eingehen.

Unsere Vorgangsweise haben wir auch in Hinblick auf die ökonomische Situation der Patienten so gewählt, um nach Möglichkeit keine Negativgutachten durchzuführen, die den Begutachten verrechnet werden.

Nur 8mal war bei diesen Untersuchungen die berufliche Notwendigkeit zum Fahren gegeben, vor allem bei landwirtschaftlicher Bevölkerung. 6mal bestanden akute Alkoholbeteiligung, 2mal Alkoholismus in der Vorgeschichte und 2mal Drogenbeteiligung. Bei diesen Patienten hatten nur 6 vor der Erstbegutachtung einen schweren Verkehrsunfall, 1 Unfall wurde uns nach erfolgter Erstbegutachtung bekannt. Schwere Verkehrsstrafen wegen Schnellfahrens oder Alkoholisierung waren 2mal vor der Erstbegutachtung 1mal nachher verhängt worden. Bei fast allen Untersuchungen wurde eine positive Begutachtung mit zeitlicher Befristung ausgesprochen, viele Gutachten enthielten zusätzlich eine Empfehlung zu regelmäßiger Psychopharmakatherapie, wobei teilweise eine Compliancekontrolle durch regelmäßige Überprüfung des Serumlithiumspiegels oder des Serumcarbamazepinspiegels vorgeschlagen wurde. Das Durchschnittsalter der untersuchten Patienten betrug 34 Jahre (18 − 72), das Verhältnis von weiblich zu männlich 1 : 3.77 (34 männl., 9 weibl.), die Diagnosen verteilten sich auf 37mal Schizophrenie und 6mal affektive Psychose. Bei 5 Patienten bestand eine Sachwalterschaft (davon wurden 3 negativ begutachtet).

Schlußfolgerungen

Aus dem Bisherigen empfiehlt sich nun bei der Begutachtung zur Fahrtauglichkeit von Patienten mit psychotischen Erkrankungen folgende Vorgangsweise:

1. Es ist grundsätzlich abzulehnen, Personen, die einmal in ihrer Vorgeschichte eine psychotische Erkrankung durchgemacht haben, von vorne herein die Lenkerberechtigung zu verweigern.
2. In akuten Krankheitsphasen ist die Lenkerberechtigung zu verweigern.
3. Bei rezidivierenden Psychosen muß eine optimale neuroleptische Dauertherapie unter genauer Überwachung etwaiger Nebenwirkungen gewährleistet sein.
4. Regelmäßig muß der therapeutische Effekt und damit das Fahrverhalten überprüft werden, was zu einer befristeten Erteilung der Lenkerberechtigung veranlassen sollte. Der gewählte Zeitraum kann je nach individueller Situation zwischen 3 Monaten und 2 Jahren betragen.
5. Besondere Vorsicht ist bei Personen mit zusätzlicher Alkoholgefährdung gegeben.

Im Sinne der uns anvertrauten Patienten sollte das Vorgehen bei der Führerscheinbegutachtung jedoch keinesfalls ein weiteres Vorgehen in Richtung Stigmatisierung des psychosekranken Menschen verstärken.

Literatur

1. Kraftfahrgesetzdurchführungsverordnung (1967) Fassung vom 28.4. und 26.7.1972, BGBL Nr. 177 und 356/72
2. May V (1977) Zur Methode des Untersuchungsganges bei Fragen nach geistiger Fahreignung. Mitteilungen der Österreichischen Sanitätsverwaltung 77 (3) Sonderdruck
3. Tölle R, Heinz G (1975) Zur Beurteilung der Fahrtauglichkeit nach abgelaufener endogener Psychose. Nervenarzt 46: 355–360
4. Wolf G (1972) Die Beurteilung der Fahrtauglichkeit. Handbuch der forensischen Psychiatrie, Teil 2. Springer, Berlin Heidelberg New York, S 1427–1481
5. Hoff H, Schindler R (1958) Wien Klin Wochenschr 70, 73
6. Peukert E, Nietschke W (1963) Die Beurteilung der körperlichen und geistigen Eignung des Kraftfahrens. Enke, Stuttgart
7. Lewrenz H (1964) Die Eignung zum Führen von Kraftfahrzeugen. Enke, Stuttgart
8. Trüeb P (1966) Dtsch Z Gerichtl Med 57: 362
9. Peter H (1960) Die psychiatrische Beurteilung von Motorfahrzeugführern. Huber, Bern Stuttgart
10. Böker W, Häfner H (1973) Gewalttaten Geistesgestorter. Eine psychiatrisch-epidemiologische Untersuchung in der BRD. Springer, Berlin Heidelberg New York
11. Hindmarch I (1989) Psycho-active drugs and car driving. Psychiatry in the 80's, vol 3, no 3. Excerpta Medica for Hoechst
12. Hebenstreit GF (1986) Zur Problematik der Fahrtauglichkeit bei neurologisch-psychiatrischen Patienten. Mitteilungen der Österreichischen Sanitätsverwaltung 87 (4) Sonderdruck
13. Hobi V (1983) Psychopharmaka und Fahrverhalten. In: Langer G, Heimann H (Hrsg) Psychopharmaka, Grundlagen und Therapie. Springer, Berlin Heidelberg New York, S 649–664
14. Lesch O (1983) Soziale Folgen des Führerscheinentzuges, ein Problem für die Begutachtung. Wien Z Suchtforschung 6 (1): 35–39

Anschrift der Verfasser: Doz. Dr. W. Schöny, Wagner-Jauregg-Krankenhaus, Wagner-Jauregg-Weg 15, A-4020 Linz, Österreich

Die prämorbide psychosoziale Anpassung bei delinquenten und nicht-delinquenten Schizophrenen

P. Földes[1,2], **A. Topitz**[1], **R. Fliedl**[2], **G. Knecht**[1,2] und **H. Schanda**[1,2]

[1] Psychiatrische Universitätsklinik Wien und [2] Justizanstalt Göllersdorf, Österreich

Zusammenfassung

Die gegenwärtig vorherrschende Meinung hinsichtlich der Delinquenz schizophrener Patienten besagt, daß eine Tendenz zu dissozialem (delinquentem) Verhalten bereits vor Ausbruch der Psychose manifest ist. In der vorliegenden Studie wurde untersucht, ob dieser Tendenz eine antisoziale Persönlichkeitsstörung oder eine spezifischere „prä-schizophrene" Anpassungsstörung zugrunde liegt

Anhand der Premorbid Adjustment Scale (PAS) wurde die prämorbide psychosoziale Anpassung von 28 schizophrenen Delinquenten, 23 nicht-delinquenten Schizophrenen (ICD-9) und 14 nicht-psychotischen Kriminellen verglichen. Die beiden Schizophrenie-Gruppen unterschieden sich hinsichtlich Alter, Familienstand, diagnostischer Subgruppe und Erkrankungsdauer nicht signifikant voneinander. Die PAS-Werte zeigten sowohl im Gesamtscore als auch auf sämtlichen Subskalen hochsignifikante Unterschiede zwischen den Schizophrenie-Gruppen und der Kontrollgruppe, zwischen delinquenten und nicht-delinquenten Schizophrenen waren jedoch nur bei zwei Items (Geselligkeit/sozialer Rückzug im Erwachsenenalter und Schulbildung) statistisch signifikante Unterschiede erhebbar. Es konnten somit keine Hinweise für eine prädiktive Bedeutung schlechter prämorbider Anpassung für spätere Delinquenz gefunden werden.

Darüber hinaus weisen unsere Untersuchungsergebnisse auf das Vorhandensein zweier Subgruppen von schizophrenen Delinquenten hin: Auf der einen Seite solche, die bereits vor Ausbruch der Psychose und offenbar unabhängig von dieser kriminelle Verhaltensweisen aufweisen, auf der anderen Seite Schizophrene, die erst im Laufe der manifesten Erkrankung Delikte begehen, deren Ursprung häufig in der Krankheit selbst zu suchen ist.

Schlüsselwörter: Schizophrenie, Premorbid Adjustment Scale (PAS), prämorbide Persönlichkeit, Delinquenz.

Summary

The premorbid psychosocial adjustment of offendant and non-offendant schizophrenics. The current opinion concerning delinquency of schizophrenic patients is, that a tendency towards aggressive or dissocial (delinquent) behaviour already exists before the onset of the psychosis. The study examines whether this tendency is due to an antisocial personality disorder, or to a more specific „preschizophrenic" deficiency in adjustment abilities.

The premorbid psychosocial adjustment, assessed by the Premorbid Adjustment Scale (PAS), of 28 schizophrenic offenders, 23 nondelinquent schizophrenics (ICD 9) and 14 nonpsychotic criminals was compared. The two schizophrenic groups did not show statistically significant differences in age, marital status, diagnostic subgroup or length of illness. PAS-Scores showed highly significant differences between the schizophrenic groups and the controls on every subscale and on average score, but aside from two items (sociability(withdrawal in adulthood and education) no differences could be found between offendant and non-offendant schizophrenics. The data show that poor premorbid functioning is not related to later criminal behaviour and therefore is of no predictive value in this respect.

Furthermore, the PAS scores show a markedly better premorbid psychosocial adjustment in subjects with criminal behaviour already before and independently from the onset of illness than in the group of schizophrenics, who committed crimes in the course of their illness and causally connected with it.

Keywords: Schizophrenia, Premorbid Adjustment Scale (PAS), premorbid personality, delinquency.

Einleitung

In den letzten Jahren wurde in der Schizophrenieforschung zunehmendes Interesse auf die prämorbide Persönlichkeit, insbesondere auf Störungen der psychosozialen Anpassung vor Ausbruch der Psychose gerichtet. Unterstützt von Feststellungen aus Zwillingsstudien, die besagen, daß der später schizophrene Zwilling prämorbid submissiver, introvertierter und leistungsschwächer gewesen sei [7], wurden verschiedene Konzepte einer besonderen Anfälligkeit entwickelt, die trotz unterschiedlicher Akzentsetzungen eine Konvergenz auf ein Vulnerabilitäts-Stress-Modell zeigen [35]. Für die Entstehung der spezifischen Vulnerabilität, die sowohl prämorbid, als auch während manifester Erkrankungsepisoden und in der Remissionsphase bestünde, wird ursächlich eine Interaktion genetisch-organischer und psychosozialer Faktoren in wechselnden Gewichtungen angenommen [5].

Neben einer reduziert verfügbaren Aufmerksamkeitskapazität und diversen, neurophysiologischen Reaktivitätsanomalien (z. B. Auffälligkeiten der Hautleitfähigkeit und der langsamen Augenfolgebewegungen) [12, 15, 25] werden soziale Kompetenzdefizite, welche ihrerseits wiederum einerseits auf kognitive (Störungen der Informationsverarbeitung), andererseits auf Verhaltensdefizite zurückgeführt werden [24], als charakteristisch für die Vulnerabilität angesehen: Demnach seien Schizophrene prämorbid unselbständiger, mehr an ihre Kernfamilie gebunden und hätten weniger zwischenmenschliche Beziehungen, wobei darunter sowohl die Quantität als auch die Qualität der Beziehungen verstanden wird [2, 16]. Von manchen Autoren wird allerdings ein tatsächliches Fehlen von Fähigkeiten in Frage gestellt und lediglich ein Mangel an coping-effort postuliert [31].

Es wurde schon früh versucht, diese psychosozialen Defizite, die unter dem Begriff der prämorbiden psychosozialen Anpassung zusammengefaßt sind, anhand von Beurteilungsskalen zu operationalisieren: Es entstanden die Elgin Prognostic Scale [33], die Phillips Scale [26], die Premorbid Asocial Adjustment Scale [9], die Premorbid Adjustment Survey [10], mittels derer Zusammenhänge zwischen dem prämorbiden Funktionsniveau und verschiedenen Aspekten der Erkrankung, wie Akuität des Ausbruchs, Symptomatik, Hospitalisierungsdauer und Therapieansprechbarkeit aufgezeigt werden konnten [11, 14, 17 – 20, 22]. Da sich psychosoziale Anpassung an im Laufe der Zeit ständig verändernden sozio-kulturellen Normen orientiert, wurde 1982 eine neue Skala entwickelt, die Premorbid Adjustment Scale (PAS) [4], deren Validität und prädiktive Bedeutung für diverse Aspekte des weiteren Krankheitsverlaufs in mehreren Studien bestätigt wurde [1, 23].

In der vorliegenden Studie wurde anhand der PAS die prämorbide Anpassung delinquent gewordener schizophrener Patienten mit der nicht delinquenter verglichen. Aus bisherigen Untersuchungen sind kaum Daten bekannt, inwieweit Gesetzesbrüche Schizophrener lediglich eine quantitative Steigerung schlechter sozialer Anpassung darstellen, oder ob es sich dabei um eine qualitativ andere Dimension der Sozialisation handelt [13, 27, 32]. Es herrscht jedenfalls die Auffassung vor, daß eine Tendenz zu aggressivem, dissozialem, zum Teil auch kriminelllem Verhalten meist schon vor Ausbruch der Psychose manifest ist [3, 8, 29]. In der bislang im deutschsprachigen Raum umfangreichsten Studie über Gewalttaten Geisteskranker gelangten hinsichtlich der prämorbiden Persönlichkeit lediglich grobe Beurteilungskristerien wie „unauffällige Vorgeschichte", „dissozial-psychopathische Züge" oder „neurotische Symptome" zur Anwendung [3]. Es konnte, obwohl insgesamt nicht sehr gehäuft, das Merkmal „dissozial psychopathische Züge" bei Schizophrenen Gewalttätern häufiger gefunden werden, das folgendermaßen definiert war: „Anpassungsstörungen an die Gesellschaft im Sinne von pseudologistischen, betrügerischen, reizbaraggressiven und querulatorischen Verhaltensweisen".

Wir untersuchten zudem, ob bei Schizophrenen anhand des Ausprägungsgrades der prämorbiden Anpassungsstörung allgemein, bzw. anhand einzelner Items oder Itemkombinationen Prädiktoren zukünftiger Delinquenz identifizierbar sind, bzw. ob Subgruppen abgrenzbar sind, bei denen dies möglich ist.

Patienten und Methoden

In die Studie aufgenommen wurden 51 männliche nach ICD-9 [34] diagnostizierte Schizophrene, von denen 28 ein Delikt begangen hatten und zum Zeitpunkt der Untersuchung in einer Justiz-Sonderanstalt für geistig aborme Rechtsbrecher angehalten wurden; laut Gerichtsurteil wurden sie als zurechnungsunfähig aufgrund einer Geisteskrankheit erachtet. Die Vergleichsgruppe bestand aus 23 konsekutiv aufgenommenen stationären Patienten einer psychiatrischen Universitätsklinik (14 Pat.) und eines psychiatrischen Landeskrankenhauses (9 Pat.). Als Kontrollgruppe fungierte ein

Kollektiv von 14 nicht-psychotischen Delinquenten, die zum Zeitpunkt der Untersuchung eine Strafhaft verbüßten.

Neben der Erhebung einer Liste von demographischen, anamnestischen (auch im Hinblick auf etwaige Vorstrafen) und psychopathologischen Daten wuden sämtliche Probanden einer Beurteilung anhand der PAS (deutsche Version [21]) unterzogen. Mittels der 6-stufigen Skala, bei welcher „0" das gesunde, „6" das pathologische Ende der Skala darstellt, wird das vom Untersuchten in verschiedenen Lebensabschnitten erreichte Funktionsniveau in vier Bereichen bewertet: Soziale Zugänglichkeit/Isolation, Beziehungen zu Gleichaltrigen/Gleichgesinnten (peer relationships), Fähigkeit, außerhalb der Kernfamilie zu funktionieren und Fähigkeit, intime sozio-sexuelle Bindungen zu knüpfen und aufrechzuerhalten. Diese Punkte werden in jeweils altersentsprechender Form für vier prämorbide Lebensabschnitte erhoben: Kindheit (bis 11 Jahre), frühe Adoleszenz (12 bis 15 Jahre), späte Adoleszenz (16 bis 18 Jahre) und Erwachsenenalter (über 19 Jahre). Zudem enthält die Skala einen allgemeinen Teil, der Items umfaßt, welche das beste jemals erreichte prämorbide Funktionsniveau, wie auch Art und Weise des Krankheitsausbruchs und allgemeine Informationen wie beispielsweise Schulbildung erfassen. Die Skala ist lediglich zur Beurteilung des „prämorbiden" Zeitraums bestimmt, dessen Ende folgendermaßen definiert ist: 6 Monate vor der ersten stationären psychiatrischen Aufnahme oder dem ersten psychiatrischen Kontakt, bzw. 6 Monate vor dem ersten Auftreten offensichtlicher florid-psychotischer Symptome. Als Grundlage für die Beurteilung dienten Krankengeschichten und, ergänzend, persönliche Interviews mit den Patienten.

Es wurden – entsprechend den Anleitungen der Autoren – für die jeweiligen Alterssektionen der Skala Scores gebildet, die, wie auch alle Einzelitems, zunächst einer univarianten statistischen Analyse unterzogen wurden. Je nach Beschaffenheit der jeweiligen Werte wurden parametrische (Varianzanalyse, Scheffé-Test) oder parameterfreie (Mann-Whitney U-Test) Testverfahren für Mittelwertvergleiche herangezogen. Bei den kategoriellen Daten der Demographie, Anamnese und Psychopathologie kam zur Beurteilung des Zusammenhanges Chi-Quadrat zur Anwendung.

Eine Vergleichbarkeit der beiden Krankengruppen (n = 28 und n = 23) erschien uns gegeben, da hinsichtlich Alter, Erkrankungsdauer, ICD-Subdiagnose, Familienstand, Herkunftsort (Großstadt – Kleinstadt – Dorf), ob bei den Eltern oder Heimen/Pflegeeltern aufgewachsen und der geschätzten Intelligenz keine signifikanten Unterschiede gefunden werden konnten; lediglich in Bezug auf die Zugehörigkeit zu sozialen Schichten zeigte sich Diskordanz (Tabelle 1).

Die Kontrollgruppe (n = 14) unterschied sich von beiden Krankengruppen signifikant hinsichtlich des Familienstandes, von der Gruppe der delinquenten Schizophrenen zusätzlich hinsichtlich des Herkunftsortes, der Anzahl der Vorstrafen sowie dem Alter beim ersten Delikt.

Tabelle 1. Demographische und diagnostische Daten der drei untersuchten Gruppen

	A Delinquente Schizophrene (n = 28)	B Nicht-delinquente Schizophrene (n = 23)	C Kontroll- gruppe (n = 14)
	MW (SD)	MW (SD)	MW (SD)
Alter [1]	35.6 (10.0)	31.1 (7.1)	32.8 (8.8)
Alter bei Krankheits-beginn [1]	23.5 (5.0)	23.2 (4.5)	
Alter bei 1. Delikt [2]	25.4 (8.3)	22.0*	18.8 (3.7)
	n (%)	n (%)	
CD-9 [3]			
295.0	3 (10.7%)	5 (21.7%)	
295.1	4 (14.3%)	2 (8.7%)	
295.3	21 (75.0%)	12 (52.2%)	
295.4	0	2 (8.7%)	
295.6	0	2 (8.7%)	

* nur 1 vorbestrafter Patient in dieser Gruppe
[1] nicht signifikant (Varianzanalyse)
[2] A : C : p < 0.01 (t-Test)
[3] nicht signifikant (Chi-Quadrat

Tabelle 2. Mittelwerte und Standardabweichungen der einzelnen PAS-Subskalen für delinquente Schizophrene, nicht-delinquente Schizophrene und Kontrollpersonen, sowie F-Werte und Signifikanzen der einfaktoriellen Varianzanalyse

Subskalen	Mittelwert ± Standardabweichung, (n)			Varianzanalyse	
	A Delinquente Schizophrene	B Nicht delinq. Schizophrene	C Kontroll- Gruppe	F	P
Kindheit*	.357 ± .179 (28)	.345 ± .192 (23)	.155 ± .110 (14)	7.21	.0015
Frühe Adoleszenz*	.427 ± .171 (28)	.410 ± .216 (23)	.201 ± .112 (14)	8.31	.0006
Späte Adoleszenz*	.451 ± .213 (27)	.494 ± .235 (23)	.137 ± .093 (14)	15.13	.0000
Erwachsenenalter*	.550 ± .234 (23)	.514 ± .290 (20)	.138 ± .135 (14)	14.76	.0000
Allgemein*	.456 ± .169 (28)	.417 ± .223 (23)	.201 ± .136 (14)	9.46	.0003
Gesamt*	.445 ± 152 (28)	.452 ± .196 (23)	.166 ± 0.70 (14)	17.62	.0000

* Multiple Vergleiche (Scheffé): A : B n.s, A : C p< = 0.01, B : C p< = 0.01

Ergebnisse

Tabelle 2 zeigt die Mittelwerte des PAS-Gesamtscores sowie die Scores der einzelnen Subskalen (Alterssektionen) für die drei untersuchten Gruppen. In sämtlichen Werten erbrachte eine einfaktorielle Varianzanalyse hochsignifikante Gruppenunterschiede; multiple Vergleiche zeigten, daß diese auf Unterschieden zwischen den beiden Krankengruppen und der Kontrollgruppe beruhen. Die Scores delinquenter und nicht-delinquenter Schizophrener unterschieden sich nicht signifikant voneinander.

In Tabelle 2 sind die Werte der PAS-Einzelitems der drei untersuchten Gruppen angeführt. Auch hier waren, bis auf zwei Ausnahmen, signifikante Unterschiede zwischen delinquenten und nicht-delinquenten Schizophrenen nicht erhebbar. Die Ausnahmen betreffen das Item Geselligkeit/sozialer Rückzug im Erwachsenenalter, bei dem die delinquente Gruppe signifikant bessere Werte erreicht; umgekehrt verhält es sich bei dem Item Schulbildung, wo diese Gruppe signifikant schlechter abschneidet. Die Gruppenunterschiede zwischen den beiden Schizophrenie-Gruppen und den Kontrollen waren für die sozialen Bereiche (Geselligkeit/sozialer Rückzug, Peer relationships, soziosexuelle Aspekte) durchwegs hochsignifikant, in den schulischen Bereichen (Schulleistung, Schulanpassung) durchwegs nicht signifikant. Die Items des allgemeinen Teils verhielten sich unterschiedlich (siehe Tabelle 3).

Wir unterteilten die Gruppe der schizophrenen Delinquenten in einem zweiten Schritt in solche, bei denen bereits vor Ausbruch der Psychose delinquentes Verhalten nachweisbar und solche, bei denen dies nicht der Fall war. Dabei traten recht deutliche Gruppenunterschiede in den Subcores und denjenigen Items, die sich auf psychosoziales Funktionieren im engeren Sinn bezogen, auf; aufgrund der durch die abermalige Gruppenteilung reduzierten Patientensamples verzichteten wir auf einen statistischen Mittelwertvergleich und berechneten Rangkorrelationen (Kendalls Tau) zwischen Vordelinquenz und den jeweiligen Items beziehungsweise Subcores. Die „sozialen" Items zeigen — zum Teil signifikant — negative Korrelationen mit Vordelinquenz, Schulanpassung in der frühen Adoleszenz eine positive (siehe Tabelle 4).

Diskussion

1. Schizophrene vs Kontrollgruppe

Im PAS-Gesamtscore, den Subscores sowie denjenigen Items, welche die Beziehungsfähigkeit erfassen, bestehen deutliche, zum überwiegenden Teil hochsignifikante Unterschiede zwischen Schizophrenen und den nicht psychotischen Vergleichspersonen (Tabelle 2). Wenngleich unsere kriminelle Kontrollgruppe auch Sozialisationsdefekte und Verhaltensabweichungen aufweist, waren ihre Scores weitgehend mit denen „normaler" Vergleichspersonen anderer Studien vergleichbar [4, 23]. Es bestätigt sich somit die Annahme, daß die gestörten sozialen Verhaltensmuster Schizophrener einerseits und nicht schizophrener Krimineller andererseits nicht bloß verschiedengradige Ausprägungen derselben Störung, sondern gänzlich unterschiedliche Qualitäten der Sozialisation darstellen [4, 28]: Auf der einen Seite Individuen, die sich, durch die Gesellschaft und ihre Gesetze offenbar überfordert, − passiv − von dieser zurückziehen (eine Ausnahme bilden hiebei vorbestrafte schizophrene Delinquenten, siehe weiter unten), auf der anderen Seite solche, die diese − aktiv − mißachten. Relativiert werden konnte die Behauptung der Autoren der PAS [4], diese sei in der vorliegenden Form nicht in der Lage, zwischen diesen beiden Arten sozialer Verhaltensdeviation zu differenzieren. In unserer Untersuchung war der Unterschied überzufällig deutlich, da lediglich die schizophrene Anpassungsstörung von der PAS erfaßt wird; Probanden mit delinquenter Anpassungsstörung zeigen hier größtenteils normale Werte. Die Vermutung, einzelne PAS-Items (z. B. die Schulanpassung) wären geeignet, auch antisoziales Verhalten zu erfassen [4], konnte nicht verifiziert werden.

2. Delinquente Schizophrene vs nicht-delinquente Schizophrene

Hinsichtlich der prämorbiden psychosozialen Anpassung konnten keine Unterschiede zwischen delinquenten und nicht-delinquenten Schizophrenen gefunden werden. Dies unterstützt die unter Punkt 1 getroffene Feststellung, daß für die Entstehung delinquenten Ver-

Tabelle 3. Mittelwerte der einzelnen PAS-Items für die drei untersuchten Gruppen

	A Delinquente Schizophrene	B Nicht delinq. Schizophrene	C Kontroll- gruppe
Kindheit			
Geselligkeit/soz. Rückzug [1]	2.00	2.35	.36
Peer relationships [1]	2.04	2.57	.14
Schulleistung	2.68	2.17	2.29
Schulanpassung	1.82	1.26	.93
Frühe Adoleszenz			
Geselligkeit/soz. Rückzug [1]	2.54	2.48	.29
Peer relationships [1]	2.61	2.65	.57
Schulleistung	3.11	2.70	2.86
Schulanpassung	2.19	1.48	1.86
soziosexuelle Aspekte [1]	2.39	3.14	.43
Späte Adoleszent			
Geselligkeit/soz. Rückzug [1]	2.56	3.09	.21
Peer relationships [1]	2.93	3.22	.79
Schulleistung	3.30	2.91	2.09
Schulanpassung	2.04	2.09	1.45
soziosexuelle Aspekte [1]	3.00	3.41	.14
Erwachsenenalter			
Geselligkeit/soz. Rückzug [2]	3.13	4.15	.57
Peer relationships [1]	3.39	3.60	1.21
soziosexuelle Aspekte [1]	3.26	3.15	.43

Tabelle 3. Fortsetzung

Allgemein			
Schulbildung[3]	3.68	2.78	3.21
Berufstätigkeit	1.52	1.22	.83
Leistungsabfall	4.41	3.65	.
Arbeitsplatzwechsel	2.56	1.87	1.75
Autonomie[4]	1.93	2.52	.64
höchstes Funktionsniveau[1]	2.54	2.26	.57
psychosoziale Anpassung[1]	2.86	2.77	1.00
Interesse[1]	2.64	2.81	.79
Antrieb[1]	2.86	3.00	.64

[1] A : B: n.s., A : C: p < 0.001, B : C: p < 0.001
[2] A : B: p < 0.05, A : C: p < 0.001, B : C: p < 0.001
[3] A : B: p < 0.05, A : C: n.s., B : C: n.s.
[4] A : B: n.s., A : C: p < 0.05, B : C: p < 0.05
(Mann-Whitney U-Test)

Tabelle 4. Mittelwerte der einzelnen PAS-Items für schizophrene Delinquenten nach Vordelinquenz (vor Ausbruch der Psychose), sowie Korrelationen zwischen den jeweiligen Items und der Vordelinquenz

	Schiz. Delinquenten		Korre-lation*	P
	nicht vorbestraft (n = 17)	vorbestraft (n = 11)		
Kindheit				
Geselligkeit/soz. Rückzug	2.29	1.55	− .27	.10
Peer relations	2.35	1.55	− .33	.06
Schulleistung	2.59	2.82	.13	.27
Schulanpassung	1.71	2.00	.11	.30
Sub-Score	.374	.331	− .14	.25
Frühe Adoleszenz				
Geselligkeit/soz. Rückzug	2.82	2.09	− .26	.11
Peer relations	2.76	2.36	− .17	.20
Schulleistung	2.94	3.40	.27	.10
Schulanpassung	1.82	2.80	.35	.05
soziosexuelle Aspekte	2.76	1.82	− .31	.07
Sub-Score	.438	.411	− .04	.43
Späte Adeoleszenz				
Geselligkeit/soz. Rückzug	3.06	1.82	− .39	.04

Tabelle 4. Fortsetzung

Peer relations	3.31	2.36	− .34	.06
Schulleistung	3.29	3.33	.00	.50
Schulanpassung	2.07	2.00	− .04	.43
soziosexuelle Aspekte	3.56	2.18	− .42	.03
Sub-Score	.516	.357	− .36	.05
Erwachsenenalter				
Geselligkeit/soz. Rückzug	3.75	2.45	− .49	.02
Peer relations	3.83	2.91	− .41	.04
soziosexuelle Aspekte	4.17	2.27	− .62	.005
Sub-Score	.658	.431	− .57	.01
Allgemein				
Schulbildung	3.47	4.00	.27	.09
Berufstätigkeit	1.29	1.90	.27	.10
Leistungsabfall	3.79	5.50	.38	.04
Arbeitsplatzwechsel	1.71	4.00	.65	.001
Autonomie	2.24	1.45	− .17	.21
höchstes Funktionsniveau	2.59	2.45	− .09	.34
psychosoziale Anpassung	2.82	2.91	.00	.50
Interesse	2.71	2.55	− .05	.40
Antrieb	2.94	2.73	− .04	.42
Sub-Score	.429	.497	.38	.04
Gesamt	.469	.406	− .20	.17

* Kendall's Tau C

haltens offenbar andere Parameter verantwortlich sind, als anhand der PAS faßbar sind. Es kann also nicht behauptet werden, Schizophrene, die delinquent werden, seien diejenigen, bei denen die psychosoziale Anpassung prämorbid besonders schlecht ausgeprägt gewesen sei. Dies gilt bestenfalls für eine Untergruppe schizophrener Delinquenten in bestimmten Lebensabschnitten (siehe Pkt. 3 und Tabelle 4).

3. Vorbestrafte vs nicht vorbestrafte schizophrene Delinquenten

Wenn wir davon ausgehen, daß die schizophrene und die kriminelle Anpassungsstörung zwei voneinander unabhängige Phänomene sind, wäre es auch denkbar, daß bei schizophrenen Delinquenten beide — zufällig — zusammentreffen. Wir versuchten, dies anhand der Vordelinquenz zu evaluieren, wobei wir darunter die vor Ausbruch der Psychose begangenen Delikte verstanden, als Ausdruck einer bereits vor Beginn der Erkrankung bestehenden kriminellen Entwicklung. Gesetzesbrüche, die eindeutig als motivlose Bagatelldelikte identifizierbar waren, wie sie in der Literatur als in den Prodromalstadien der Erkrankung als relativ häufig beobachtbar beschrieben werden [6, 29], werteten wir dabei nicht als Vorstrafe, sondern im Sinne einer „unsinnigen Handlung" [6], beziehungsweise eines Initialdeliktes [30] als erstes Krankheitssymptom.

Aufgrund der Unterteilung nach vorbestehender krimineller Entwicklung konnten wir hinsichtlich der prämorbiden Anpassung zwei Untergruppen schizophrener Delinquenten identifizieren: Bei einer Gruppe, deren soziale Anpassung prämorbid besser ist, erfolgt die Entstehung der Psychose und der Delinquenz offenbar unabhängig voneinander; sowohl das Profil der prämorbiden Anpassung (bessere Scores in den sozialen Bereichen, schlechtere in den schulischen) als auch Zeitpunkt des Auftretens und Art der Delinquenz (seltener Mord oder Mordversuch, häufiger Körperverletzung oder Eigentumsdelikte) zeigen ansatzweise Ähnlichkeiten mit psychisch gesunden Kriminellen. Es müßte in weiteren Studien untersucht werden, inwieweit eine „kriminelle Laufbahn" bei vulnerablen Individuen einen zusätzlichen Stressor darstellt, der ein Manifestwerden der Erkrankung bewirken kann und somit eher als auslösender Faktor denn als eine Folge der Schizophrenie betrachtet werden sollte.

Obzwar im groben Raster der ICD-Subdiagnosen keine Unterschiede aufscheinen, scheint es sich bei genauerer Betrachtung der Symtomatologie bei der anderen Gruppe, die schlechtere PAS-Scores aufweist, typischerweise um in erster Linie kommunikationsgestörte, häufig chronisch wahnhafte Schizophrene zu handeln, die ein einziges, oftmals allerdings schwerwiegendes Delikt begangen haben; die Entstehungsursachen der Delinquenz sind bei diesen eher in der Psychose selbst zu suchen. Dabei ist wohl in erster Linie an das Vorliegen unsystematisierter Wahnbilder zu denken, bei denen ein Gefühl vitaler Eigenbedrohung besteht. Die uns zur Verfügung stehenden Krankengeschichten waren meist nicht detailliert genug, um dies sicher belegen zu können, in einem groben Überblick waren Wahnsymptome bei dieser Gruppe jedoch tatsächlich häufiger beobachtbar.

Dies deckt sich auch mit den Daten von Böker und Häfner [3], die fanden, daß, obwohl Geisteskranke generell nicht gefährlicher seien als die Normalbevölkerung, bei der Gruppe paranoid Schizophrener eine erhöhte Gefährlichkeit besteht. Auch sie konnten zwei Untergruppen schizophrener Gewalttäter differenzieren, die Ähnlichkeiten mit unserer Unterteilung aufweisen. Eine Gruppe, die beruflich und sozial weitgehend angepaßt ist, häufiger verheiratet, meist chronisch paranoid, mehr paranoid-halluzinatorische Symptomatik aufweist, insgesamt eher aktiv und kämpferisch imponiert und für das begangene Delikt meist ein Motiv angeben kann. Die andere Gruppe zeigt sich passiver, eher verschlossen bis autistisch, meist unverheiratet und begeht die Tat eher motivlos.

Obwohl bei unseren beiden Subgruppen wegen der recht geringen Fallzahlen statistische Signifikanz nur in einzelnen Bereichen erreicht werden konnte, war ein deutlicher Trend in diese Richtung nicht zu übersehen. Ein erstaunliches Phänomen stellten dabei die negativen Korrelationen zwischen sozialer Beziehungsfähigkeit und Vordelinquenz dar: Je größer die Affinität zu delinquentem Verhalten bereits vor Ausbruch der Psychose, desto geringer die Störung der psychosozialen Anpassung. Das würde bedeuten, daß für die Entstehung krimineller Verhaltensweisen doch ein höheres Ausmaß sozialer Kompetenz erforderlich sei. Es werden noch weitere, zum Teil interdisziplinäre Studien erforderlich sein, um diese Bedeutung der Delinquenz als Ausdrucksform der Kommunikation zu erforschen.

Zusammenfassend läßt sich sagen, daß eine Vorhersage späterer Delinquenz anhand der prämorbiden psychosozialen Anpassung, wie sie mit der PAS erfaßt wird, nicht möglich ist. Delinquenz scheint einerseits (mit)auslösender Faktor, andererseits auch Folge schizophrener Erkrankungen zu sein. In beiden Fällen werden möglichst frühzeitig einsetzende therapeutische Maßnahmen sinnvoll und infolge dessen auch hinsichtlich zukünftiger Delinquenz präventiv wirksam sein, wobei hier neben herkömmlicher Pharmakotherapie insbesondere sozialpsychiatrisch-rehabilitative Programme vielversprechend erscheinen. Es darf dabei nicht vergessen werden, daß psychosoziale Anpassung nicht zuletzt ein zweiseitiges Phänomen ist, wobei diesbezügliche Defizite seitens des Patienten durch erhöhte Akzeptanz und Integrierungsbereitschaft seitens der Umgebung zumindest teilweise ausgeglichen werden können.

Literatur

1. Alvarez E, Garcia-Ribera C, Torrens M, Udina C, Guillamat R, Casas M (1987) Premorbid adjustment scale as a prognostic predictor for schizophrenia. Br J Psychiatry 150: 411
2. Angst J, Isele R, Scharfetter C, Scheidegger P (1985) Zur prämorbiden Persönlichkeit Schizophrener. Schweiz Arch Neurol Psychiatr 136(1): 45–53
3. Böker W, Häfner H (1973) Gewalttaten Geistesgestörter. Eine epidemiologische Untersuchung in der Bundesrepublik Deutschland. Springer, Berlin Heidelberg New York
4. Cannon-Spoor HE, Potkin SG, Wyatt RJ (1982) Measurement of premorbid adjustment in chronic schizophrenia. Schizophr Bull 8: 470–484
5. Ciompi L (1984) Modellvorstellungen zum Zusammenwirken biologischer und psychosozialer Faktoren in der Schizophrenie. (Model

concepts of the interaction of biological and psychosocial factors in schizophrenia). Fortschr Neurol Psychiatr 52(6): 200–206

6. Conrad K (1958) Die beginnende Schizophrenie. Thieme, Stuttgart
7. Fischer M (1972) Umweltfaktoren bei der Schizophrenie. Nervenarzt 43: 230–238
8. Földes P (1987) Geisteskrankheit und Kriminalität. In: Friedmann A, Thau K (Hrsg) Leitfaden der Psychiatrie. Maudrich, Wien, S 221–225
9. Gittelmann-Klein R, Klein DF (1969) Premorbid asocial adjustment and prognosis in schizophrenia. J Psychiatr Res 7: 35–53
10. Goldstein MJ (1977) Premorbid adjustment survey. In: Kokes RF, Strauss JS, Klorman R (eds) Premorbid adjustment in schizophrenia. Part II. Measuring premorbid adjustment: the instruments and their development. Schizophr Bull 3: 186–213
11. Goldstein MJ (1978) Further data concerning the relation between premorbid adjustment and paranoid symptomatology. Schizophr Bull 4: 236–243
12. Gruzelier JH, Venables PH (1973) Skin conductance response to tones with and without attentional significance in schizophrenic and non-schizophrenic psychiatric patients. Neuropsychologia 11: 221–230
13. Guze SB, Goodwin DW, Crane JB (1969) Criminality and psychiatric disorders. Arch Gen Psychiatry 20: 583–591
14. Harrow M, Westermeyer JF, Silverstein M, Strauss BS, et al (1986) Predictors of outcome in schizophrenia: the process-reactive dimension. Schizophr Bull 12(2) 195–207
15. Holzman PS, Kringlen E, Levy DL, Proctor LR, Haberman SJ, Yasillo NJ (1977) Abnormal-pursuit eye movements in schizophrenia. Arch Gen Psychiatry 34: 802–805
16. Isele R, Merz J, Malzacher M, Angst J (1985) Social disability in schizophrenia: the controlled prospective Burghoelzli-study II. Premorbid living situation and social adjustment - comparison with a normal control sample. Eur Arch Psychiatr Neurol Sci 234(5): 348–356
17. Kay SR, Lindenmayer JP (1987) Outcome predictors in acute schizophrenia: prospective significance of background and clinical dimensions. J Nerv Ment Dis 175(3): 152–160
18. Keith SJ, Buchsbaum S (1978) Workshop on factors related to premorbid adjustment. Schizophr Bull 4: 252–256
19. Klorman R, Strauss JS, Kokes RF (1977) Premorbid adjustment in schizophrenia. Part IV. Some biological approaches to research on premorbid functioning in schizophrenia. Schizophr Bull 3: 226–239
20. Kokes RF, Strauss JS, Klorman R (1977) Premorbid adjustment in schizophrenia. Part II. Measuring premorbid adjustment: the instruments and their development. Schizophr Bull 3: 186–213

21. Kutzer M, Konieczna T, Kieffer W, Katschnig H (1987) Skala zur Beurteilung der prämorbiden Anpassung schizophrener Patienten. Eigenverlag, Wien
22. Moeller HJ, Scharl W, v Zerssen D (1984) Störungen der prämorbiden sozialen Adaptation als Prädiktor für die Fünfjahresprognose schizophrener Psychosen. Nervenarzt 55(7): 358–364
23. Morice R, Urbanc S, McNicol D (1985) The premorbid adjustment scale (PAS): its use in an Australian study. Aust NZ J Psychiatry 19(4): 390–395
24. Nuechterlein KH, Dawson ME (1984) Information processing and attentional funcioning in the development course of schizophrenic disorders. Schizophr Bull 10: 160–203
25. Öhmann A (1981) Electrodermal activity and vulnerability to schizophrenia: a review. Biol Psychol 12: 87–145
26. Phillips L (1953) Case history data and prognosis in schizophrenia. J Nerv Ment Dis 117: 515–525
27. Planansky K, Johnston K (1977) Homicidal aggression in schizophrenic men. Acta Psychiatr Scand 55: 65–73
28. Quitkin F, Rifkin A, Klein DF (1976) Neurologic soft signs in schizophrenia and character disorders: organicity in schizophrenia with premorbid asociality and emotionally unstable character disorders. Arch Gen Psychiatry 33: 845–853
29. Sluga W (1977) Geisteskranke Rechtsbrecher. Manz, Wien
30. Stransky E (1950) Das Initialdelikt. Arch Psychiatrie und Z Neurologie 185: 395–413
31. Süllwold L (1986) Schizophrenie, 2. Aufl. Kohlhammer, Stuttgart
32. Tardiff K, Sweillam A (1980) Assault, suicide, and mental illness. Arch Gen Psychiatry 37: 164–169
33. Wittmann P (1941) Scale for measuring prognosis in schizophrenic patients. Elgin State Hospital Papers 4: 20–33
34. World Health Organisation (1978) International classification of diseases, 9th Rev (ICD-9). Geneva
35. Zubin J, Spring B (1977) Vulnerability: a new view of schizophrenia. J Abnorm Psychol 86: 103–126

Anschrift der Verfasser: Dr. P. Földes, Psychiatrische Universitätsklinik, Währinger Gürtel 18–20, A-1090 Wien, Österreich

Biologische Grundlagen der Therapie schizophrener Psychosen

H. Feer

Psychiatrische Universitätsklinik, Basel, Schweiz

Zusammenfassung

Um die Bedeutung der biologischen Therapie, die im wesentlichen eine Pharmakotherapie ist, richtig einschätzen zu können, muß man von einer pathogenetischen Annahme ausgehen: Nach heutiger Auffassung ist die Schizophrenie eine episodische Störung auf der Basis einer lebenslänglich bestehenden Disposition (Vulnerabilität). Sie chronifiziert nur dann, wenn ungünstige exogene Momente hinzutreten. Auslöser der akuten Episode ist oft ein emotionaler Streß. Diese Vorstellung der Krankheitsentwicklung nimmt an, daß biologische Faktoren hauptsächlich in der akuten Phase wirksam sind. Vermutlich handelt es sich dabei um eine Disfunktion des limbischen Systems, die eine verstärkte Empfindlichkeit für Diskrepanzen zwischen Erwartung und Wahrnehmung zur Folge hat und sich klinisch als kognitive Störung manifestiert. Die bereits bestehenden Annahmen eines Komparators im septo-hippocampalen System, der Erwartung und Wahrnehmung vergleicht, und zweier alternativer Wege der Informationsverarbeitung erlauben, eine erweiterte Dopaminhypothese der Schizophrenie zu formulieren, die viele klinische Beobachtungen berücksichtigt. Aus dieser Dopaminhypothese ergeben sich für die Therapie, ihre Dauer, den Einsatz von Neuroleptika und die ambulante und prophylaktische Behandlung eine Reihe von Konsequenzen.

Schlüsselwörter: Schizophrenie, Dopaminhypothese, Therapie.

Summary

Biological basis of the therapy of schizophrenic psychoses. To estimate the significance of biological therapy (which is in principle a pharmacotherapy) one has to start from the actual view of schizophrenia: according to this view schizophrenia is an episodic disorder based on a lifelong persisting disposition (vulnerability). Chronification is the consequence of additional unfavorable exogenous moments. The acute episode often is induced by an emotional stress. This conception of the morbid evolution implies an activity of biological factors only in the acute phases. The biological disturbance clinically appearing as a cognitive impairment is supposed to be located in the limbic system and causing an increased sensitivity for differences between expectation and perception. The already existing assumptions of a comparator in the septo-hippocampal system which compares expectation and perception and of two alternative pathways of information processing allow to formulate an extented dopamine hypothesis of schizophrenia which explains many clinical observations.The enlarged dopamine hypothesis has a number of consequences for therapy, its duration, the ambulatory and prophylactic treatment, or the use of neuroleptics in acute and chronic states of illness.

Keywords: Schizophrenia, dopamine hypothesis, therapy.

1. Einleitung

Der wichtigste biologische Aspekt ist die Frage nach der Bedeutung der antipsychotischen Pharmakotherapie im gesamten Therapiekonzept. Welchen Stellenwert haben die Neuroleptika, sind sie bloße Adjuvantien oder sind sie die Basis der Therapie? In welchem Ausmaß und zu welchem Zeitpunkt im Krankheitsverlauf sollen Neuroleptika eingesetzt werden? Handelt es sich dabei um eine symptomatische oder vielleicht doch auch zum Teil um eine kausale Therapie? Die Antworten auf diese Fragen hängen davon ab, welche Vorstellung man sich von der Genese um den Verlauf der Erkrankung macht.

Nach heutiger Auffassung ist die Schizophrenie eine akute episodische Störung auf der Basis einer Disposition (Vulnerabilität). Sie chronifiziert nur, wenn ungünstige sekundäre Einflüsse hinzutreten, die die Abheilung der akuten Episode erschweren. Die chronifizierte Psychose ist also gleichsam ein Artefakt [1], wobei der Begriff „Artefakt" allerdings gewisse willkürliche Präjudizien impliziert: Ein Artefakt ist eine Schädigung, die von einer Person (dem Arzt?) fahrlässig oder vorsätzlich herbeigeführt wurde.

Jedenfalls muß man die akute und die chronische Phase der

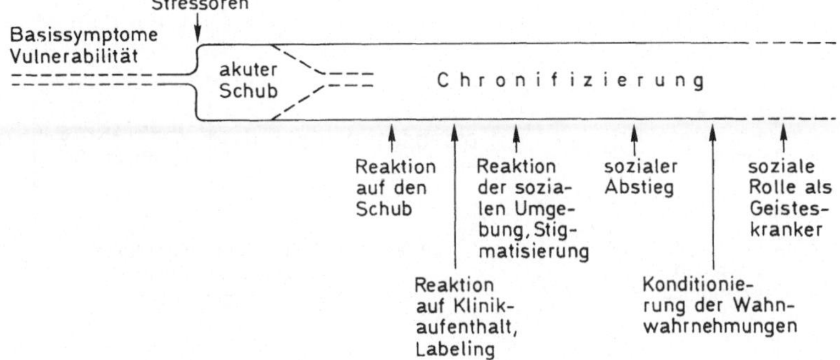

Abb. 1. Entwicklung einer Schizophrenie

Erkrankung unterscheiden. Die zahlreichen Misserfolge biologischer Untersuchungen an schizophrenen Patienten, die in den vergangenen Jahrzehnten durchgeführt wurden, gehen darauf zurück, dass diese Unterscheidung nicht gemacht wurde. In Abb. 1 sind die Faktoren aufgezeigt, die zum Ausbruch der akuten Episode und zur Chronifizierung führen.

2. Faktoren der Krankheitsentwicklung

2.1 Vulnerabilität

Die Vulnerabilität ist eine lebenslängliche bestehende Disposition. Damit die Erkrankung manifest wird, muß zu dieser Disposition noch ein emotionaler Streß hinzutreten [5]. Bleibt der Streß aus, kann sie ein ganzes Leben lang inapparent bleiben. Die Vulnerabilität ist vermutlich in den meisten Fällen genetisch bedingt, denkbar sind aber auch Schädigungen in der Embryonalzeit, unter der Geburt oder in früher Kindkeit. Die schädigenden Einflüsse können sich kombinieren und dadurch die Disposition verstärken (Abb. 2). Je größer die Disposition, umso empfindlicher ist ihr Träger auf Streß-Situationen.

          H. Feer:

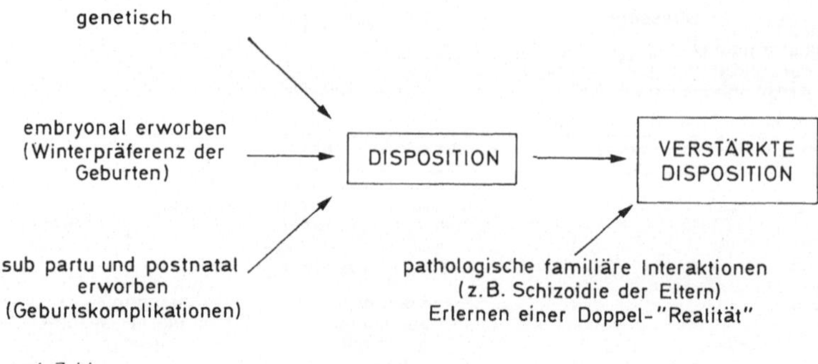

Abb. 2. Vulnerabilität

2.2 Emotionale Belastung (Streß)

Die Streß-Situationen, die die Disposition freilegen, sind oft

— neuartige Lebenssituationen, die ungewohnte Ansprüche an den Patienten stellen:

- längerer Auslandaufenthalt in fremden Milieu,
- Militärdienst mit neuartiger sozialer Ordnung,
- Verlust eines (Ehe-) Partners und Vereinsamung,
- Ehekrise und emotionale Isolierung.

— Oder es handelt sich um eine Konfrontation mit befremdlichen, bisher unbekannten eigenpsychischen Triebregungen:

- mit heftigen erotischen Wünschen,
- mit homosexuellen Tendenzen,
- mit Delinquenz (z. B. Diebstahl und dessen Folgen).

In allen diesen Stress-Situationen erfolgt ein Zusammenbruch der Gewohnheitshierarchien [4]. Die alte Wertordnung wird umgestoßen und muß durch neue Präferenzen ersetzt werden. Als Folge davon fühlt sich der Patient isoliert und auf sich allein gestellt, er ist neuen Ansprüchen ausgesetzt oder er stellt selber neue (Trieb-) Ansprüche an seine soziale Umgebung. So oder so, jedenfalls steht er einsam vor der Front, die alle anderen gegen ihn machen.

2.3 Reaktionsbildungen

Verschiedenen Momente rufen eine Reaktion oder eine längerdauernde psychische Entwicklung auf Seiten des Patienten hervor.

1. Das erste Moment ist das subjektive Erleben der unheimlichen Ereignisse währen des psychotischen Schubes.

 – die veränderte und mit neuartiger Bedeutung geladene alltägliche Umwelt fordert Deutung und interpretierende Bewältigung (Systematisierung des wahnhaften Erlebens).

 – Bald wird der Patient sich auch angewöhnen, Situationen die potentiell riskant sein könnten, zu vermeiden. Er wird ängstlich, zieht sich zurück und entwickelt möglicherweise Zwänge.

2. Auf das krankhafte Verhalten des Patienten reagiert seine Umgebung und wirkt damit auf den Patienten zurück. Die Angehörigen sind verständnislos und befremdet. An der Arbeitsstelle wird der Patient ausgesondert. Muss er hospitalisiert werden, trägt der von nun an das Stigma des Geisteskranken. Darauf reagiert der Patient seinerseits mit Resignation, Passivität und Rückzug in den Autismus. Vielleicht entwickelt er auch einen gewissen Eigensinn und eine aggressive Sturheit. Jedenfalls ist sein Selbstwertgefühl erheblich geschwächt, und schließlich fügt er sich, vor allem, wenn ihm seine geistige Invalidität durch die Versicherung noch amtlich bestätigt wird, in die ihm zugewiesene Rolle als Geisteskranker.

3. Ein weiteres Moment für eine Reaktionsbildung ist die Konditionierung. Durch bestimmte Reize (Namen, Gesten usw.) und in bestimmten Situationen werden alte Wahnideen und Halluzinationen auch ohne auslösenden emotionellen Streß assoziativ wieder belebt. Das kann zu vorübergehender Unsicherheit und zur Angst führen, eine neue produktiv psychotische Phase kündige sich an. Wenn die Reaktivierungen alter Wahnideen sich häufig wiederholen, bilden sich längere Assoziationsketten und schliesslich ein ganzes pseudophilosophisches System, das allerdings nur eine geringe emotionale Beladung hat.

3. Die hypothetische biologische Störung

Aus dem oben dargelegten pathogenetischen Modell geht hervor, daß der Einfluß einer biologischen, meist genetischen Aberration vor allem oder ausschließlich im Beginn einer akuten schizophrenen Episode wirksam ist. Wie kann man sich diese Störung vorstellen?

3.1 Erwartung und Wahrnehmung

Allen unseren Wahrnehmungen, auch den alltäglichsten, geht eine Erwartung voraus. Wir erwarten eine gewisse Konstanz der äußeren Welt und vor allem eine Konstanz der Abfolge von Ursache und Wirkung. Allerdings entspricht die Wahrnehmung nicht immer der Erwartung. Sie kann in einer neuen Situation, z. B. in einer fremden Stadt erheblich von der Erwartung abweichen. Darauf ist man aber vorbereitet. Es besteht also ein Toleranzbereich der Abweichungen, der je nach Situation weiter oder enger ist (Abb. 3).

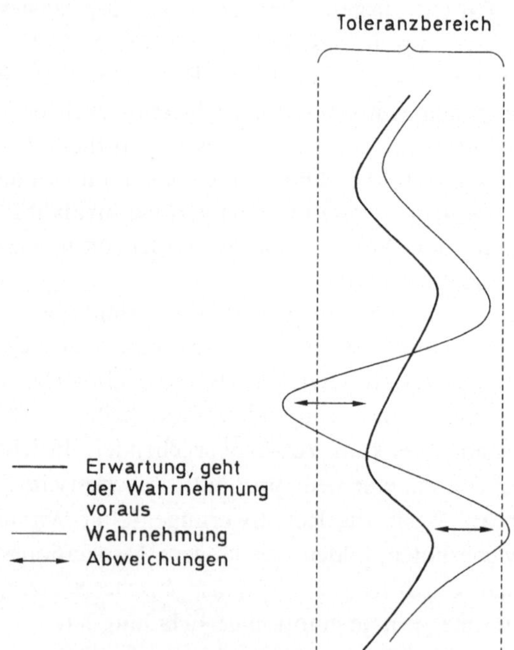

Abb. 3. Erwartung und Wahrnehmung

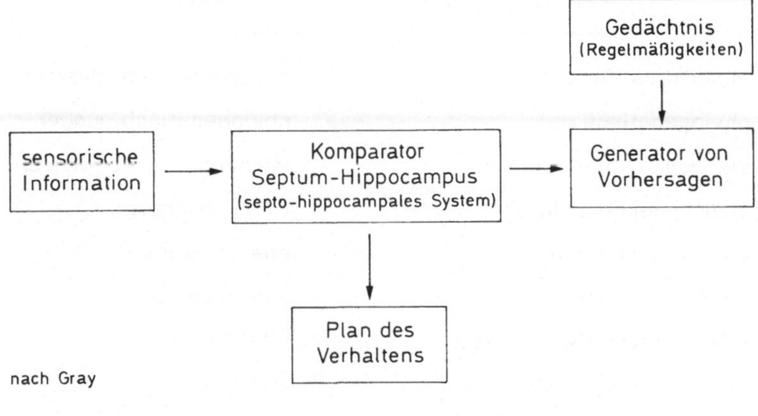

Abb. 4. Komparator

3.2 Der Komparator (nach Gray)

Irgendwo im zentralen Nervensystem muß es einen Komparator geben, der Erwartung und Wahrnehmung vergleicht und Abweichungen, vor allem Abweichungen die den Toleranzbereich überschreiten, feststellt. Nach Gray befindet sich dieser Komparator im septo-hippocampalen System (Abb. 4).

Der Komparator hat zwei Aufgaben: Er vergleicht zunächst Erwartung und Wahrnehmung. Bei erheblicher oder häufiger Diskrepanz veranlaßt er dann eine Hemmung des Verhaltens, das eben im Gange ist. Das Tier (oder der Mensch) hält ein und besinnt sich. Der alte, den Gegebenheiten offenbar nicht angepaßte Plan des Verhaltens wird verworfen und eine neue Strategie entwickelt. Dann geht das Verhalten in geänderter Art und Weise weiter.

3.3 Die Hypothese alternativer Möglichkeiten der Informationsverarbeitung (nach Goldberg)

Wahrnehmungen können vermutlich auf zwei Wegen in Reaktionen umgesetzt werden: Durch ein System, das langsam arbeitet, aber alle Umstände in Betracht zieht, und durch ein Notfallsystem, das die Wahrnehmungen rasch, aber möglicherweise kurzschlüssig analysiert. Goldberg vermutet das erste System in Hippocampus und dessen Verbindungen zum Neocortex und das zweite System in den

Zwei Wege der Informationsverarbeitung

mamilläres System		hippocampales System
phylogenetisch alt	–	phylogenetisch jünger
diencephal-mesocortical	–	telencephal-neocortical
eher catecholaminerg	–	eher cholinerg
eher automatisch	–	eher bewusst
eher emotional	–	eher neutral
erfüllt vitale Bedürfnisse	–	vital indifferent

Abb. 5. Alternative Wege der Informationsverarbeitung (nach Goldberg)

Corpora mamillaria und deren Verbindungen mit Thalamus und Hypothalamus. Abbildung 5 stellt die beiden Systeme einander gegenüber.

3.4 Erweiterte Dopaminhypothese der Schizophrenie

Immer noch hat die Dopaminhypothese, die sich auf den pharmakologischen Wirkungsmechanismus der Neuroleptika stützt, die meisten Argumente für sich. Diese Hypothese kann man durch Einbau der Komparatortheorie und der Hypothese alternativer Möglichkeiten der Informationsverarbeitung erweitern. In der akuten schizophrenen Episode wäre dann durch Überfunktion des dopaminergen Systems die Sensitivität des Komparators erhöht und der Toleranzbereich für Abweichungen der Wahrnehmung von der Erwartung deshalb eingeengt. Ferner wäre das hippocampale System, das eher cholinerg ist, gehemmt oder relativ gehemmt. Umgekehrt das catecholaminerge System, es wäre aktiviert. Alle diese Veränderungen wirkten synerg im Sinne einer erhöhten und abnormen Bedeutungsgeladenheit der Wahrnehmungen (Abb. 6).

4. Folgerungen für die Therapie

Aus dieser erweiterten Dopaminhypothese ergeben sich Folgerungen für die Therapie:

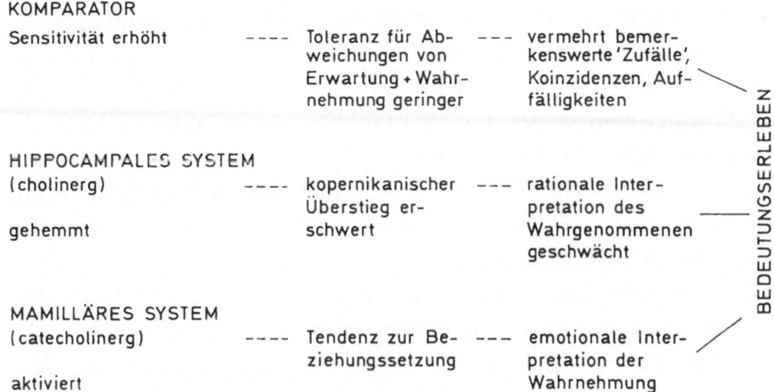

Abb. 6. Erweiterte Dopaminhypothese

1. Da die Vulnerabilität, die genetisch bedingt ist oder frühzeitig erworben wurde, lebenslänglich weiterbesteht, muß auch die Therapie von langer Dauer sein und Jahre oder Jahrzehnte, eigentlich lebenslänglich weitergehen. Die Überwindung der akuten Episode ist nur ein erster Schritt.

2. Wegen dieser langen Dauer und sofern eine Chronifizierung vermieden werden konnte, ist die ambulante Behandlung weit wichtiger als die stationäre.

3. Die Wahnerlebnisse und Halluzinationen der akuten Episode sind sehr affektbeladen und entspringen einer dadurch bedingten kognitiven Störung. Der neuroleptischen Behandlung kommt hier das grösste Gewicht zu. In späteren Krankheitsphasen tritt die Bedeutung der Pharmakotherapie zurück. Sie hat dann eher eine prophylaktische Aufgabe.

4. Die Dauertherapie sollte frühzeitig, bereits mit dem ersten psychotischen Schub einsetzen. Sie soll sekundärprophylaktisch eine Chronifizierung und vor allem weitere Hospitalisationen vermeiden.

5. Im einzelnen soll diese Therapie:
 — Rezidive durch regelmässigen Kontakt mit dem Patienten frühzeitig erfassen;

– dem Patienten helfen, das subjektive Erleben einer Wahnepisode allmählich zu verarbeiten. Ohne diese Hilfe korrigiert der Patient den Wahn oft nur unvollständig und bleibt unsicher, ob die Wahnerlebnisse durchwegs krankhaft waren oder nicht doch einige reale Wurzeln hatten;
– eine Lebenskrise, die sich abzeichnet, durch Pharmako- und Psychotherapie soweit zu mildern, daß sie nicht zu einem auslösenden Streßerlebnis wird;
– die Angehörigen und andere Personen in der Umgebung des Patienten, die verunsichert und emotional involviert sind, in die Therapie einbeziehen, um ungünstige Auswirkungen auf den Patienten abzuschwächen;
– den Patienten womöglich lehren, seine Vulnerabilität anzunehmen und mit ihr umzugehen. Oft kann der Patient dann selber die Frühsymptome eines Rezidivs erkennen und dem Arzt melden;
– ist aber eine Chronifizierung eingetreten, weil eine ambulante Langzeitbehandlung nicht durchführbar war, nicht durchgeführt wurde oder erfolglos war, bleiben nur noch die rehabilitativen Massnahmen, die meist nur eine Klinik anbieten kann.

Literatur

1. Ciompi L (1980) Ist die chronische Schizophrenie ein Artefakt? Fortschr Neurol Psychiat 48: 237–248
2. Goldberg E (1984) Papez circuit revisited: two systems instead of one? In: Squire LR, Butters N (eds) Neuropsychology of memory. Guilford Press, New York, pp 183–193
3. Gray JA (1982) The neuropsychology of anxiety. Oxford University Press, Oxford
4. Huber G (1986) Psychiatrische Aspekte des Basisstörungskonzeptes. In: Süllwold L, Huber G (Hrsg) Schizophrene Basiströrungen. Springer, Berlin Heidelberg New York Tokyo
5. Zubin J, Steinhauer STR, Day R, van Kammen DP (1985) Schizophrenia at the crossroads: a blueprint for the 80s. Compr Psychiatr 26: 217–240

Anschrift des Verfassers: Dr. H. Feer, Psychiatrische Universitätsklinik, Wilhelm Klein-Straße 27, CH-4025 Basel, Schweiz.

Stand und Entwicklungstendenzen psychologischer und sozialer Therapieinterventionen mit schizophrenen Patienten

V. Roder

Psychiatrische Universitätsklinik, Bern, Schweiz

Zusammenfassung

Nach einer kurzen theoretischen Einführung zu empirisch fundierten, aber auch eher heuristischen Erkenntnissen der Schizophrenieforschung wird auf psychotherapeutische Behandlungsmöglichkeiten kurz eingegangen. Ein von uns entwickeltes lerntheoretisch ausgerichtetes Gruppentherapieprogramm (Integriertes Psychologisches Therapieprogramm - IPT) findet seine praktische Darstellung. Aufgrund mehrerer Therapiestudien, aber auch über unsere klinischen Erfahrungen wird die Weiterentwicklung dieses Therapieprogramms abschließend beschrieben. Hierbei geht es hauptsächlich um 1) die differentielle Indikationsstellung einzelner Unterprogramme des IPT, 2) die Erweiterung des Unterprogramms „Soziale Fertigkeiten" um lebenspraktische Fähigkeiten im Wohn-, Arbeits- und Freizeitbereich, 3) den Einbezug gruppendynamischer Aspekte, 4) die vermehrte Berücksichtigung emotionaler Prozesse in der Therapie.

Schlüsselwörter: Schizophrenie, Pervasivitätshypothese, kognitive Therapieverfahren.

Summary

Cognitive and social therapy with schizophrenic patients: state and trends of development. Following a short theoretic introduction to empirically consolidated and also more heuristic knowledge of research on schizophrenia, a brief outline of psychotherapeutic treatment possibilities is given. A behavior orientated group therapy program (Integrated Psychological Therapy Program - IPT), which was developed by the authors, will then be presented with special emphasis on it's practical use. On the background of several therapy studies, but also according to our clinical experience, the further development of this therapy program is described. These developments are:

1) A differential indication of the individual subprograms of the ITP;
2) An extension of the subprogram "Social Skills" to practical skills essential to living-, working- and recreation-management;
3) An inclusion of aspects pertaining to group dynamics;
4) An increased consideration of emotional processes in therapy.

Keywords: Schizophrenia, hypothesis of pervasiveness, cognitive therapy.

1. Theoretischer Hintergrund

Während der letzten 10 Jahre Schizophrenieforschung lassen sich sowohl innerhalb des empirisch abgesicherten Wissens als auch im heuristischen Verständnis jeweils bedeutsame Erkenntnisfortschritte vermerken. Im Bereich des empirisch abgesicherten Wissens konnten beispielsweise in prospektiv durchgeführten Untersuchungen [15, 23] zum Langzeitverlauf und zur Prognose schizophrener Störungen die Ergebnisse aus den drei bekannten retrospektiven Studien von Bleuler [2], Huber et al. [11], Ciompi und Müller [11] bestätigt, erweitert und differenziert werden. Über eine elaboriertere Diagnosestellung mittels DSM III wurde eine wesentliche Inhalts- und Reliabilitätsverbesserung erreicht. Im Bereich des heuristischen Verständnisses schizophrener Prozesse setzten sich beispielweise zunehmend Vulnerabilitäts-Streß-Modelle durch, wobei Vulnerabilität im Zuge des derzeit eher biologischen Forschungstrends in der Psychiatrie allerdings hauptsächlich über biologische Marker operationalisiert werden soll. Dadurch entstehen entscheidende Veränderungen zum ursprünglich von Zubin und Mitarbeitern [27] auf schizophrene Psychosen angewendeten und inhaltlich definierten Vulnerabilitätsbegriff. Weiterhin wurden die Zusammenhänge zwischen sogenannten primären und sekundären Störungen, die bereits zu Beginn dieses Jahrhunderts phänomenologisch vermutet worden waren [1], auf den Bereich der Entwicklng defizienten Verhaltens schizophrener Patienten übertragen und weiterentwikkelt. Dabei entstand der Begriff der Pervasivität [4, 24], der vereinfacht besagt, daß Störungen im attentionalen, perzeptiven und kognitiven Bereich einen (pervasiven) Einfluß auf das Sozialverhalten haben.

Vergleicht man die Fortschritte aus der Grundlagenforschung mit therapiebezogener, insbesondere psychotherapeutischer Forschung, so kann letztere zwar auch Erfolge im Sinne einer Wissensvermehrung aufweisen, jedoch geht der Erkenntniszuwachs wesentlich langsamer vonstatten. So erweisen sich beispielsweise viele Untersuchungen in Anbetracht der schwierigen Population nicht immer methodisch und damit bezüglich der Ergebnisse haltbar. Die Therapieforschung berichtet relativ übereinstimmend über bessere Behandlungserfolge bei einer Kombination neuroleptischer Therapie mit soziotherapeutischen Verfahren oder psychosozialen, lerntheoretisch orientierten Interventionen [7, 10, 25]. Häufig jedoch bleibt der Erfolg auf den Therapierahmen begrenzt; eine langfristig aufrechtzuerhaltende Generalisierung der Therapieeffekte auf den Lebensalltag der Patienten findet nicht statt. Ein wesentlicher Grund hierfür dürfte sein, daß dem Wissen über attentionale, perzeptive und kognitive Defizite mit einer entsprechenden therapeutischen Umsetzung bis jetzt nur wenig Beachtung geschenkt wurde. Gemäß der Pervasivitätshypothese [4] ist aber ein adäquat arbeitendes kognitives System eine notwendige Voraussetzung für ein funktionales Sozialverhalten. Die erwähnten fehlenden Generalisierungseffekte und die meist ausbleibende Aufrechterhaltung der Therapieeffekte über die Zeit könnten damit erklärt werden.

2. Integriertes psychologisches Therapieprogramm (IPT)

Auf diesem Hintergrund entwickelten Brenner und Mitarbeiter [3] 1976 am Zentralinstitut für Seelische Gesundheit in Mannheim ein Gruppentherapieprogramm zur integrierten Therapie attentionaler, perzeptiver und kognitiver Disfunktionen sowie von sozialen und Problemlösefähigkeiten. Dieses Therapieprogramm, das in den folgenden Jahren weiterentwickelt und erweitert wurde [5, 17], besteht aus fünf Unterprogrammen: Kognitive Differenzierung, Soziale Wahrnehmung, Verbale Kommunikation, Soziale Fertigkeiten, Interpersonelles Problemlösen (vgl. Abb. 1):

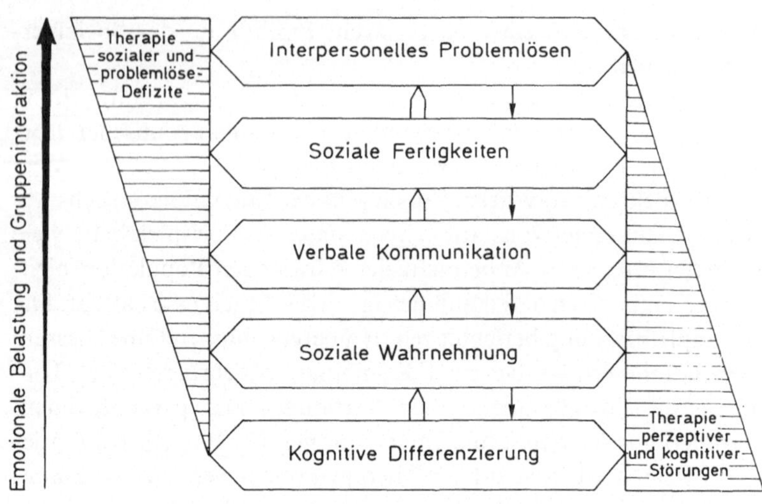

Abb. 1. Integriertes Psychologisches Therapieprogramm (IPT)

Über das Gesamtprogramm, aber auch innerhalb der einzelnen Unterprogramme sollen kognitive und soziale Funktionen integrativ verbessert werden. Schwerpunktmässig erfolgt bei den ersten beiden Unterprogrammen „Kognitive Differenzierung" und „Soziale Wahrnehmung" eine direkte therapeutische Fokussierung auf attentionale, perzeptive und kognitive Prozesse. Soziale und Problemlösefunktionen sollen in den beiden letzten Unterprogrammen „Soziale Fertigkeiten" und „Interpersonelles Problemlösen" (re-) etabliert werden. Das dritte Unterprogramm „Verbale Kommunikation" nimmt dabei eine Mittelstellung ein. Aber auch innerhalb jedes Unterprogramms werden kognitive und soziale Interventionen eng miteinander verknüpft, wie aus der Veranschaulichung der methodischen Durchführung des vierten Unterprogramms („Soziale Fertigkeiten") hervorgeht (vgl. Abb. 2):

Zunächst erfolgt bei diesem Unterprogramm eine kognitive (Problem-)Aufarbeitung der zu übenden Situation. Dadurch kann der kognitive Bezugsrahmen geordnet und zielgerichtet organisiert

1. Kognitive Aufarbeitung

   - genaue Vorgabe der zu übenden Situation und Zieldefinition durch
     den Haupttherapeuten
   - Ausarbeiten eines Dialogs (an die Tafel schreiben)
   - Überschrift finden
   - Auflistung von möglichen Schwierigkeiten (max. 3)
   - Beobachterfunktionen verteilen
   - Einschätzen der Schwierigkeit der zu übenden Situation auf 5-stufiger
     Ratingskala

2. Durchführung

   - 2 Cotherapeuten spielen die Situation
   - zunächst Rückmeldung vom „aktiven" Co
   - danach Rückmeldung der Gruppe (Beobachter)
   - Rückmeldung vom „passiven" Co und Therapeuten (nur positiv!!)
   - Patient, der Situation am leichtesten eingeschätzt hat, übernimmt
     Rolle vom „aktiven" Co

Zusätzlich: evtl. Einsatz von Video und „in vivo" Übungen

Abb. 2. Unterprogramm „Soziale Fertigkeiten" des IPT

werden, so daß die für schizophrene Patienten typische Angst, sich
in sozialen Situationen zu exponieren, reduziert wird. Anschließend
beobachten die Patienten zunächst die Durchführung der Problem-
situation über Modellernen im Therapiezimmer; daran anknüpfend
wird die Situation geübt und eine entsprechende Rückmeldung
gegeben. Diese Sequenz abschließend geht jeder Patient mit seinem
Bezugstherapeuten in den Alltag und übt dort nochmals direkt
„vor Ort". Dieses Üben erfolgt so lange, bis der Patient die jeweilige
Situation beherrscht.

3. Therapiestudien zum IPT

Das Therapieprogramm wurde seit seiner Konzeption über Einzelfallanalysen [9, 16] und mehrere kontrollierte Gruppenstudien

[16, 19] empirisch überprüft. Wertet man alle Ergebnisse zusammenfassend, so ist festzustellen, dass übereinstimmend Verbesserungen in Kontrollmitteln zur kognitiven Leistungsfähigkeit nachgewiesen werden konnten. Im Bereich des Sozialverhaltens und der Psychopathologie wurden zwar ebenfalls Verbesserungen in standardisierten Erhebungsinstrumenten gefunden, jedoch waren diese nicht so durchgängig vorhanden wie im kognitiven Bereich.

Aufgrund zusätzlicher Subskalen- und Itemanalysen der verwendeten Kontrollmittel läßt sich dazu aussagen, dass die oben angesprochene Pervasivitätshypothese nur teilweise einer empirischen Prüfung standhält. Eine Verbesserung kognitiver Funktionsstörungen, welche nach den Ergebnissen langfristig andauert, scheint nicht gleichzeitig und zwingend Verbesserungen im Verhaltensbereich nach sich zu ziehen. Unser Wissen über kognitive Störungen ist derzeit noch nicht umfangreich genug, um unmittelbare Zusammenhänge mit der Genese von Störungen im Sozialverhalten herzustellen. Deshalb sollte bei einer Weiterentwicklung des IPT besonders spezifischeren und erweiterten Interventionen im sozialen und Problemlöseteil Beachtung geschenkt werden. Als weitere Schwierigkeit steht die Forschung immer noch vor Messproblemen, die bei der Operationalisierung von solch komplexen Konstrukten wie „attentional", „perzeptiv", „kognitiv" und „sozial" auftreten.

4. Weiterentwicklung des IPT und Ausblick

Auf dem Hintergrund der erwähnten empirischen Untersuchungen, aber auch durch unsere klinischen Erfahrungen wird das IPT derzeit in vier Bereichen weiterentwickelt: Differentielle Indikationsstellung zur Durchführung des IPT; spezifische Erweiterung des Unterprogramms „Soziale Fertigkeiten"; Einbezug gruppendynamischer Überlegungen; vermehrte Berücksichtigungen emotionaler Prozesse über ein stärker handlungsorientiertes Vorgehen.

4.1 Differentielle Indikationsstellung zur Durchführung des IPT

Aufgrund der empirischen Untersuchungen können die kognitiven Unterprogramme des IPT nicht mehr für alle Patienten als Voraussetzung für die Durchführung von Unterprogrammen, die auf eine Verbesserung von sozialen und Problemlösefähigkeiten abzielen, akzeptiert werden (modifizierte Pervasivitätshypothese). Die Vorgabe aller fünf Unterprogramme sollte deshalb nicht schematisch erfolgen. Für eine differentielle Indikationsstellung, die über den Einbezug der in den oben erwähnten empirischen Untersuchungen verwendeten Kontrollmittel, aber auch unter Verwendung speziell hierfür entwickelter problemanalytischer Verfahren [18] vorgenommen wird, ergeben sich die in folgender Abbildung aufgelisteten Kriterien (vgl. Abb. 3).

Der kognitive Teil des Therapieprogramms scheint besonders geeignet für Patienten, die eines oder mehrere der folgenden Merk-

1. Kognitive Therapie
   (Kognitive Differenzierung, Soziale Wahrnehmung, Verbale Kommunikation [Teil 1])

   – ausgeprägte kognitive Störungen
   – große Sozialängste
   – eher Minussymptomatik
   – geringe Therapiemotivation
   – lange Hospitalisationsdauer

2. Therapie sozialer Kompetenz
   Verbale Kommunikation [Teil 2], Soziale Fertigkeiten, Interpersonelles Problemlösen)

   – unzureichende Coping-Fertigkeiten in sozialen Situationen
   – sich wiederholende kürzere Hospitalisationen
   – eher jünger
   – therapiemotiviert

Zusätzlich: Patienten, die die kognitive Therapie erfolgreich abgeschlossen haben

Einschätzung und Zuweisung über:

   – Problemanalysen
   – Tests, Ratings

Abb. 3. Indikationsstellung zur Durchführung des IPT

male aufweisen: ausgeprägte kognitive Störungen, große Sozialängste, Minussymptomatik, geringe Therapiemotivation, lange Hospitalisationsdauer. Besonders die hohe Strukturierung und die geringe emotionale Belastung im ersten Teil des IPT gibt solchen
Patienten erst die Möglichkeit, sich in einem nicht überstimulie-
renden therapeutischen Rahmen auf soziale Interaktionen einlassen
zu können. Der sofortige Einstieg in den zweiten Teil des Therapieprogramms dürfte speziell für Patienten geeignet sein, die keine
ausgeprägten kognitiven Störungen aufweisen und folgende Merkmale zeigen: unzureichende Coping-Fertigkeiten in sozialen Situationen, eher jünger, therapiemotiviert, sich wiederholende kürzere
Hospitalisationen. Bei dieser Patientengruppe, die oft extern wohnt
bzw. arbeitet, stehen meist Probleme und Fragen der täglichen
Lebensbewältigung (z.B. Umgang mit Problemen am Arbeitsplatz
oder in der Partnerschaft; Fragen zur Haushaltsführung) im Vordergrund, so daß die therapeutischen Bemühungen schwerpunkt-
mäßig hierauf abzielen müssen. Zusätzlich können dann bei der
Durchführung des zweiten Teils des IPT immer wieder einzelne
Übungen aus Teil 1 Verwendung finden. Eine problemanalytische
Therapieplanung erscheint dabei besonders indiziert. Patienten, die
Teil 1 erfolgreich abgeschlossen haben, erhalten natürlich Teil 2 des
Therapieprogramms.

4.2 Spezifische Erweiterung des Unterprogramms
„Soziale Fertigkeiten"

Mit dem Ziel einer spezifischeren Bearbeitung von komplexen Fer-
tigkeitsbereichen im Sozialverhalten, die für eine von psychiatrischen Institutionen unabhängigere Lebensführung besonders wichtig sind, wird das Unterprogramm „Soziale Fertigkeiten" gegenwärtig zum Therapiemanuale zur „Förderung von Freizeitaktivitäten", „Wohnen außerhalb von Kliniken" sowie „Arbeitssuche
und Arbeitsaufnahme" ergänzt. Diese drei Bereiche werden auch
von Häfner [8] für eine erfolgreiche Rehabilitation schizophrener
Patienten hervorgehoben. In Abb. 4 sind beispielhaft die therapeutischen Inhalte des Unterprogramms „Förderung von Freizeitaktivitäten" dargestellt.

---

0. Allgemeine Vorbereitungen, Information und Patientenselektion
1. Einführung der Teilnehmer in die Gruppe und deren therapeutische Ziele
2. Besprechen der Konzepte „Arbeit" und „Freizeitbeschäftigung" und deren Bedeutung für die Gruppenteilnehmer im Alltag
3. Eruieren von (Freizeit-) Interessen und Kapazitäten
4. Erweiterung des kognitiven Pools an möglichen Freizeitbeschäftigungen und des Wissens über einzelne Freizeitbeschäftigungen
5. Persönliche Auswahl von Freizeitbeschäftigungen und Realitätsprüfung dieser Auswahl
6. Zeitplanung
7. Vorbereitung und erste Durchführung der Freizeitbeschäftigung
8. Erste Evaluation und Problemlösen
9. Realisierung weiterer Freizeitbeschäftigungen
10. Nachfolge-Sitzungen und Problemlösen

Abb. 4. Förderung von Freizeitaktivitäten

Die therapeutische Vorgehensweise ist analog zu den anderen Unterprogrammen des IPT halbstandardisiert. Zusätzlich wird ein Schwerpunkt auf die praktische Durchführung von Freizeitaktivitäten über klinikexterne Exkursionen gelegt. Derzeit findet eine erste Evaluation dieses Programms uber Einzelfallanalysen statt [26]. Ein ausführliches Therapeutenmanual liegt bereits vor [20].

4.3 Einbezug gruppendynamischer Aspekte

Das IPT orientiert sich bisher sowohl theoretisch als auch praktisch hauptsächlich an lerntheoretisch/verhaltenstherapeutischen Grundlagen. Dynamischen Überlegungen beim einzelnen Patienten, aber auch bei der Gruppe als Ganzem, wurden bisher wenig Beachtung geschenkt. In den derzeit durchgeführten Gruppen zum IPT, vor allem innerhalb des „Interpersonellen Problemlösens", werden nun vermehrt Vorgehensweisen und Überlegungen aus psychoanalytischen, tiefenpsychologisch orientierten Gruppentherapieverfahren [12, 13, 14] miteinbezogen [21].

4.4 Vermehrte Berücksichtigung emotionaler Prozesse über ein stärker handlungsorientiertes Vorgehen

Schwerpunktmäßig bei den Unterprogrammen „Soziale Wahrnehmung", „Verbale Kommunikation" und „Interpersonelles Problemlösen" erwies sich die stark kognitive therapeutische Vorgehensweise, ohne eine Berücksichtigung individuell unterschiedlich angeregter Emotionen, als Überforderung manchmal zu gering. Über ein mehr handlungsorientiertes Vorgehen (z. B. Nachstellen eines Diainhaltes der „Sozialen Wahrnehmung" durch die Gruppenteilnehmer) bei gleichzeitiger Berücksichtigung der bei den Patienten entstehenden Emotionen sollen diese Unterprogramme erweitert und verbessert werden. Erste Erfahrungen damit sind in Therapiemanualen beschrieben [22].

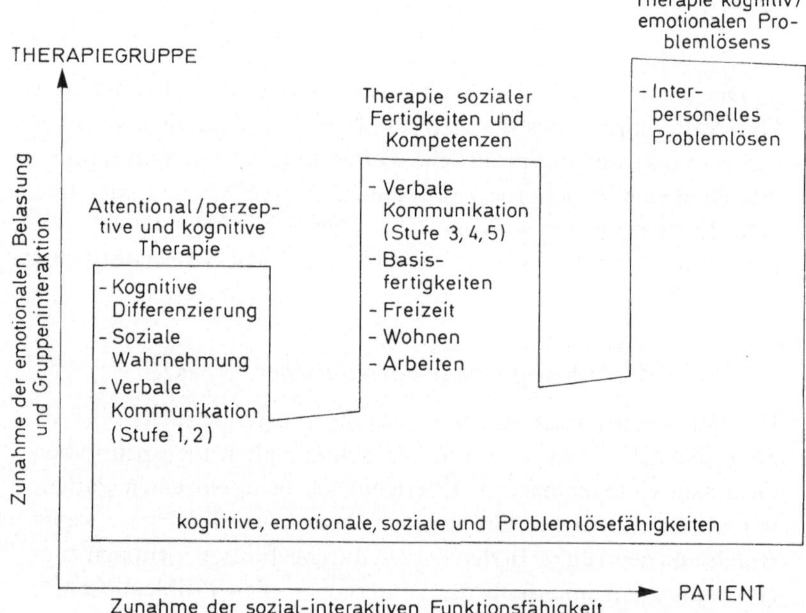

Abb. 5. Weiterentwicklung des Integrierten Psychologischen Therapieprogramms (IPT)

4.5 Zusammenfassung

Zusammenfassend läßt sich das aufgrund theoretischer (Pervasivitätshypothese) und praktischer Überlegungen weiterentwickelte IPT wie folgt veranschaulichen (vgl. Abb. 5).

Das „Interpersonelle Problemlösen" wird als der anspruchsvollste Therapieteil im Vergleich zu den anderen Unterprogrammen angesehen, da dabei die emotionale Belastung und Gruppeninteraktion am größten sind. Manche Patienten sind nach den bisherigen Erfahrungen wegen nicht vollständig remittierten produktiven Symptomen oder wegen ausgeprägter Minussymptomatik bei diesem Unterprogramm überfordert. Alle anderen Unterprogramme können in der Regel gut mit allen Patienten durchgeführt werden. Eine Leistungszunahme, im Sinne einer verbesserten sozial-interaktiven Funktionsfähigkeit, wird über die Abschnitte attentional/perzeptive und kognitive Therapie, Therapie sozialer Fertigkeiten und Kompetenzen und Therapie kognitiv/emotionalen Problemlösens erreicht. Zukünftigen Untersuchungen bleibt es vorbehalten, die diskutierten Modifikationen und Erweiterungen des IPT über kontrollierte Therapiestudien weiter empirisch zu überprüfen.

Literatur

1. Bleuler E (1911) Dementia Praecox oder die Gruppe der Schizophrenien. Deuticke, Leipzig Wien
2. Bleuler M (1972) Die schizophrenen Geistesstörungen (Langzeituntersuchungen). Thieme, Stuttgart
3. Brenner HD, Stramke WG, Mewes J, Liese F, Seegers G (1980) Erfahrungen mit einem spezifischen Therapieprogramm zum Training kognitiver und kommunikativer Fähigkeiten in der Rehabilitation chronisch schizophrener Patienten. Nervenarzt 51: 106–112
4. Brenner HD (1986) Zur Bedeutung von Basisstörungen für Behandlung und Rehabilitation. In: Böker W, Brenner HD (Hrsg) Bewältigung der Schizophrenie. Huber, Bern Stuttgart Toronto, S 142–157
5. Brenner HD, Hodel B, Kube G, Roder V (1987) Kognitive Therapie bei Schizophrenen: Problemanalyse und empirische Ergebnisse. Nervenarzt 58: 72–83
6. Ciompi L, Müller C (1976) Lebensweg und Alter der Schizophrenen. Eine katamnestische Langzeitstudie bis ins Senium. Springer, Berlin Heidelberg New York

7. Falloon IRH, Liberman RP (1983) Interactions between drug and psychosocial therapy in schizophrenia. Schizophr Bull 9: 543–554

8. Häfner H (1988) Rehabilitation Schizophrener. Ergebnisse eigener Studien und selektiver Überblick. Z Klin Psychol 17(3): 187–209

9. Hodel B, Brenner HD (1988) Die Wirkung kognitiver Interventionen und die Verhaltensebene bei Schizophrenen. Vortrag, gehalten auf dem Kongress für Klinische Psychologie und Psychotherapie, Berlin, Februar

10. Hogarty GE, Anderson CM, Reiss DJ, Kornblith SJ, Greenwald DP, Javna CD, Madonia MJ (1986) Family psychoeducation, social skills training, and maintenance chemotherapy in the aftercare treatment of schizophrenia. Arch Gen Psychiatry 43: 633–642

11. Huber G, Gross G, Schüttler R (1979) Schizophrenie. Springer, Berlin Heidelberg New York

12. Kadis AL, Krasner JD, Weiner MF, Winick Ch, Foulkes SH (1982) Praktikum der Gruppenpsychotherapie. frommann-holzboog, Stuttgart

13. Kutter P (Hrsg) (1985) Methoden und Techniken der Gruppenpsychotherapie. frommann-holzboog, Stuttgart

14. Leutz G (1974) Psychodrama. Springer, Berlin Heidelberg New York

15. Möller HJ, Zerrsen DV (1986) Der Verlauf schizophrener Psychosen. Springer, Berlin Heidelberg New York

16. Roder V (1988) Untersuchungen zur Effektivität kognitiver Therapieinterventionen mit schizophrenen Patienten. Inaugural-dissertation, Universität Bern

17. Roder V, Brenner HD, Kienzle N, Hodel B (1988) Integriertes Psychologisches Therapieprogramm für schizophrene Patienten (IPT). Psychologie Verlags Union, München Weinheim

18. Roder V (1989) Behavior and problem analysis in the therapeutical process with psychiatric patients. Paper presented at the VIII World Congress of Psychiatry, Athens, October 12–19

19. Roder V, Brenner HD (1991) Spezifische Therapieinterventionen im kognitiven und sozialen Bereich mit schizophrenen Patienten. In: Olbrich R (Hrsg) Therapieansätze bei der Schizophrenie. Kohlhammer, Stuttgart, S 122–137

20. Roder V, Wegmann R (1990) Therapeutenmanual zur „Förderung von Freizeitaktivitäten bei schizophrenen Patienten". Unveröffentlichtes Arbeitspapier, Psychiatrische Universitätsklinik Bern

21. Roder V (1990) Gruppendynamische Überlegungen bei Psychotikern. Unveröffentlichtes Arbeitspapier, Psychiatrische Universitätsklinik Bern

22. Roder V, Hodel B (1990) Kurztherapiemanuale zu einer Weiterent-
    wicklung der Unterprogramme „Soziale Wahrnehmung" und „Inter-
    personelles Problemlösen". Unveröffentlichtes Arbeitspapier, Psych-
    iatrische Universitätsklinik Bern
23. Schubart C, Schwart R, Krumm B, Biehl H (1986) Schizophrenie und
    soziale Anpassung. Springer, Berlin Heidelberg New York
24. Spaulding W, Storms L, Goodrich V, Sullivan M (1986) Applications
    of experimental psychopathology in psychiatric rehabilitation. Schi-
    zophr Bull 12(4): 560–577
25. Wallace CH, Donahoe C, Boone S (1986) Schizophrenia. In: Hersen
    M (ed) Pharmacological and behavioral treatment. Wiley, New York
26. Wegmann R (1990) Projektskizze zur Evaluation des Unterprogramms
    „Förderung von Freizeitaktivitäten bei schizophrenen Patienten" über
    Einzelfallanalysen. Unveröffentlichtes Arbeitspapier, Psychiatrische
    Universitätsklinik Bern
27. Zubin J, Steinhauer S (1981) How to break the logjam in schizophrenia.
    J Nerv Ment Dis 169(8): 477–492

Anschrift des Verfassers: Dr. V. Roder, Psychiatrische Universitätsklinik,
Bolligenstraße 111, CH-3072 Bern-Ostermundigen, Schweiz.

Psychologische Aspekte der Therapie schizophrener Psychosen

H. Hinterhuber, V. Günther und U. Meise

Universitätsklinik für Psychiatrie, Innsbruck, Österreich

Zusammenfassung

Für die Genese und den Verlauf von Erkrankungen aus dem schizophrenen Formenkreis gelten multidimensionale Konzepte, die sowohl biologische als auch psychologische und soziale Aspekte beinhalten. Moderne psychotherapeutische Ansätze bei schizophrenen Psychosen verfolgen dabei primär 3 Ziele, nämlich die Verbesserung der sozialen Fertigkeiten, die Verbesserung kognitiver Defizite und die Beeinflussung der Psychodynamik des familiären Systems. Maßnahmen, wie soziales Kompetenztraining, kognitive Trainingsprogramme, etwa das bewährte Brenner'sche Programm, und strukturierte Familienprogramme, die neben dem Aufklärungs- und Informationsaspekt besonderen Wert auf die gestörten Interaktionsmuster zwischen einzelnen Familienmitgliedern legen, führen in gut kontrollierten Untersuchungen zu deutlichen Besserungen der Coping Strategien im sozialen und kognitiven Bereich und zu niedrigeren Rezidivraten.

Unabhängig von den verschiedenen psychotherapeutischen Interventionen müssen das therapeutische Vorgehen für den Betroffenen transparent und der Kommunikationsstil eindeutig sein, Patient und Umgebung sollen einheitlich über Art der Erkrankung, Therapie und Prognose informiert werden. Entsprechend den realen Bedingungen des Patienten müssen die Behandlungsziele sehr genau ausgewählt und klar umrissen werden.

Schlüsselwörter: Schizophrenie, Trainingsprogramme, Verhaltenstherapie, Familientherapie.

Summary

Psychological aspects in the treatment of schizophrenic psychoses. Concepts for the etiology and course of schizophrenic illnesses are multidimensional including biological as well as psychological and social aspects. Modern psychotherapeutic approaches to the treatment of schizophrenic psychoses focus on 3 basic aims - the improvement of social skills, of cognitive deficits, and intrafamilial psychodynamics. Well-controlled studies have demonstrated that both social and cognitive coping behavior can be improved and relapse rates reduced by psychotherapeutic measures, such as social competence training, cognitive training, as e.g. Brenner's program, and structured family programs aiming at information, but also at improving the interaction patterns between family members.

Regardless of the kind of psychotherapeutic intervention, the patient must be able to understand the therapeutic procedure, communication must be unequivocal, and patient and family must be equally informed about the nature of illness, therapy, and prognosis. Therapeutic aims must be selected in accordance with the patient's reality, his condition and environment, and clearly defined.

Keywords: Schizophrenia, training programs, behavior therapy, family therapy.

Einleitende Betrachtungen

Schizophrene Psychosen definieren wir als neurobiologische Reaktionsformen, die auf unterschiedlichen Ursachen beruhen: Eine genetisch mitdeterminierte Vulnerabilität scheint diesen Erkrankungen zugrunde zu liegen. Schizophrene Psychosen sind somit Ausdruck einer gemeinsamen Endstrecke verschiedener interagierender, biologischer, sozialer und psychologischer Störfaktoren.

Bei Schizophrenen handelt es sich nicht um Menschen mit einer fortschreitenden und fortbestehenden Erkrankung, sondern um Menschen mit einer besonderen Verletzbarkeit. Diese Vulnerabilität wird einerseits durch genetische und andere anlagebedingte Faktoren bestimmt, andererseits durch psychologische und psychosoziale Belastungsfaktoren hervorgerufen.

Neben den genetischen Dispositionen, den hirnorganischen Störungen (Minimal-Brain-Dysfunction, etc.) und emotionaler Überforderung sind ätiopathogenetisch neurophysiologische Funktionsstörungen (Reizfilterstörungen) sowie biochemische Imbalancen (absolutes oder relatives Überwiegen der dopaminergen Funktion), wichtige Faktoren der Kausalkette.

Der schizophren-Erkrankte ist außerordentlichen, ja sogar normalen Belastungssituationen nicht gewachsen, er hat die Fähigkeit verloren, wesentliche Reize entsprechend zu bewältigen sowie Informationen zu verarbeiten.

Überlegungen zur Therapie schizophrener Psychosen

Jedes therapeutische Vorgehen ist engstens an die Entstehungstheorie der Erkrankung gebunden. Wenn wir von einem „Vulnerabilitätsmodell der Schizophrenien" ausgehen, und darunter somit eine Verminderung der Fähigkeit des Betroffenen verstehen, Informationen zu verarbeiten, dann resultieren daraus verschiedene therapeutische Notwendigkeiten.

Neben reizabschirmenden Medikamenten sind psychologische und soziale Maßnahmen integrierende Bestandteile.

Neuroleptika reduzieren die Gefahr der äußeren Reizüberflutung und erleichtern die Informationsverarbeitung. Die psychologische Stützung erfolgt durch spezifische Trainingsprogramme unter Einbeziehung sozialpsychiatrischer Rahmenbedingungen und Einbindung entsprechend geschulter bzw. informierter Angehöriger.

Da die Behinderungen des schizophren-Erkrankten einerseits krankheitsimmanent sind, andererseits durch äußere psychosoziale Bedingungen beeinflußt werden und da sich aus beiden Faktoren sekundäre Störungen ableiten, ergibt sich zwangsweise die Folgerung, daß die angewandten Therapieformen, die Psychopharmakotherapie, die soziotherapeutischen Maßnahmen und die psychologischen Behandlungsverfahren integrierende und sich wechselseitig beeinflussende, nicht jedoch alternative Maßnahmen darstellen. In der Therapie schizophrener Psychosen ist ein einfaches medizinisches Modell allein nicht zielführend: Eine konsequent durchgeführte psychopharmakologische Medikation ist jedoch die Voraussetzung aller Therapiebemühungen, sowohl der Sozio- wie auch der Psychotherapie.

Psychodynamische Modellvorstellungen

Sigmund Freud hielt die Schizophrenie für den Ausdruck einer Regression auf die narzißtische Ebene der Libido-Entwicklung, ein

Entwicklungsstadium also, in dem das Ich noch nicht ausreichend differenziert ist. Der Betroffene zieht sich aus seinen Objektbeziehungen zurück. Obwohl Freud bei schizophrenen Psychosen die psychoanalytische Therapie nicht für angezeigt hielt, eröffnete er den Weg zu deren psychologischen Erforschung.

Die Schizophrenie wird heute im Rahmen der genannten Theorien auf Störungen der frühkindlichen Beziehung zur Mutter zurückgeführt. Der Schizophrene scheint mit der Bewältigung einer übermächtigen Angst und mit der Befriedigung fundamentaler Bedürfnisse zu kämpfen; es bestehen also Auseinandersetzungen, die in der Krankheitsgegenwart wohl symbolisch sind, in der frühen Kindheit jedoch real − ohne Erfolg − geführt worden sind.

Der entscheidende Faktor in der Entwicklung schizophrener Phänomene liegt nach Sullivan [18] in den Schwierigkeiten, die der Schizophrene in der Ausbildung dauerhafter, befriedigender, kommunikativer und intimer Beziehungen zu anderen Menschen erlebt. Sozialkritische Pschologen und Psychiater vertreten die Vorstellung, daß das schizophrene Verhalten entwickelt wird, um dem betreffenden Menschen das Überleben in einer unerträglichen sozialen Situation, sei es in der Familie oder in der Gesellschaft im allgemeinen, zu erlauben. Von diesem Standpunkt aus betrachtet, ist die Krankheitsursache nicht im Patienten zu suchen, sondern nur aus dem sozialen Kontext zu verstehen. Damit wird die schizophrene Symptomatik als eine Form des Rückzuges sozialer Interaktionen aufgefaßt, die dem Vermeiden von Konflikten und dem Verhindern von aufkommenden Hoffnungslosigkeitsgefühlen dient.

Psychoanalytische Überlegungen zur Schizophrenie-Genese wurden sehr früh, vor allem in der Schweiz in das psychiatrische Denken einbezogen (Eugen Bleuler, C. G. Jung); auch in den Vereinigten Staaten von Amerika trafen psychoanalytische Theorien frühzeitig auf breite Zustimmung.

In der Bundesrepublik Deutschland und in Österreich blieb die Wertigkeit der tiefenpsychologisch orientierten Psychosen-Psychotherapie weitgehend umstritten, da besonders bei beginnenden schizophrenen Prozessen durch psychotherapeutische Verfahren die geistig-seelische Verwirrung gesteigert werden kann.

Analytische Einzel- und Gruppenpsychotherapien sind bei schizophrenen Patienten im Hinblick auf die neueren Erkenntnisse über die Basisdefizienzen, die Vulnerabilität und die Risiken durch Überstimulation in der Regel nicht indiziert, wenn gleich psychoanalytische Modellvorstellungen den einzelnen Erkrankten einen großen Verständniszuwachs vermitteln konnten.

Psychotherapeutische Behandlungsansätze

Die heute vorliegenden Forschungsergebnisse sprechen für die Annahme einer komplexen multidimensionalen Genese, in der neben biologischen und psychosozialen Einflüssen besonders psychologische Faktoren die Verschiedenartigkeit der Krankheitsbilder und Verläufe gestalten.

Bei von an Schizophrenie Erkrankten scheint die Anlage stabiler, affektiv-kognitiver Verhaltensprogramme durch Wechselwirkungen zwischen biologisch-organischen Abweichungen und psychosozialen Einflüssen beeinträchtigt.

Die aus diesen Modellen ableitbaren Behandlungsstrategien zielen besonders auf eine Stabilisierung der „vulnerablen Persönlichkeit" mit Hilfe von psychotherapeutischen und pharmakotherapeutischen Maßnahmen hin

Die konkreten Ziele der Psychotherapie orientieren sich heute an den Fähigkeiten zur Bewältigung des Alltags und jener zahlreichen sozialen Probleme, die als Folge der Psychose entstanden sind.

Die Therapieschritte führen von der Selbstversorgung bis hin zur Ausbildungs- und Arbeitsfähigkeit sowie zum Aufbau persönlicher Beziehungen, die die Möglichkeit intimer Begegnung miteinschließen.

Eine weitere Zielsetzung der Psychotherapie Schizophrener liegt in der Nachreifung und Stärkung von gesunden Persönlichkeitsanteilen. Damit verknüpft ist die Erwartung, daß die individuelle Anfälligkeit für erneute psychotische Episoden auf Dauer abnimmt.

Moderne psychotherapeutische Ansätze bei schizophrenen Psychosen verfolgen primär 3 Ziele:

– Die Verbesserung der sozialen Fertigkeiten
– Die Verbesserung kognitiver Defizite
– Die Beeinflussung der Psychodynamik des familiären Systems

Daraus resultieren folgende therapeutische Ansätze:

– Das Verfahren zum Aufbau sozialer Kompetenz
– Kognitionspsychologische Ansätze
– Familientherapie

1. Soziale Kompetenztrainingsmaßnahmen

Im Rahmen zahlreicher kontrollierter Studien wurde die Effektivität verhaltenstherapeutisch-orientierter „Social-skills-Trainingsprogramme" auch bei schizophrenen Patienten geprüft [2, 6, 10]. Diese Trainingsprogramme zur sozialen Kompetenz führen auch bei Schizophrenen zu relativ guten therapeutischen Erfolgen, wobei jedoch der Langzeiteffekt fraglich erscheint. Möller [15] faßt die Grenzen dieser Trainingsprogramme folgendermaßen zusammen: „Es ist utopisch anzunehmen, daß sich die schweren Störungen im Sozialverhalten schizophrener Patienten durch ein Gruppentrainingsprogramm von nur 20 bis 30 Stunden Dauer nachhaltig bessern lassen." Möller propagiert daher besonders die sogenannten „Auffrischungstherapien", wobei der Patient in 2 bis 3-monatigen Abständen über lange Zeit hinweg weiterbetreut wird. Darüberhinaus muß berücksichtigt werden, daß die im Rollenspiel geübten Situationen gerade bei dieser Patientengruppe ganz besonders in konkrete reale Situationen umgesetzt und geübt werden müssen. Möller et al. [14] haben im Rahmen einer offenen Gruppe für stationäre Patienten am Max-Planck-Institut für Psychiatrie ein sogenanntes Realitätstraining für schizophrene Patienten entwikkelt. Dies ist auch im Rahmen des klinischen Milieus leicht durchzuführen und besteht aus einfachen Aufgaben wie kurze Gespräche führen, Kritik äußern etc.

2. Kognitionspsychologische Ansätze

Für die Erreichung dieser Zielaspekte hat sich unter den verschiedenen psychotherapeutischen Richtungen das kognitive Trainingsprogramm von Brenner et al. [3] am besten bewährt: Es besteht auf Unterprogrammen mit sowohl kognitiver als auch sozialpädagogischer Gewichtung. In den ersten Schritten werden einzelne kognitive Störungen bearbeitet. Das Therapiematerial wird zunehmend komplexer und der spezifischen Situation des Patienten angepaßter. Gleichzeitig werden auch die erforderlichen gruppenbezogenen Interaktionen in quantitativer und qualitativer Hinsicht anspruchsvoller. Erst später erfolgt das Einüben sozialer Strategien, die vorallem eine Problembewältigung auf einem möglichst niedrigen emotionalen Erregungsniveau ermöglichen. Dieses Programm baut auf lerntheoretische Prinzipien auf (strenges Lernvorgehen in kleinen Lernschritten, Anwendung von Bekräftigungen, Einsatz der Rückmeldung, Angehen des Motivationsproblemes u. a.) und kombiniert kognitive Therapiebausteine mit sozialem Kompetenztraining, da neuere verhaltenstherapeutische Ansätze davon ausgehen daß das allgemeine Social-skills-Training für schizophrene Patienten den spezifischen, kognitiven Basisstörungen nicht gerecht werden kann.

Die lerntheoretische Grundorientierung dient auch zur Schaffung einer der soziokulturellen Umwelt des Patienten entsprechenden Wertorientierung im Krankenhaus bzw. im Umfeld des Betroffenen: Die Entwicklung einer ungünstigen, entweder übermäßig gewährenden oder subjektiv als besonders autoritär erlebten Atmosphäre wird verhindert, sodaß sich positive Veränderungen im Sozialverhalten einstellen.

Konnten diese Trainingsprogramme auch kognitive Störungen und die dadurch bewirkten instrumentellen und sozialen Behinderungen zurückdrängen, sind anhaltende Besserungen von den globalen Rehabilitationsbedingungen abhängig: Das Programm fordert die Einbindung der aktuellen Umweltbezüge sowie die Berücksichtigung der Selbstschutzstrategien und der Selbstheilungstendenzen chronisch-Schizophrener. Der Erfolg der Trainingsprogramme scheint eher in der Entwicklung neuer als in der Verbesserung alter kognitiver Strategien begründet zu sein.

In der Zwischenzeit ist eine Vielzahl von Ergebnissen veröffentlicht worden, die vorwiegend auf eine positive Einflußnahme des Brenner'schen Therapieprogrammes − oder ähnlicher Programme wie z. B. das IPT von Roder et al. [17] − auf kognitive Defizite hinweisen. So beschrieben Hermanutz und Gestrich [8] signifikante Verbesserungen einer nach dem Brenner'schen Programm trainierten Gruppe gegenüber einer Kontrollgruppe bezüglich der folgenden 3 Merkmale: Globale Anpassung (GAS), Mißtrauen und Gespanntheit (BPRS).

Zu ähnlichen Ergebnissen kommen Krämer et al. [11]: Bei dieser Studie handelte es sich um besonders ausgeprägte chronifizierte Patienten.

Olbrich und Mussgay [16] berichteten über sehr erfolgreichen Einsatz eines kognitiven Trainingsprogrammes im Sinne einer gesamten neuropsychologischen Funktionsverbesserung trotz primär elementarer Defizite bei ihren schizophrenen Patienten. Im Rahmen dieses Programmes scheinen die Patienten neue kognitive Strategien entwickelt zu haben.

Möller et al. [15] berichteten über erste Erfahrungen einer Untersuchung, in der Effekte der kognitiven Therapie mit Problemlösung und Streßbewältigung mit solchen der sozialen Kompetenzübung verglichen wurden: Beide Therapiebereiche zeigten deutliche Ergebnisse im Sinne positiver Veränderung der Zielvariablen. Interessant war vor allem, daß die theoretisch erwartete Spezifität der Effekte nicht nachweisbar war: Das kognitive Training zeigte nicht nur therapeutische Effekte im Bereich der kognitiven Variablen, sondern auch im Bereich der Variablen der sozialen Kompetenz und umgekehrt.

3. Familientherapie

Familientherapeutische Ansätze weisen in der Beeinflussung der Familiendynamik schizophren Erkrankter gute Erfolge auf: Basierend auf den Befunden zum expressed-emotion-Konzept betonen neuere Forschungsarbeiten vor allem die familientherapeutischen Ansätze, besonders im Hinblick auf die Rückfallsprophylaxe [1, 7, 12]. Dabei wurden fraktionelle Therapieprogramme mit den Patienten und ihren Familien durchgeführt.

Meist gliedert sich ein derartiges psychotherapeutisches Familienprogramm in 4 Phasen:

Phase 1: Kontaktaufnahme und Motivation der Familie, Strategien zu erlernen, um sich und dem Patienten zu helfen.

Phase 2: Information der Familie: Diese erhält genaue Informationen über die Erkrankung und über Techniken, besser mit dem Patienten umzugehen (Vermeidung von Überstimulation usw.)

Phase 3: Bearbeitung von gestörten Interaktionsmustern zwischen einzelnen Familienmitgliedern (Gefahr der Überprotektion).

Phase 4: Langsames Ausschleichen des Therapeuten. Eventuell periodisch stützende Sitzungen.

In Vergleichsstudien wie z. B. von Anderson [1] zeigte sich eine Rückfallsquote von
- 25% der Patienten, die in einer Familientherapie allein teilgenommen hatten, von
- 35% der Patienten, die lediglich ein Training zur Verbesserung der sozialen Fertigkeiten erhalten hatten, von
- 22% der Patienten aus der kombinierten Behandlungsgruppe (soziales Kompetenztraining und Familientherapie) und von
- 57% der nur medikamentös behandelten Patienten.

Dieser letzte Punkt berührt sehr eng Fragen der Compliance. Zu ähnlichen Ergebnissen kam die Gruppe von Leff [13] die in einem 9-monatigen Beobachtungszeitraum von 6 und 9% Rückfällen bei familientherapeutisch behandelten Patienten berichten konnten; dieser Zahl standen 44% und 50% von Rückfällen bei Kontrollgruppen (Psychopharmaka, individuelle stützende Betreuung) gegenüber. Zu ähnlichen Ergebnissen kam auch eine Innsbrucker Studie [9]. Die Verbindung von Familien- und Pharmakotherapie konnte innerhalb eines Zeitraumes von 9 Monaten die Rehospitalisationsrate auf 0% reduzieren.

Ehlert [5] kombinierte die Angehörigenschulung mit einem Problemlösungstraining: In Anlehnung an den Problemlöseansatz von D'Zurilla und Goldfried [4] wurden die Angehörigen von schizophrenen Patienten innerhalb von 3 Sitzungen zu folgendem stark strukturierten Vorgehen zur Problembearbeitung angeleitet:

- Definition des Problemes
- Festsetzung des Zieles
- Erarbeitung von Lösungsvorschlägen
- Beurteilung der Lösungen nach Durchführbarkeit
- Abschätzung der kurz- und langfristigen Konsequenzen
- Entscheidung für eine der vorgeschlagenen Lösungen
- Planung der konkreten Umsetzung der Lösung in einer realen Situation

Durch kombinierte Behandlungsverfahren (Familientherapie, Kompetenztraining, psychoedukatives Vorgehen, kognitive Therapieansätze und Neuroleptikagaben) lasssen sich — durch Vergleichsstudien erhärtet — Rückfälle weitgehend verhindern.

Die therapeutischen Konsequenzen der Coping-Strategien führten zu einer Annäherung der psychotherapeutischen an die soziotherapeutischen Ansätze: Entsprechend der Coping-Strategien soll Stimulation soweit reduziert werden, daß der Patient noch angeregt, nicht aber überfordert wird. Er gewinnt seine gesunde Identität umso rascher wieder, je weniger er sich in seiner Umwelt als Kranker erfährt.

Verlaufsbestimmende soziale Faktoren in Form von provozierenden Stressoren, Auslösern oder Stimuli fordern deren Berücksichtigung in therapeutischen Programmen.

Zusammenfassend lassen sich folgende psychosoziale Richtlinien darstellen:

1. Die therapeutische Situation soll auf Informationsvereinfachung hinzielen, worunter ein transparenter, reizarmer Lebensrahmen mit konstanten Bezugspersonen verstanden wird.
2. Alle Betroffenen sollten einheitlich über die Art der Erkrankung, Therapie und Prognose informiert werden.
3. Der Kommunikationsstil muß klar und eindeutig sein, wobei vorallem komplizierte, widersprüchliche und affektive Umgangsformen vermieden werden sollen.

4. In der personellen Betreuung und bezüglich des Behandlungskonzeptes muß eine Kontinuität vorhanden sein.

5. Es sind klare Behandlungsziele mit realistischer Zukunftserwartung zu erstellen.

6. Über- wie auch Unterstimulation ist zu vermeiden.

7. Behandlungsstrategien zum Training funktionaler Fertigkeiten, die für eine soziale, berufliche und familiäre Alltagsbewältigung wichtig sind, müssen individuell festgelegt werden. Dazu eignen sich insbesondere das Training von sozialen Fähigkeiten, das Training interpersonaler Problemlösungsfertigkeiten sowie die Verhaltensbeeinflussung der Familien.

Literatur

1. Anderson CM (1986) Psychoeducational family therapy. In: Goldstein MH, Hand I, Hahlweg K (eds) Treatment of schizophrenia. Springer, Berlin Heidelberg New York, pp 145–152

2. Bellack AS, Turner SM, Hersen M, Luber RF (1984) An examination of the efficacy of social skills training for chronic schizophrenic patients. Hosp Commun Psychiatry 35: 1023–1028

3. Brenner HD, Stramke W, Brauchle B (1982) Integriertes psychologisches Therapieprogramm bei chronisch schizophrenen Patienten: Untersuchungen zur differentiellen Indikation. In: Helmchen H, Linden M, Rüger U (Hrsg) Psychotherapie in der Psychiatrie. Springer, Berlin Heidelberg New York

4. D'Zurilla TJ, Goldfried MR (1971) Problem solving and behavior modification. J Abnorm Psychol 78: 107–126

5. Ehlert U (1989) Ambulante Betreuung von Angehörigen schizophrener Patienten zur Rezidivprophylaxe. In: Wahl R, Hautzinger M (Hrsg) Verhaltensmedizin. Deutscher Ärzteverlag, Köln, S 235–240

6. Falloon IRH, Lindley P, McDonald R, Marks IM (1977) Social skills training of outpatient groups. Br J Psychiatry 131: 5599–5609

7. Falloon IRH, Boyd JL, McGill CW (1984) Family care of schizophrenia. Guilford Press, New York

8. Hermanutz M, Gestrich J (1987) Kognitives Training mit Schizophrenen. Nervenarzt 58: 91–96

9. Hinterhuber H (1973) Zur Katamnese der Schizophrenien: Eine klinisch statistische Untersuchung lebenslanger Verläufe. Fortschr Neurol Psychiatr 41: 527–558

10. Hollin CR, Trower P (1988) Development and applications of social skills training: a review and critique. In: Hersen M, Eisler RM, Miller

PM (eds) Progress in behavior modification, vol 22. Sage Publications, Newbury Park Peverly Hills, p 166
11. Kraemer S, Sulz SKD, Schmid R, Lässle R (1987) Kognitive Therapie bei standardversorgten schizophrenen Patienten. Nervenarzt 58: 84–90
12. Leff J, Kuipers L, Berkowitz R, Eberlein-Fries R, Sturgeon D (1982) A controlled trial of social intervention in the families of schizophrenic patients. Br J Psychiatry 141: 121–134
13. Leff J, Kuipers L, Berkowitz R, Eberlein-Fries R, Sturgeon D (1986) Controlled trial of social intervention in the families of schizophrenic patients. In: Goldstein MJ, Hand I, Hahlweg K (eds) Treatment of schizophrenia. Springer, Berlin Heidelberg New York, pp 153–171
14. Möller HJ, Nobis E, Möller C (1981) Erfahrungen beim Aufbau eines Realitätstrainings für schizophrene Patienten. Psychother Psychosom Med Psychol 31: 74–82
15. Möller HJ, Kraemer S, Zinner HJ (1989) Möglichkeiten und Grenzen der Verhaltenstherapie bei Patienten mit schizophrenen Erkrankungen. In: Wahl R, Hautzinger M (Hrsg) Verhaltensmedizin. Deutscher Ärzteverlag, Köln, S 223–234
16. Olbrich R, Mussgay L (1988) Reduction of schizophrenic deficits by cognitive training: a evaluative study. Poster im Rahmen des Schizophrenie-Workshops, Bad Gastein
17. Roder V, Brenner HD, Kienzle N, Hodel B (1988) Integriertes psychologisches Therapieprogramm für schizophrene Patienten (IPT). Psychologie Verlags-Union, München
18. Sullivan HS (1962) Schizophrenia as a human process. Norton, New York

Anschrift der Verfasser: Prof. Dr. H. Hinterhuber, Universitätsklinik für Psychiatrie, Anichstraße 35, A-6020 Innsbruck, Österreich.

Ergopsychometrie - Ergebnisse eines Stressbelastungsprogrammes bei schizophrenen Patienten

V. Günther [1], J. Krypsin-Exner [2], U. Meise [1], J. Kinzl [1] und H. Rössler [1]

[1] Universitätsklinik für Psychiatrie, Innsbruck, und
[2] Institut für Allgemeine und Experimentelle Psychologie,
Universität Wien, Österreich

Zusammenfassung

6 schizophrene Patienten (nach dem DSM-III-R handelt es sich um 3 Schizophrene vom paranoiden Typ in Remission und um 3 Patienten mit einem Residuum) und 5 Kontrollpatienten mit einer hysterischen Neurose vom Konversionstyp wurden einer ergopsychometrischen Untersuchungsreihe (= Testen unter Belastung) unterzogen. Die Effekte der reiz- und reaktionsgesteuerten Belastungsaufgaben auf die Stimmung, die Vigilanz und die Perseverationstendenz wurden erfaßt. Für die statistische Auswertung der individuellen Leistungsverläufe wurde die Methode der „Stars" gewählt. Diese Form der Darstellung erlaubt eine individuelle Analyse des Leistungsverhaltens unter den verschiedenen Bedingungen.

In der Gruppe der schizophrenen Patienten zeigen sich die unterschiedlichsten Leistungsverläufe, wobei sich — unabhängig von den Leistungsparametern — das durchgeführte Belastungsprogramm nicht negativ auf die Befindlichkeit auswirkt. Auch Patienten mit Konversionsneurosen weisen heterogene Leistungsmuster auf, sie reagieren jedoch im Gegensatz zu den schizophrenen Patienten auf die Streßbelastungsbedingungen mit einer Befindlichkeitsverschlechterung.

Neben der diagnostischen Relevanz kann die Darstellung der individuellen Leistungsverläufe und deren Auswirkung auf die Befindlichkeit auch wichtige Implikationen für das therapeutische Vorgehen liefern.

Schlüsselwörter: Ergopsychometrie, Streßbelastungsprogramm, Schizophrenie, Konversionsneurose.

Summary

Ergopsychometry - results of a stress load program in schizophrenic patients. 6 schizophrenic patients (according to the DSM III-R 3 of them were schizophrenics of the paranoid type in remission and 3 of them had residual schizophrenic symptoms) and 5 controls with hysterical neurosis, conversion type, underwent ergopsychometric testing (= testing under load). The effect of stimulus- and reaction-controlled tasks on mood, vigilance, and perseveration tendency were recorded. For the statistical analysis of the intraindividual courses of performance we used the method of "Stars". This graphical method of presentation permits the analysis of the individual's performance under different stress load conditions.

Schizophrenic patients show large variations in their courses of performance, but — independent of performance parameters — the stress load program has no negative influence on their well-being. Patients with conversional neuroses demonstrate a heterogeneity in their performance as well, in contrast to schizophrenics, however, they react to stress load conditions with a deterioration in well-being.

In addition to the diagnostic relevance, the presentation of individual courses of performance and the influence of stress conditions on well-being may also have important implications on therapeutic strategy.

Keywords: Ergopsychometry, stress load program, schizophrenia, conversional neurosis.

1. Einleitung

Als Analogon zur Ergometrie in der Medizin wird unter „Ergopsychometrie" das psychologische Testen unter Belastungsbedingungen verstanden. Der ergopsychometrische Ansatz ist relativ neu, der Begriff wurde von Guttman geprägt und wurde 1984 in die amerikanische Encyclopedia of Psychology [2] aufgenommen.

Das Testen unter Belastung stellt eine Alternative zum Zentraldogma der konventionellen Diagnostik dar, welches psychologisches Testen unter ruhigen, störungsfreien Bedingungen postuliert [1]. Belastungsdiagnostik erlaubt somit eine adäquatere Vorhersage der Leistungsfähigkeit eines Menschen unter Realbedingungen, die Zeit- und Termindruck einschließen.

Im klinischen Bereich liegen bisher nur wenige Ergebnisse zum ergopsychometrischen Testen vor, eine ausführliche Untersuchung an Patienten mit beginnenden Abbauerscheinungen im Rahmen hirnorganischer Prozesse und despressiven Patienten findet sich bei Kryspin-Exner [4].

Auf dem Hintergrund des Vulnerabilitätsmodells von Zubin und Spring [8] scheint es interessant, den ergopsychometrischen Untersuchungsansatz auch bei schizophrenen Patienten anzuwenden. Zubin versteht unter Vulnerabilität die Schwellensenkung des Individuums gegenüber exogenen und evtl. auch endogenen Faktoren, die somit zu Stressoren werden und − über Zwischenschritte − in der Lage sind, psychotisches Geschehen auszulösen. Besonders Reize, die als unkontrollierbar, unerwartet, unvorhergesehen charakterisierbar sind, werden zu Stressoren. Nach Zubin können jedoch auch endogene Stimulierungen, etwa im Sinne biochemischer Veränderungen, als Stressoren fungieren. Ob Reizbedingungen bei einem vulnerablen Individuum tatsächlich eine psychotische Episode auslösen können, hängt von den Moderatorvariablen ab. Nach Zubin sind als Moderatorvariablen vor allem das soziale Netzwerk des Betroffenen und seine prämorbide Persönlichkeit anzusehen, eine positive soziale Umgebung und gute coping-Strategien können somit den Stressoren zum Teil ihre Schärfe nehmen (Darstellung des Zubin'schen Modells nach Olbrich [5]).

Ausgehend nun vom Vulnerabilitätsmodell wäre zu erwarten, daß schizophrene Patienten auf eine exogene Streßsituation, wie das von uns konzipierte ergopsychometrische Setting darstellt, anders reagieren als eine Kontrollgruppe. In der vorliegenden Untersuchung wurden als Kontrollpersonen Patienten mit einer hysterischen Neurose vom Konversionstyp herangezogen.

2. Methoden

2.1 Das ergopsychometrische Setting

Für unsere klinischen Fragestellungen erschien es uns vorerst nur vertretbar, die Belastungen in die Aufgaben selbst zu legen, um nicht unter Umständen die psychiatrische Symptomatik durch Überstimulation zu provozieren. Zudem ist die Rückführung nach maximaler Belastung auf die Ausgangssituation aus „psychohygienischen" Gründen eine unbedingte

Voraussetzung. Die Patienten sollten auf keinen Fall das Gefühl haben, daß sie die Testsituation mit einem Mißerfolg beenden.

Wir haben für unsere Untersuchung den folgenden ergopsychometrischen Ansatz gewählt: Die Belastung bestand einmal in monotoner Reizvorgabe anhand des Pauli-Testgeräts; dabei müssen einstellige Zahlen, die auf einem Display erscheinen, über 15 Minuten lang addiert und die Einerstelle eingetippt werden. Man spricht auch von reaktionsgesteuerter Belastung, weil die nächste Rechenaufgabe erst dann erscheint, wenn die vorhergehende gelöst ist.

Die zweite Form der Belastung, der eigentliche Kern der Untersuchung, stellte eine Reiz- und Reaktionsabfolge am Wiener-Determinationsgerät dar. Auf einer Milchglasscheibe erscheinen Lichtpunkte unterschiedlicher Farben, zufallsverteilt an 5 verschiedenen Stellen. Zu reagieren ist auf diese durch Druck entsprechender Farbtasten sowie durch Fußpedale. Insgesamt hat die Versuchsperson 7 Durchgänge zu absolvieren, wobei nach einer Übungsperiode 50 Stimuli in immer rascher werdender Signalvorgabe vorgegeben werden: Durchgang 1–7

Signalabstand 1,2 sec
1,0 sec
0,8 sec
0,6 sec
0,8 sec
1,0 sec
1,2 sec

Diese reizgesteuerte Signalvorgabe war in jeweils 15 Minuten reaktionsgesteuerter Reizvorgabe am Pauli-Testgerät eingebettet. Außerdem wurden während des gesamten 70 Minuten dauernden Belastungsprogramms 4mal die Aktivierung bzw. Ermüdung anhand der Flimmerverschmelzungs-Frequenz (FVF 1–4) sowie der Aspekt der Perseveration, anhand des Perseverationstestgerätes von Breidt (PTG 1–4), erfaßt. Um die Einflüsse der Streßsituation auf Stimmung und Befindlichkeit zu erheben, wurde jeweils vor und nach den Belastungssituationen die Befindlichkeitsskala von v. Zerssen (BS 1–BS 4) vorgegeben.

Der Versuchsablauf gestaltete sich somit folgendermaßen:
BS 1 – PTG 1 – FVF 1 – Pauli 1 (15 Minuten) – BS 2 – PTG 2 – FVF 2 – Determinationsgerät mit auf- und absteigender Geschwindigkeit der Signale – BS 3 – PTG 3 – FVF 3 – Pauli 2 (15 Minuten) – BS 4 – PTG 4 – FVF 4.

2.2 Probanden

6 männliche schizophrene Patienten (3 Schizophrene von paranoiden Typ in Remission und 3 Patienten mit einem Residuum, nach dem DSM-III-

R 295.65, 295.35) und 5 Kontrollpatienten mit einer hysterischen Neurose vom Konversionstyp (300.11) wurden einer ergopsychometrischen Untersuchungsreihe unterzogen. Alle Patienten waren im Alter zwischen 22 und 35 Jahren und von vergleichbarem Ausbildungsniveau. Alle Patienten waren zudem zum Zeitpunkt der Untersuchung medikamentenfrei und zeigten keine akute schizophrene Symptomatik (zur Erfassung schizophrener Primärstörungen wurde deshalb auch der Frankfurter-Beschwerde-Fragebogen nach Süllwold neben dem medizinischen Urteil des Arztes herangezogen). Insgesamt schien dies besonders wichtig, um die Testergebnisse nicht durch einen Medikamenteneffekt oder die akute Symptomatik zu verfälschen.

2.3 Statistische Auswertung

Für unsere Fragestellung und bei der geringen Probandenanzahl erschien die Darstellung der Einzelverläufe, also die individuelle Analyse des Leistungsverhaltens unter den verschiedenen Bedingungen (psychometrische Einzelfallanalyse) sinnvoller, als gruppenstatistische Analysen. Deshalb wurde die von Wainer und Thissen [7] bzw. DuToit et al. [6] beschriebene Methode der sog. „Stars" gewählt (Abb. 1). Auf jedem Strahl, der einen spezifischen Test zu einem bestimmten Meßzeitpunkt betrifft, ist die stan-

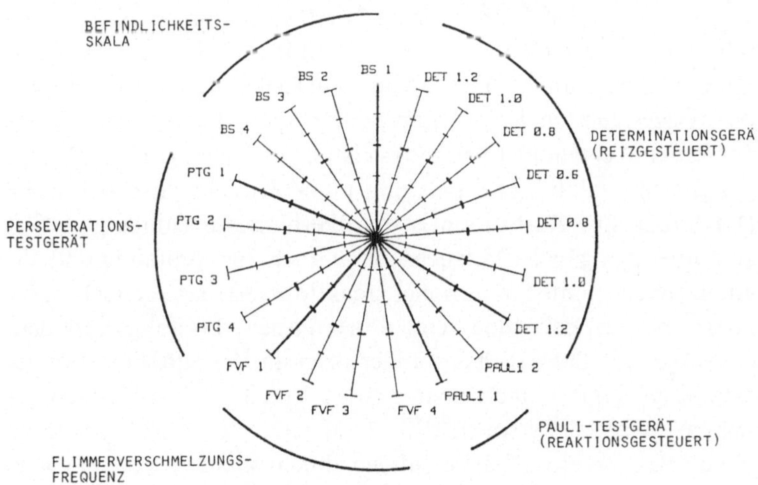

Abb. 1. Grundgerüst eines Stars

dardisierte Variable aufgetragen. Die Berechnungsweise erfolgt nach der Formel:

$$\frac{\text{Beobachtungswert minus Mittelwert der individuellen Variable}}{\text{Standardwert der entsprechenden Variable}} + 3\,\text{Standardabweichungen}$$

Die Länge des Strahls beträgt 5 Standardabweichungen, der Mittelwert der Variable liegt 3 Sigma vom Zentrum des Sterns entfernt. Je weiter ein Wert vom Mittelpunkt entfernt ist, desto besser ist der Patient in diesem Testinstrument, desto besser fühlt er sich in der Befindlichkeit.

Außerdem wurden die 2 Diagnosegruppen mittels des Man-Whitney-Tests und des Kruskal-Wallis-Tests auf Unterschiede in den einzelnen Testverfahren zu den einzelnen Meßzeitpunkten geprüft.

3. Ergebnisse

Betrachtet man vorerst die Stars der schizophrenen Patienten (Abb. 2, S 1–6) so fallen auf ersten Blick die Heterogenität der Einzelverläufe, also die unterschiedlichsten Starkonfigurationen, auf. So sei exemplarisch der individuelle Einzelverlauf am Star S 1 (Abb. 3) erklärt. Im Bereich der Leistungsparameter zeigt dieser Patient relativ gute Leistungen unter monotoner, reaktionsgesteuerter Reizvorgabe am Pauli-Testgerät (Pauli 1) auf die der Patient jedoch mit auffällig ansteigender Perseverationstendenz (PTG 2) reagiert. Nach den 7 stressenden Durchgängen am Wiener-Determinationsgerät zeigt sich sogar ein tendenziell besserer Wert im Pauli 2. Innerhalb der Durchgänge am Determinationsgerät, also der reizgesteuerten Reizvorgabe unter Speed-Bedingungen, zeigt der Patient bei mäßiger Ausgangsleistung in den langsamen Durchgängen eine relativ gute Leistung unter extremer Streßbelastung (DET 0,6). Die Restitution ist darüberhinaus ebenfalls gut. Gut sind über den ganzen Versuchsablauf auch die Stimmung und Vigilanz. Weder unter monotoner, reaktionsgesteuerter, noch unter reizgesteuerter Belastung zeigt dieser Patient Leistungseinbußen, die subjektive Befindlichkeit ändert sich im Verlaufe des Streßbelastungsprogramms nicht nennenswert. Von den schizophrenen Patienten weisen 3 Personen (S 3, 4, 6) relativ großflächige Sterne ohne nennenswerte Defizite auf, sie ähneln somit Gesunden (siehe Kryspin-Exner, 4). S 3 und 4 zeigen einen erwarteten Leistungsknick bei der sehr schnellen Signalvorgabe von 0,6 sec im Determina-

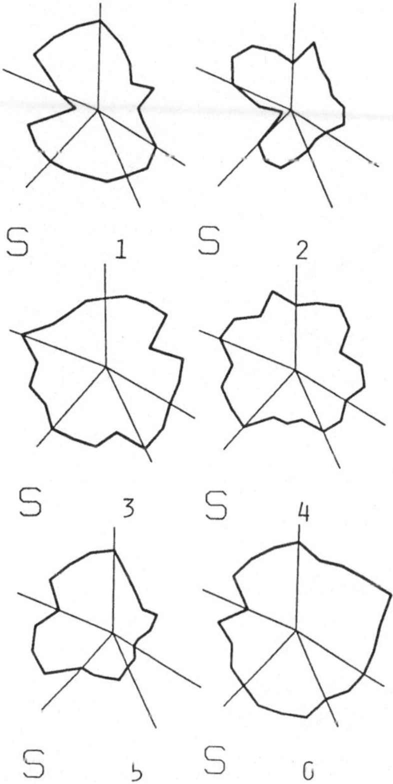

Abb. 2. Stars der schizophrenen Patienten

tionsgerät mit guter Restitution. S 6 wird unter der extremen Streß-bedingung sogar besonders gut. Interessanterweise handelt es sich bei all diesen 3 Patienten um paranoide Schizophrenien in Remission. Die 3 anderen Patienten zeigen kleinflächigere Sterne mit zum Teil schlechten Leistungsparametern. 1 Patient (S 2) weist beispielsweise eine extrem hohe Perseverationstendenz auf. Diese Patienten wurden primär als Schizophrenien vom residualen Typ diagnostiziert. Allen Patienten gemeinsam ist ihre relativ gute Befindlichkeit, die sich unter den Streßbelastungsbedingungen auch kaum verändert. Lediglich die Versuchsperson S 4 fällt in ihrer Stimmung

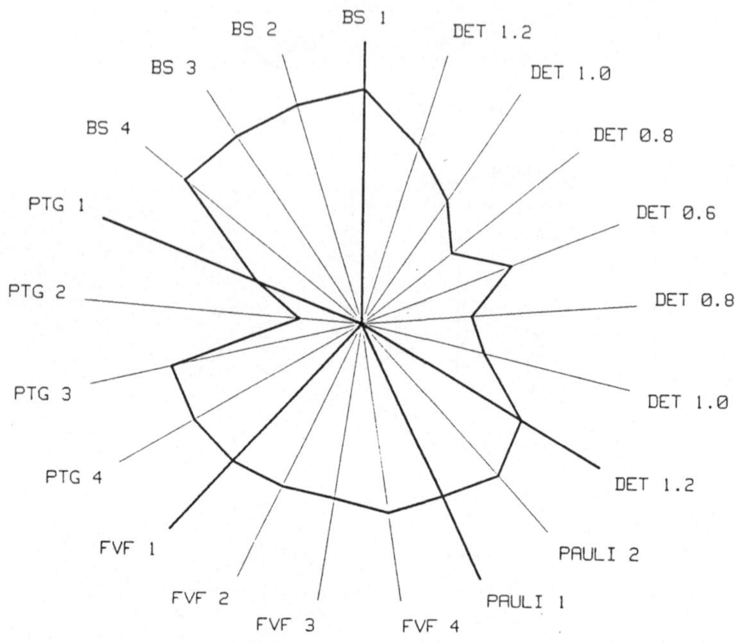

Abb. 3. Star des schizophrenen Patienten S 1

nach den extremen Belastungsbedingungen am Determinationsgerät ab, ihr geht es besser nach reaktionsgesteuerter Aufgabe am
Pauli-Testgerät. Der an sich im Leistungsprofil schlecht abschnei-
dende Patient S 2 reagiert auf die extremen Streßbelastungsbedingungen am Determinationsgerät sogar mit einer Stimmungsauf-
hellung.

Betrachtet man die Stars der Patienten mit Konversionsneurosen
(Abb. 4, K 1–5), so zeigten sich auch hier die unterschiedlichsten
Leistungsmuster beim optischen Vergleich. 2 Patienten (K 2 und 4)
fallen dabei durch ihre besonders schlechten Leistungsparameter
auf, und alle Patienten sind durch ihre schlechte Befindlichkeit
charakterisiert.

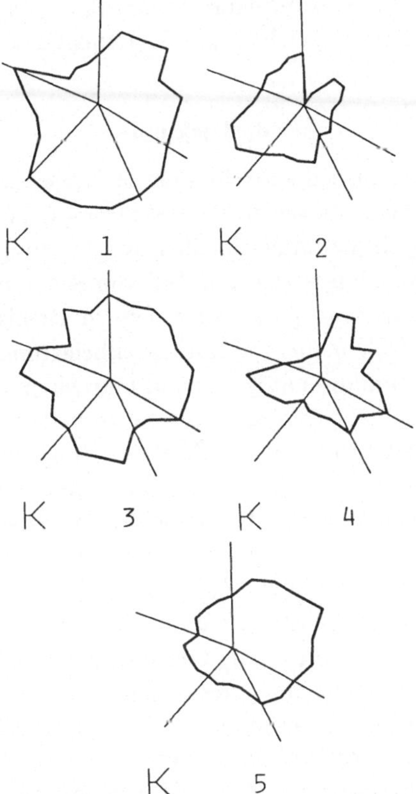

Abb. 4. Stars der Patienten mit Konversionsneurosen

Auch im statistischen Gruppenvergleich zeigen sich zwischen den 2 Patientengruppen nur in den Werten der Befindlichkeitsskala signifikante Unterschiede dahingehend, daß die Patienten mit Konversionsneurosen unter den unterschiedlichsten Streßbelastungsbedingungen mit signifikanter Verschlechterung in der Befindlichkeit reagieren (BS 2, 3 und 4), dies bei vergleichbaren Ausgangswerten.

Im Frankfurter-Beschwerde-Fragebogen nach Süllwold zeigen alle 6 schizophrenen Patienten unauffällige Werte (Score ≥ 20), während 3 der konversionsneurotischen Patienten einen Wert 20 oder höher (1 Patient bejaht sogar 83 Items!) erreichen.

4. Diskussion

Bei unserer kleinen, jedoch sehr präzise ausgewählten Patientengruppe von 6 Schizophrenen ohne akute psychiatrische Symptomatik, zeigen sich die unterschiedlichsten Leistungsverläufe unter Streßbelastungsbedingungen. Ein Teil von Schizophrenen, vor allem Schizophrene vom paranoiden Typ in Remission, reagieren zumindest auf das von uns gewählte Streßbelastungsprogramm leistungs- und stimmungsmäßig sehr gut und wie gesunde Personen. Patienten mit Schizophrenien vom residualen Typ haben zwar ein niedrigeres Leistungsniveau, die Streßbelastungsbedingungen wirken sich jedoch nicht negativ auf die Stimmungslage aus. Bezogen auf das Zubin'sche Vulnerabilitätsmodell könnte dies bedeuten, daß die Patienten das gewählte ergopsychometrische Setting subjektiv nicht als Streß interpretieren, Zubin selbst sieht vor allem soziale Stressoren als gefährlichste Reize an (derartige zu verwenden ist jedoch ethisch nicht vertretbar) und/oder daß die Patienten über sehr gute copings und ein gutes soziales Netzwerk verfügen (3 Patienten leben in ihrer Familie, 3 Patienten in einem der Klinik angeschlossenen Berufstrainingszentrum).

Die Kontrollgruppe von Konversionsneurosen zeigen ebenfalls sehr heterogene Leistungsverläufe, sie unterscheiden sich in keinem der verwendeten Leistungsparameter von den schizophrenen Patienten. Im Gegensatz zu den Schizophrenen reagieren die konversionsneurotischen Patienten jedoch auf die Streßbelastungsbedingungen mit einer signifikant schlechteren subjektiven Befindlichkeit. Auch im Frankfurter-Beschwerde-Fragebogen nach Süllwold, der primär zur Erfassung schizophrener Primärstörungen konzipiert wurde, geben sie ihrem subjektiven Leidensdruck durch zum Teil extrem hohe Scores weit mehr Ausdruck, als die schizophrenen Patienten, von denen alle unauffällige Scores erzielten. Damit findet ein bereits von Kryspin-Exner und Lutterotti [3] beschriebenes Ergebnis — nämlich das Konversionsneurosen im

Frankfurter-Beschwerde-Fragebogen oft weit mehr Items ankreuzen als Schizophrene − noch einmal Bestätigung. Die konversionsneurotischen Patienten klagten auch während des Versuchs weit mehr darüber, daß sie sich dieser Testsituation unterziehen müssen und schienen insgesamt viel unmotivierter als die Schizophrenen, gute Leistungen zu erbringen.

Abgesehen von der diagnostischen Relevanz kann die von uns gewählte Methode der Stars wertvolle Hinweise auch für das therapeutische Procedere liefern, beispielsweise könnten kognitive Trainingsprogramme entsprechend der Leistungsdefizite des Patienten individuell abgestimmt und individuell geübt werden.

Literatur

1. Anastasi A (1968) Psychological testing. McMillan, New York
2. Guttmann G (1984) Ergopsychometry. In: Corsini RJ (ed) Encyclopedia of psychology, vol 1. Wiley, New York, p 446
3. Krypsin-Exner I, Lutterotti R (1982) Clusteranalytische Untersuchung über die Symptome des Frankfurter-Beschwerde-Fragebogens. Neuropsychiatr Clin 1: 29–41
4. Krypsin-Exner I (1987) Ergopsychometrie und Hirnleistungsdiagnostik. Roderer, Regensburg
5. Olbrich R (1987) Die Verletzbarkeit der Schizophrenen: J Zubins Konzept der Vulnerabilität. Nervenarzt 58: 65–71
6. Toit du SHC, Steyn AGW, Stumpf RH (1986) Graphical exploratory data analysis, chap 4. Springer, New York
7. Wainer H, Thissen D (1981) Graphical data analysis. Ann Rev Psychol 32: 191–241
8. Zubin J, Spring B (1977) Vulnerability - a new view of schizophrenia. J Abnorm Psychol 86: 103–126

Anschrift der Verfasser: Dr. Verena Günther, Universitätsklinik für Psychiatrie, Anichstraße 35, A-6020 Innsbruck, Österreich.

Die neuroleptische Langzeittherapie schizophrener Psychosen: Einstellungen und Richtlinien

U. Meise, M. Kurz, P. Schett und **W. W. Fleischhacker**

Universitätsklinik für Psychiatrie, Innsbruck, Österreich

Zusammenfassung

Im Widerspruch zu den Ergebnissen der klinischen Forschung treten bei schizophrenen Patienten unter Routinebehandlungsbedingungen häufig Erkrankungsrezidive auf. Als eine Ursache wird der Mangel an präzisen Richtlinien für die neuroleptische Rezidivprophylaxe angesehen. Im Rahmen einer postalischen Umfrage ergaben sich bei österreichischen Nervenärzten Hinweise dafür, daß die Handhabung der neuroleptischen Rezidivprophylaxe im Hinblick auf die Dosierungsgewohnheiten uneinheitlich ist. Bezüglich der Dauer dieser therapeutischen Strategie besteht eine mangelhafte Übereinstimmung mit Richtlinien, die auf der Grundlage von empirischen Forschungsergebnissen erstellt werden.

Schlüsselwörter: Schizophrenie, neuroleptische Rezidivprophylaxe, Richtlinien.

Summary

The neuroleptic maintenance treatment of schizophrenic psychoses: opinions and guidelines. In contrast to the results of controlled clinical trials there is a high relapse rate when schizophrenic patients are treated under routine clinical conditions. The lack of precise guidelines for anti psychotic maintenance treatment can be seen as one of the important factors for this discrepancy. A postal survey of Austrian neurologists and psychiatrists indicates varying opinions concerning dose and length of prophylactic neuroleptic treatment. Especially length of treatment varies considerably and is generally shorter than results from controlled studies suggest.

Keywords: Schizophrenia, maintenance treatment, prophylaxis, guidelines.

1. Einleitung

Es gehört mittlerweile zum traditionellen Wissen, daß Neuroleptika auch im Rahmen der Rezidivprophylaxe von schizophrenen Psychosen eine zentrale Rolle im Behandlungs- und Rehabilitationsplan einnehmen. Die Wirksamkeit der Neuroleptika in dieser Indikation gehört zu den empirisch am besten abgesicherten Erkenntnissen in der Psychiatrie. Prospektive placebokontrollierte Studien zeigten, daß drei Viertel der mit Placebo behandelten Patienten innerhalb eines Jahres ein Rezidiv erlitten. Unter neuroleptischer Therapie rezidivierten dagegen lediglich 15% der Patienten [1]. Diese Placebo-Verum-Differenz erreichte dabei eine statistische Signifikanz [2]. Trotzdem weisen sehr viele Patienten unter Routinebehandlungsbedingungen mit Neuroleptika außerhalb eines wissenschaftlichen Untersuchungssettings ein Rezidiv auf: über die Hälfte der Patienten erkranken innerhalb eines Jahres nach Behandlung einer schizophrenen Episode erneut [3]. Diese Diskrepanz zwischen den Ergebnissen der klinischen Forschung und der Praxis ist sicherlich unbefriedigend und mit erheblichen Konsequenzen verknüpft. Als wesentliche Ursache für diese Diskrepanz wird die mangelnde Compliance der Patienten genannt. Bei mehr als 50% aller schizophrenen Patienten besteht von vorneherein eine mangelnde Kooperationsbereitschaft bzw. tritt eine solche im Laufe der Behandlung auf [4]. Diesem Umstand liegt ein sehr komplexes Bedingungsgefüge zugrunde, in dem Faktoren, die in den Bereichen „Arzt", „Patient", „Therapie" und „Umwelt" angesiedelt sind [5]. Vor dem Hintergrund des ärztlichen Handelns wird immer darauf hingewiesen, daß bezüglich Indikation, Dauer und Dosierung einer neuroleptischen Rezidivprophylaxe schizophrener Patienten zwischen Nervenärzten zu wenig Übereinstimmung besteht [6]. Dieser Mangel an präzisen Richtlinien für die therapeutische Strategie wird als eine wesentliche Ursache dafür angesehen, daß mehr als die Hälfte der schizophrenen Patienten, für die eine neuroleptische Langzeittherapie notwendig wäre, diese letztendlich nicht erhalten bzw. wahrnehmen.

In der vorliegenden pharmakoepidemiologischen Befragung

sollte untersucht werden, ob diese Kritik zutrifft. Weiters sollen diese Ergebnisse vor dem Hintergrund bestehender Konsensusbemühungen diskutiert werden.

2. Methodik

1989 befragten wir in Österreich alle Psychiater (n = 372) und Neurologen (n = 337), sowie Ausbildungskandidaten für Psychiatrie (n = 189) und Neurologie (n = 62) mit Hilfe eines postalisch versandten Fragenkataloges zur Langzeitmedikation schizophrener Patienten. Abgesehen von 4 Fragen zum beruflichen Hintergrund der Ärzte waren folgende 7 Fragen ausschließlich auf den oben genannten Indikationsbereich eingeschränkt.

Eine Frage forderte die Ärzte zu einer Einschätzung des Stellenwertes der drei therapeutischen Ebenen – Psychotherapie, Soziotherapie und Pharmakotherapie – auf. Drei Fragen bezogen sich auf die Handhabung der neuroleptischen Langzeittherapie: Wie hoch ist der jeweilige Prozentsatz jener Patienten, die mit einem oder mit mehreren Neuroleptika behandelt werden; jener Patienten, die zusätzlich längerfristig andere Psychopharmaka benötigen; sowie jener Patienten, die mit oralen Neuroleptika vs. Depotneuroleptika behandelt werden. Zwei Fragen bezogen sich auf die Namen der von den Ärzten für eine Erhaltungstherapie bevorzugten oralen bzw. Depotneuroleptika, sowie auf ihre Dosierungsgewohnheiten. Dabei hatten die Befragten die Möglichkeit, vier Neuroleptika in einer Rangordnung anzugeben. Zusätzlich wurde bei den oralen Neuroleptika die vom Arzt als notwendig erachtete tägliche durchschnittliche Erhaltungsdosis in Milligramm, bei den Depotneuroleptika die durchschnittliche Erhaltungsdosis in Milligram und das durchschnittliche Injektionsintervall abgefragt. Eine Frage bezog sich auf die Dauer der neuroleptischen Erhaltungstherapie nach der Remission, und zwar sowohl nach einer Ersterkrankung, wie auch nach Mehrfacherkrankungen. Zuletzt sollten die Ärzte beurteilen, inwieweit sie die heute vorliegenden wissenschaftlichen Erkenntnisse zur neuroleptischen Langzeittherapie von schizophrenen Patienten als ausreichend befinden.

3. Ergebnisse

Die Rücklaufquote betrug insgesamt 45,2% der ausgesandten Fragebögen. Ärzte mit der Fachbezeichnung Psychiatrie antworteten mit 52% häufiger als Neurologen. Für die weitere Auswertung wurden die vollständig ausgefüllten Fragebögen von 284 Beantwortern berücksichtigt.

3.1 Deskription der Respondenten

Abbildung 1 zeigt die Aufgliederung der Nervenärzte nach ihrer Fachbezeichnung, den Jahren ihrer nervenärztlichen Tätigkeit, sowie dem momentanen Standort ihrer beruflichen Tätigkeit auf. Weiters den Prozentsatz ihrer psychiatrischen Patienten, gemessen an ihrem Gesamtklientel, und den Prozentsatz an schizophrenen Patienten, gemessen an ihrem psychiatrischen Klientel. Die häufigsten Antworten kamen von Psychiatern, die in Institutionen tätig sind. Zwischen den Beantwortern, die alle Items des Fragebogens beantworteten und jenen, die aufgrund fehlender Daten nicht in den folgenden Auswertungen berücksichtigt wurden, bestehen signifikante Unterschiede. Diese ergaben sich durch Nervenärzte, die

	FRAGEBOGEN		
	KOMPLETT (n=284)	INKOMPLETT (n=162)	Sign.
Facharztbezeichnung Psychiatrie	77.1 %	52.5 %	} $p<0.001$
Facharztbezeichnung Neurologie	22.9 %	47.9 %	
Jahre tätig	12.6 a (SD 8.6)	14.4 a (SD 13.0)	
dzt. vorwiegend in Praxis	24.3 %	40.7 %	} $p<0.001$
dzt. vorwiegend in Institution	75.7 %	59.3%	
Anteil psychiatrischer Patienten am Klientel	Median 90 % (5 % - 100 %)	Median 70 % (0% - 100 %)	$p<0.001$
Anteil schizophrener Pat. am psych. Klientel	Median 25 % (1 % - 85 %)	Median 10 % (0 % - 80 %)	$p<0.001$

Statistik: Chi-Quadrat Test

Abb. 1. Die Beantworter

offensichtlich weniger an der Behandlung schizophrener Patienten teilhaben. Inkomplette Datensätze wurden häufiger von Neurologen, in der Praxis Tätigen und Nervenärzten zurückgesandt, deren Prozentsatz an schizophrenen Patienten in ihrem psychiatrischen Klientel im Vergleich geringer war.

3.2 Allgemeines zur neuroleptischen Langzeittherapie

Auf die Frage „Wie schätzen Sie die Bedeutung der drei Therapieschenkel im Rahmen der Langzeittherapie schizophrener Psychosen bezogen auf 100% ein?" wurden psychotherapeutischen Verfahren im Durchschnitt 22,2%, soziotherapeutischen Verfahren 30,3% und der psychopharmakologischen Behandlung 47,6% zugewiesen. Die Pharmakotherapie wurde erwartungsgemäß höher bewertet. Die Frage, ob der momentane Kenntnisstand zur Dauer und Dosis der neuroleptischen Langzeittherapie bei schizophrenen Psychosen derzeit ausreichend sei, wurde lediglich 11,3% mit ja beantwortet. 56,7% hielten die derzeitigen wissenschaftlichen Erkenntnisse für nicht ausreichend, 32% waren darüber im Zweifel. Es bestand keine signifikante Beziehung zwischen der Bevorzugung eines bestimmten Therapieschenkels und der Beurteilung der Frage zum Erkenntnisstand. Die Auswertung der Angaben zur Frage, wieviel Prozent der Patienten mit einem bzw. mehreren Neuroleptika gleichzeitig behandelt werden, ergibt, daß 70% (Median) der Patienten mit einer Monotherapie behandelt werden. Auf die Frage nach der Langzeitbehandlung von Patienten mit oralen bzw. Depotneuroleptika wurde angegeben, daß jeweils die Hälfte der Patienten (Median) entweder mit oralen oder Depotneuroleptika behandelt werden.

3.3 Orale Neuroleptika

Abbildung 2 gibt die verwendeten oralen Neuroleptika — aufgelistet nach Häufigkeit und durchschnittlicher täglicher Erhaltungsdosis im Milligramm — wieder. Da die Option bestand, bis zu 4 Neuroleptika in einer Reihung anzugeben, zeigt die rechte Hälfte der Abbildung die häufigst genannten oralen Neuroleptika; in der

ORALE NEUROLEPTIKA GESAMT (N=284)
VERWENDUNGSHÄUFIGKEIT, TAGESDOSEN (mg)

******	N	%	Mean	SD	Median	Min - Max
HALOPERIDOL	220	77.5%	7.6	6.0	5.5	1 - 40
CLOZAPIN	110	38.7%	112.0	61.7	100.0	25 - 312.5
THIORIDAZIN	110	38.7%	123.2	64.7	100.0	25 - 312.5
CLOPENTHIXOL	96	33.8%	38.6	31.5	25.0	3.5 - 187.5
FLUPHENAZIN	86	30.3%	8.2	8.6	5.3	1.5 - 75
FLUPENTHIXOL	73	25.7%	4.1	1.6	3.0	1 - 30
PIMOZID	62	21.8%	3.4	1.6	3.3	1 - 8
CHLORPROTHIX.	38	13.4%	95.3	60.4	80.0	15 - 350
PERPHENAZIN	29	10.2%	12.3	4.5	12.0	4 - 32
LEVOMEPROMAZ.	15	5.3%	61.7	54.3	50.0	8 - 200

andere: n=62   21.8%

ORALE NEUROLEPTIKA DER ERSTEN WAHL (N=284)
VERWENDUNGSHÄUFIGKEIT (n,%), TAGESDOSEN (mg)

	N	%	Mean	SD	Median	Min - Max
HALOPERIDOL	125	44.0%	7.1	5.8	5.0	1 - 40
CLOZAPIN	40	14.1%	134.4	66.2	106.3	37.5 - 312.5
THIORIDAZIN	26	9.2%	124.4	65.1	112.5	25 - 275
CLOPENTHIXOL	21	7.4%	31.2	21.8	22.5	4 - 75
FLUPHENAZIN	16	5.6%	7.2	3.4	6.3	2 - 15
PIMOZID	14	4.9%	2.6	1.5	3.3	1 - 4
FLUPENTHIXOL	10	3.5%	5.8	8.7	2.8	1.5 - 30
CHLORPROTH.	7	2.5%	66.4	68.1	75.0	50 - 200
PERPHENAZIN	7	2.5%	15.6	6.2	12.0	10 - 25

andere: n=18   6.3%

Abb. 2. Orale Neuroleptika, Verwendungshäufigkeit, Tagesdosen

	N	%	Mean	SD	Median	Min.-Max.	T-Test
HALOPERIDOL							
Klinik	163	79.1%	8.6	6.5	6.5	1 - 40	p<0.001
Praxis	57	73.1%	4.8	3.1	3.5	1 - 16.5	
CLOZAPIN							
Klinik	87	42.2%	116.1	63.4	100	25 - 312.5	n. s.
Praxis	23	29.5%	96.7	53.3	87.5	50 - 250	
THIORIDAZIN							
Klinik	75	36.4%	134.7	66.9	125	25 - 312.5	p<0.01
Praxis	35	44.9%	98.6	52.4	100	35 - 200	
CLOPENTHIXOL							
Klinik	66	32.0%	45.2	33.2	30.0	10 - 187.5	p<0.001
Praxis	30	38.5%	24.0	21.5	17.5	3.5 - 100	
FLUPHENAZIN							
Klinik	62	30.1%	9.2	9.5	7.5	2 - 75	p<0.05
Praxis	24	30.8%	5.7	4.5	4.2	1.5 - 18	
FLUPENTHIXOL							
Klinik	51	24.7%	4.1	4.5	3.0	1 - 30	n. s.
Praxis	22	28.2%	4.1	4.8	3.0	1.5 - 25	
PIMOZIDE							
Klinik	48	23.3%	3.7	1.7	4.0	1.5 - 8	p<0.05
Praxis	14	17.9%	2.7	1.1	2.5	1 - 4	

Abb. 3. Pharmakologische Langzeittherapie schizophrener Patienten, psychiatrische Institutionen (n − 206) und Praxis (n − 78), Häufigkeit, Tagesdosen (mg, Mittelwertsunterschiede)

linken Hälfte der Abbildung werden alle Nennungen kumuliert wiedergegeben. Von den insgesamt 19 im Jahre 1989 in Österreich am Markt erhältlichen oralen Neuroleptika wurden 14 an erster Stelle gereiht. Haloperidol wurde von 44% der Respondenten an die erste Stelle gereiht, gefolgt von Clozapin (14,1%) und Thioridazin (9,2%). Auch die kumulierten Nennungen ergaben eine ähnliche Reihung. Eine breite Streuung bestand bezüglich der täglichen durchschnittlichen Dosishöhe. In der Folge gingen wir der Frage nach, ob sich die Dosierungsgewohnheiten von Ärzten, die in einer Institution arbeiten und Ärzten, die in der Praxis tätig sind, unterscheiden (Abb. 3). Abgesehen von der Dosierung von Clozapin und Flupentixol bestanden signifikante Unterschiede, wobei sich zeigte, daß die in der Praxis tätigen Nervenärzte niedrigere Dosierungen angaben.

3.4 Depotneuroleptika

Abbildung 4 gibt an, mit welcher Häufigkeit, in welcher Dosierung und in welchen Injektionsintervallen die insgesamt 4 der im Jahre 1989 in Österreich am Markt befindlichen Depotneuroleptika verabreicht werden. Es zeigte sich, daß die Verwendungshäufigkeit der einzelnen Präparate weitgehend ausgeglichen ist und im Hinblick auf die Dosierung der Medikamente und die Größe der Injektionsintervalle keine signifikanten Unterschiede zwischen Ärzten, die in Institutionen bzw. in der Praxis tätig sind, bestehen.

DEPOT-NEUROLEPTIKA GESAMT

HÄUFIGKEIT (n, %), DOSEN (mg), INTERVALLE (Tage)

	n	%	Mean	SD	Min - Max	Interv.	SD	Min - Max
HALOPERIDOL D	219	77.1%	87.8	47.3	12.5 - 300	23.4 d	5.7	7 - 42
FLUPHENAZIN D	217	76.4%	32.2	16.1	5 - 125	21.4 d	6.1	3 - 44
FLUPENTHIXOL D	213	75.0%	26.3	8.5	8 - 40	17.9 d	5.4	7 - 42
CLOPENTHIXOL D	178	62.7%	215.4	80.0	20 - 600	17.2 d	5.8	2 - 42

DEPOT-NEUROLEPTIKA DER ERSTEN WAHL

HÄUFIGKEIT (n, %), DOSEN (mg), INTERVALLE (Tage)

	n	%	Mean	SD	Min - Max	Interv.	SD	Min - Max
HALOPERIDOL D	93	32.7%	93.8	49.8	25 - 300	24.4 d	5.9	7 - 42
FLUPHENAZIN D	77	27.1%	30.9	17.3	5 - 125	22.5 d	6.4	3 - 44
FLUPENTHIXOL D	66	23.2%	26.6	8.5	10 - 40	17.8 d	5.6	7 - 30
CLOPENTHIXOL D	48	16.9%	198.1	61	75 - 400	17.4 d	5.4	3 - 28

Abb. 4. Depotneuroleptika: Verwendungshäufigkeit, Dosierung, Injektionsintervalle (n = 284)

3.5 *Dauer der neuroleptischen Langzeittherapie*

Die Frage, wie lange die neuroleptische Langzeittherapie im Anschluß and die Remission nach einer Ersterkrankung bzw. nach Mehrfacherkrankungen aufrechterhalten wird, wurde folgendermaßen beantwortet: im Anschluß and eine Erstmanifestation einer schizophrenen Psychose wird eine durchschnittliche Behandlungsdauer von 7,3 Monaten (SD 5,1, Median 6,0, min. max. 0 – 24) als ausreichend angesehen. Nach mehreren Erkrankungsepisoden wird eine durchschnittliche Rezidivprophylaxe von 20,1 Monaten (SD 14,6, Median 14,5, min.-max. 0 – 60) angegeben; 18,3% der Beantworter erachten in diesem Fall eine unbegrenzte Rezidivprophylaxe als notwendig.

4. Diskussion der Ergebnisse

In der Folge sollen die Ergebnisse der Umfrage zur neuroleptischen Langzeittherapie schizophrener Psychosen auch vor dem Hintergrund der Empfehlungen eines Expertenteams [7] diskutiert werden. Wir werden uns bei der Behandlung des komplexen Sachverhalts der neuroleptischen Rezidivprophylaxe lediglich auf die Fragen zur Indikation, Dauer und Dosis beschränken. Eine effiziente Rezidivprophylaxe benötigt den kombinierten Einsatz verschiedener therapeutischer Strategien. In verschiedenen Studien konnte klar gezeigt werden, daß die Kombination der pharmakologischen Rezidivprophylaxe mit z. B. sozio- und psychotherapeutischen Verfahren das Auftreten von Erkrankungsrezidiven weiter zu senken vermag [8, 9]. Die Umfrage bei österreichischen Nervenärzten ergab, daß im „Langzeitmanagement" der Schizophrenie der neuroleptischen Therapie die größte Bedeutung zugemessen wird. Demgegenüber vertrat der Großteil der Respondenten die Meinung, daß der heutige Wissensstand zur Dauer und Dosierung der neuroleptischen Langzeittherapie ungenügend sei. Eine bei Westdeutschen Nervenärzten anhand von Fallberichten durchgeführte Befragung zur Indikation und Dauer der neuroleptischen Rezidivprophylaxe ergab, daß ein und derselbe Patient in Abhängigkeit vom jeweiligen Nervenarzt eine unterschiedliche Behandlung erfährt [6]. Warum trotz grundsätzlicher Akzeptanz der Psychopharmakotherapie die ihr zugrundeliegenden empirischen Ergebnisse negativ beurteilt werden bzw. im Rahmen ihrer praktischen Handhabung deutliche Divergenzen bestehen, sollte in Zukunft weiter abgeklärt werden. Auf diese Weise würde nicht nur die Forschung wesentliche Impulse erhalten, sondern auch die Möglichkeit geschaffen, die mittlerweile fast unüberschaubare Literatur zu diesem Thema auf relevante Fragen einzugrenzen und ihnen jene Ergebnisse zugrundezulegen, die einem zeitgemäßen methodischen Standard entsprechen.

4.1 Indikation der neuroleptischen Langzeittherapie

In der vorliegenden Untersuchung wurde nicht explizit abgefragt, bei welchen Patienten den Ärzten eine neuroleptische Langzeittherapie indiziert erscheint. Bevor auf die diesbezüglichen Ergebnisse eingegangen wird, muß auf zwei Aspekte hingewiesen werden. Zum einen wirkt die neuroleptische Langzeittherapie bei einem Teil der Patienten im Sinne einer Erhaltungstherapie symptomsupressiv und zeigt somit im Vergleich zur Akutbehandlung keine neuen Gesichtspunkte. Zum anderen zeigt die neuroleptische Langzeitbehandlung eine rezidivprophylaktische Wirkung nach der Remission einer zumeist akuten schizophrenen Erkrankungsepisode. Die Trennung zwischen diesen beiden Aspekten ist in der Praxis recht schwierig und wird auch in klinischen Studien zur neuroleptischen Langzeittherapie nicht immer ersichtlich. Obwohl, wie eingangs erwähnt, in prospektiven Langzeitstudien eine bedeutsame Differenz zwischen Placebo und Neuroleptika bezogen auf das Auftreten von Erkrankungsrezidiven besteht, tritt nicht bei allen mit Placebo behandelten Patienten ein Rezidiv auf. Andererseits findet man − in Abhängigkeit vom Katamnesezeitraum − im Rahmen einer gesicherten neuroleptischen Therapie bei einer größeren Zahl von Patienten sehr wohl auch Rezidive. Die Unterscheidung zwischen Verumrespondern − das sind Patienten, die trotz gesicherter neuroleptischer Therapie ein Rezidiv erleiden − und Patienten, die unter Placebo rezidivfrei bleiben, ist bislang vor dem Therapiebeginn nicht möglich. Das heißt, es gibt derzeit keine Prädiktoren, die beim einzelnen Patienten ein Erkrankungsrezidiv mit Sicherheit vorauszusagen vermögen. Es gibt allerdings eine Reihe von Beobachtungen im Rahmen der Verlaufsforschung, die statistisch gesehen auf die Wahrscheinlichkeit eines Krankheitsrezidivs hinweisen, wie z. B. die signifikante Placebo/Neuroleptikadifferenz und anderes mehr. Grundsätzlich müßte daher die Frage, ob eine neuroleptische Langzeittherapie bei einem Patienten von Nutzen ist oder nicht, individuell im Sinne einer Risiko-/Nutzenabwägung beantwortet werden. Dabei sollten die statistisch gesicherten Zusammenhänge berücksichtigt werden und die individuellen Risiken, besonders das Risiko untolerierbarer Nebenwirkungen, jenen Risiken gegenübergestellt werden, die sich aufgrund von Erkrankungsrezidiven ergeben können. Erkrankungen aus der Gruppe der Schizophrenien sind nach wie vor schwere Erkrankungen, die durch ein hohes Chronifizierungs- und Invalidisierungsrisiko gekennzeichnet sind. Abgesehen davon, daß die Schizophrenien aus volkswirtschaftlicher Sicht nach wie vor zu den teuersten Erkrankungen gehören [10, 11], sind auch ihre sozialen Konsequenzen für die Betroffenen von einschneidender Bedeutung. Es gibt nun Hinweise dafür, daß sich die neuroleptische Langzeittherapie im Rahmen eines Gesamtbehandlungsplans positiv auf verschiedene Variablen des Verlaufs auswirken kann. Neuroleptika trugen nicht nur wesentlich zur Entwicklung und Realisierung von gemeindenahen Behandlungs- und Rehabilitationsstrategien bei, sondern wirken — psychopathologisch gesehen — auch der Entwicklung einer Negativsymptomatik, sowie einer sozialen Desintegration entgegen. Da nur bis zu 10% derjenigen schizophrenen Patienten, die nicht neuroleptisch behandelt werden, in den folgenden Jahren rezidivfrei bleiben [12], erscheint die neuroleptische Rezidivprophylaxe vorerst für alle Patienten angezeigt. Ausgenommen sind jene Patienten, die trotz Anwendung verschiedenster Neuroleptika an untolerierbaren Nebenwirkungen leiden.

4.2 Dauer der neuroleptischen Langzeittherapie

Wird die pharmakologische Behandlung der Schizophrenie in drei Phasen aufgeteilt [13], so beginnt die prophylaktische Langzeittherapie im Anschluß an die Akutbehandlung und eine nachfolgende stabilisierende Erhaltungstherapie. Zu diesem Zeitpunkt ist bereits eine weitgehende bis völlige Remission der gewöhnlich positiven Symptomatik eingetreten. Da manche Patienten nicht völlig remittieren, ist die Trennung zwischen der Prophylaxe, durch die das Auftreten von Erkrankungsrezidiven verhindert werden soll, und einer symptomsupressiven Erhaltungstherapie schwierig.

4.2.1 Dauer der neuroleptischen Therapie nach Ersterkrankung

Placebokontrollierte Studien an Patienten, die zum ersten Mal an einer Schizophrenie erkrankten, zeigen, daß bei 40 – 60% dieser Patienten – gesetzt den Fall sie bleiben unbehandelt – innerhalb des ersten Jahres ein Rezidiv auftritt. Im zweiten Jahr steigt das Rezidivrisiko dieser Patienten so weit an, daß es sich insgesamt nicht mehr vom Rezidivrisiko jener Patienten unterscheidet, die bereits mehrfach erkrankten [14, 15]. In unserer Befragung hielten 2,1% der österreichischen Nervenärzte eine Rezidivprophylaxe nach der Erstmanifestation einer schizophrenen Psychose nicht für notwendig. In der Befragung von Kissling [6], die sich methodisch von unserer Befragung unterscheidet, waren 40% der Befragten dieser Meinung. Abbildung 5 zeigt, daß 70% der Respondenten eine Rezidivprophylaxe bis zu 6 Monaten als ausreichend erachten. Lediglich 9,2% der Beantworter traten für eine Rezidivprophylaxe ein, die 1 – 2 Jahre andauern sollte. In der Westdeutschen Umfrage empfahlen 20% der Befragten, die rezidivprophylaktische Behandlung länger als 2 Jahre fortzusetzen. Die Expertengruppe vertritt die Meinung [7], daß Patienten im Fall einer Ersterkrankung zumindest 1 – 2 Jahre lang prophylaktisch mit Neuroleptika behandelt werden sollten. Der Behandlungszeitraum wurde deshalb auf 1 – 2 Jahre begrenzt, weil sehr wenige kontrollierte Studien verfügbar sind, die länger als 2 Jahre durchgeführt wurden. Auch wenn der Patient innerhalb dieses Zeitraums rezidivfrei bleibt, sollte er auf das erhöhte nachfolgende Rezidivrisiko hingewiesen werden. Das Ergebnis unserer eigenen Untersuchung steht zwar in Widerspruch zu den Empfehlungen, erscheint in sich jedoch recht konsistent.

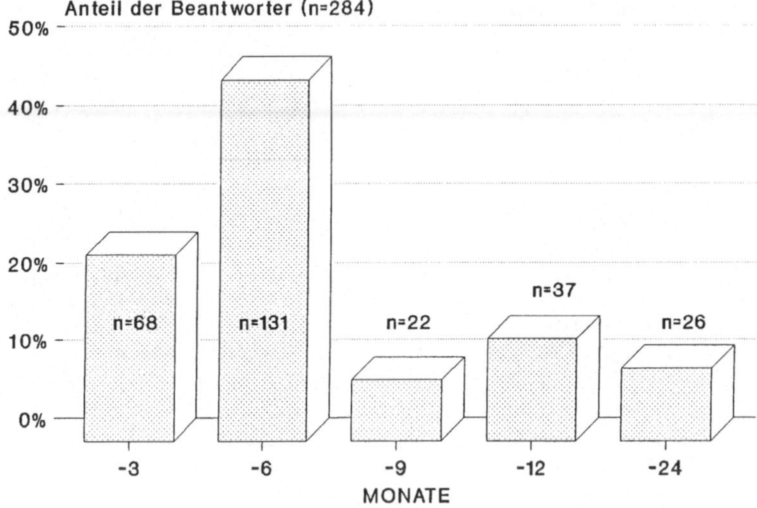

Abb. 5. Langzeittherapie der Schizophrenie: Dauer in Monaten nach Erstmanifestation

4.2.2 Dauer der neuroleptischen Therapie nach Mehrfacherkrankungen

Patienten, die bereits an zwei oder mehreren schizophrenen Episoden erkrankten, zeigen in prospektiven placebokontrollierten Absetzstudien Rezidivraten von bis zu 75% im ersten und 80 − 90% im zweiten Jahr [14]. In einer Studie, in der bei neuroleptisch behandelten Patienten, die 5 Jahre lang rezidivfrei gewesen waren, die neuroleptische Therapie abgesetzt wurde, ließen sich in der Folge bei drei Viertel der Patienten Rezidive beobachten [16]. Die genannte Expertengruppe schlägt in diesem Falle einen rezidivprophylaktischen Zeitraum von zumindest 5 Jahren vor, weist aber auch darauf hin, daß unter gewissen Umständen, wie z.B. bei Suizidversuchen bzw. agressivem und gewalttätigem Verhalten in der Anamnese, die Rezidivprophylaxe noch länger, möglicherweise sogar unbegrenzt, weitergeführt werden sollte. Abbildung 6 zeigt das Verteilungsmuster der diesbezüglichen Empfehlungen in unserer

                 U. Meise et al.

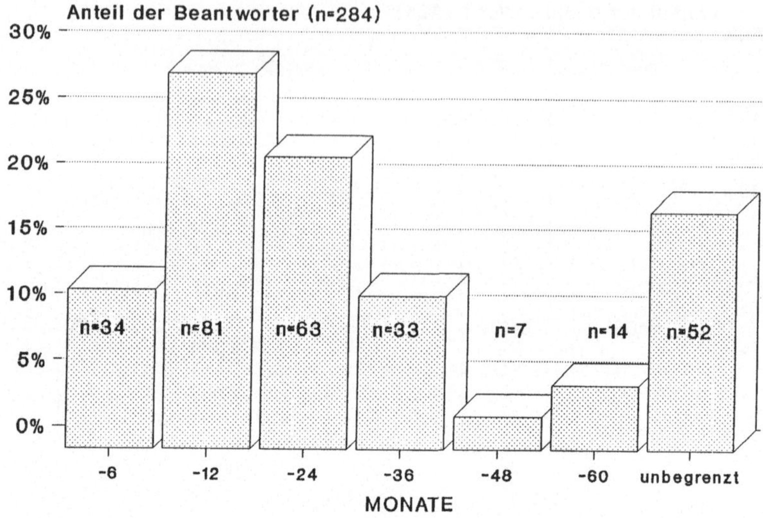

Abb. 6. Langzeittherapie der Schizophrenie: Dauer in Monaten nach Mehrfacherkrankung

Umfrage. 18,3% der Respondenten waren der Meinung, daß eine Rezidivprophylaxe im Falle von Mehrfacherkrankungen unbegrenzt durchgeführt werden sollte. Etwa ein Drittel der Beantworter empfahl eine Rezidivprophylaxe von bis zu einem Jahr, etwa ein Viertel von bis zu zwei Jahren. 7,4% erachteten einen Zeitraum von 3 − 5 Jahren für ausreichend. Der Zeitraum, der den Respondenten dieser Befragung für eine Rezidivprophylaxe notwendig erscheint, ist kürzer, als der von der Expertengruppe empfohlene Zeitraum, die Angaben sind jedoch in sich recht uneinheitlich.

4.3 Dosierung im Rahmen der neuroleptischen Langzeittherapie

Die für die verwendeten antipsychotisch wirksamen Substanzen erstellte Häufigkeitsverteilung entspricht jenen Verteilungen, die auch aus anderen Ländern berichtet werden [17]. Bei den verwendeten oralen Neuroleptika fällt vor allem der Stellenwert, den das

Medikament „Clozapin" einnimmt, auf. Obwohl Clozapin — gemessen an den Neuroleptika — im Jahre 1989 lediglich einen Marktanteil von 2,6% aufwies und somit an 12. Stelle rangierte, wurde es in dieser Befragung an die zweite Stelle gereiht. Die Wirksamkeit dieses atypischen Neuroleptikums im Rahmen der Langzeittherapie wurde bislang zumeist in offenen retrospektiven Untersuchungen überprüft [18]. Aufgrund des Agranulocytoserisikos [19] unterliegt Clozapin zudem Restriktionen im Bereich der Indikation. Außerdem ist bei Anwendung von Clozapin ein striktes Monitoring des weißen Blutbildes vorgeschrieben. Die Höhe der Dosierung betreffend mehren sich Hinweise dafür, daß hohe Dosen von Neuroleptika keinen zusätzlichen klinischen Nutzen bringen. In einer Übersichtsarbeit [20], die sich mit der Dosis-Wirkungsbeziehung beschäftigte, konnte gezeigt werden, daß ein mittlerer Dosierungsbereich prophylaktisch zumeist am wirksamsten ist. Werden die in kontrollierten klinischen Studien verwendeten Dosen in neuroleptische Äquivalenzdosen umgewandelt und zum Auftreten von Rezidiven in Beziehung gesetzt, so zeigt sich, daß Dosen, die den Bereich von 100—2000 mg Chlorpromazinäquivalent (Median 310 mg Chlorpromazinäquivalent) übersteigen, keinen nachweisbaren klinischen Vorteil erbringen. Dies entspricht z. B. einem Dosisbereich von 5—15 mg Haloperidol. Hohe Dosen sind mit einem erhöhten Nebenwirkungsrisiko verknüpft; Nebenwirkungen haben wiederum eine erhebliche Auswirkung auf die Compliance der Patienten [21]. Die unterste Dosisgrenze, die zumindest gruppenstatistisch nur zum Preis eines erhöhten Rezidivrisikos unterschritten werden kann, liegt zwischen 100 und 180 Milligramm Chlorpromazinäquivalent. Abbildung 7 gibt die unteren Dosisgrenzen für einige Depot- und orale Neuroleptika wieder [7]. Die in unserer Umfrage angeführten Neuroleptikadosierungen liegen im Durchschnitt in einem mittleren Dosisbereich, wobei jedoch eine hohe Streuung besteht. Die unterschiedlichen Verschreibungsgewohnheiten von Ärzten, die in der Praxis tätig sind und Ärzten, die in einer Institution arbeiten (Klinikärzte verwenden im Durchschnitt höhere Dosen), könnten eventuell durch eine Patientenselektion verursacht werden. Das grundsätzliche Ziel der neurolep-

Orale Präparate:
    Haloperidol   2.5 mg/die
    Fluphenazin Hydrochlorin   2.5 mg/die

Depot Präparate:
    Haloperidol Decanoat   50–60 mg i.m. alle 4 Wochen
    Fluphenazin Decanoat   6.5–12.5 mg i.m. alle 2 Wochen
    Flupenthixol Decanoat   20 mg i.m. alle 2 Wochen

Abb. 7. Empfohlene untere prophylaktisch wirksame Dosisgrenzen (Kissling [7])

tischen Langzeittherapie sollte die Behandlung des Patienten mit der individuell niedrigst wirksamen Dosis sein. Da Rezidive, z. B. nach einer Dosisreduktion, meist mit einer zeitlichen Verzögerung von 3 – 7 Monaten auftreten [22], sollte die Langzeittherapie schizophrener Patienten auch aus diesen Gründen einem ständigen Monitoring unterliegen.

5. Schlussbetrachtungen

Wie eine westdeutsche Studie weist auch die vorliegende pharmakoepidemiologische Untersuchung darauf hin, daß die von den Nervenärzten durchgeführte neuroleptische Rezidivprophylaxe schizophrener Patienten nicht immer mit dem auf diesem Gebiet vorhandenen empirischen Wissen in Einklang steht und diesbezüglich auch zwischen den Nervenärzten erhebliche Unterschiede bestehen. Es scheint nun notwendig zu sein, alles zu unternehmen, um die mit den Forschungsergebnissen nicht zu vereinbarende hohe Wiedererkrankungshäufigkeit schizophrener Patienten zu senken. Eine Strategie könnte sein, präzisere Richtlinien für die neuroleptische Rezidivprophylaxe zu erarbeiten. Das Fehlen solcher Richtlinien ist sicherlich mit dafür verantwortlich, daß viele Patienten entweder gar keine prophylaktische Therapie erhalten bzw. nicht mit den ärztlichen Empfehlungen kooperieren. Präzisierte Richtlinien wären auch eine wichtige Basis für die so notwendige Aufklärungsarbeit mit Patienten und deren Angehörigen. Auch der niedergelassene praktische Arzt, der aufgrund des vorhandenen

Psychiatermangels nach wie vor wesentlich in die Behandlung schizophrener Patienten eingebunden ist, könnte diesbezügliche Richtlinien gebrauchen. Darüberhinaus könnten die mit der neuroleptischen Therapie in Verbindung stehenden Risiken verringert und damit der Nutzen der neuroleptischen Rezidivprophylaxe für die Aufrechterhaltung des sozialen und beruflichen Status' schizophrener Patienten verbessert werden.

Literatur

1. Kane JM, Lieberman JA (1987) Maintenance pharmacotherapy in schizophrenia. In: Meltzer HY (ed) Psychopharmacology: the third generation of progress. Raven Press, New York, pp 1103–1109
2. Davis JM, Andriukaitis S (1986) The natural course of schizophrenia and effective maintenance drug treatment. J Clin Psychopharmacol 6: 2 S–11 S
3. Gaebel W, Pietzcker A (1985) One-year-outcome of schizophrenic patients − The interaction of chronicity and neuroleptic treatment. Pharmacopsychiatry 18: 235–239
4. Gorrigan PW, Liberman RP, Engel JD (1990) From noncompliance to collaboration in the treatment of schizophrenia. Hosp Commun Psychiatry 41: 1203–1211
5. Günther V, Meise U (1990) Compliance − Ein komplexes Problem. Wien Med Wschr 140: 365–369
6. Kissling W (1988) Consensus regarding indication for prophylactic neuroleptic treatment − Necessary, but unattainable? In: Barnes TRE (ed) Depot neuroleptics: a consensus. Mediscript, London, pp 41–46
7. Kissling W, Kane JM, Barnes TRE, Dencker SJ, Fleischhacker WW, Goldstein MJ, Johnson DAW, Marder SR, Müller-Spahn F, Tegeler J, Wistedt B, Woggon B (1991) Guidelines for neuroleptic relapse prevention in schizophrenia: towards a consensus view. In: Kissling W (ed) Guidelines for relapse prevention in schizophrenia. Springer, Berlin Heidelberg New York Tokyo (in press)
8. Schooler NR, Hogarty GE (1987) Medication and psychosocial strategies in the treatment of schizophrenia. In: Meltzer HY (ed) Psychopharmacology: the third generation of progress. Raven Press, New York, pp 1111–1119
9. Leff J, Kuipers L, Berkowitz R, Sturgeon D (1985) A controlled trial of social intervention in the families of schizophrenic patients: two years follow-up. Br J Psychiatry 146: 594–600
10. Andrews G, Hall W, Goldstein G, Lapsley H, Bartels R, Silove D

(1985) The economic costs of schizophrenia. Arch Gen Psychiatry 42: 537–543
11. Hertzman P (1983) The economic costs of mental illness in Sweden 1975. Acta Psychiatr Scand 68: 359–367
12. Gmür M, Tschopp A (1988) Die Behandlungskontinuität bei schizophrenen Patienten in der Ambulanz. Nervenarzt 59: 727–730
13. Kane JM (1987) Treatment of schizophrenia. Schizophr Bull 13: 133–156
14. Müller P (1982) Zur Rezidivprophylaxe schizophrener Psychosen. Enke, Stuttgart
15. Crow TJ, McMillan JF, Johnson AL, Johnstone EC (1986) The Northwick Park study of first episodes of schizophrenia. II. A randomized controlled trial of prophylactic neuroleptic treatment. Br J Psychiatry 148: 120–127
16. Cheung HK (1981) Schizophrenics fully remitted on neuroleptics for 3–5 years — To stop or continue drugs? Br J Psychiatry 138: 490–494
17. Wysowski DK, Baum C (1989) Antipsychotic drug use in the United States, 1976–1985. Arch Gen Psychiatry 46: 929–932
18. Fitton A, Heel RC (1990) Clozapine — A review of its pharmacological properties, and therapeutic use in schizophrenia. Drugs 40: 722–747
19. Lieberman JA, Kane JM, Johns CA (1989) Clozapine: guidelines for clinical management. J Clin Psychiatry 50: 329–338
20. Baldessarini RJ, Cohen BM, Teicher MH (1988) Significance of neuroleptic dose and plasma level in the pharmacological treatment of psychoses. Arch Gen Psychiatry 45: 79–80
21. Van Putten T (1974) Why do schizophrenic patients refuse to take their drugs? Arch Gen Psychiatry 31: 67–72
22. Johnson DAW (1984) Observations on the use of long-acting depot neuroleptic injections in the maintenance therapy of schizophrenia. J Clin Psychiatry 5: 13–21

Anschrift der Verfasser: Dr. U. Meise, Universitätsklinik für Psychiatrie, Anichstraße 35, A-6020 Innsbruck, Österreich.

Integrierte Langzeitbehandlung schizophrener Patienten

M. E. Kalousek[1] und **St. Rudas**[2]

[1] Psychosoziale Station Kleine Sperlgasse und [2] Kuratorium für
Psychosoziale Dienste, Wien, Österreich

Zusammenfassung

Die heutige Psychiatrie ist bemüht, möglichst viele Menschen mit seelischen
Problemen bzw. geistig-seelischen Erkrankungen außerhalb eines Krankenhauses zu behandeln. Ist ein Krankenhausaufenthalt unvermeidlich, so
soll er möglichst kurz dauern.

Zielsetzung der psychiatrischen Versorgung muß die Erhaltung und
Förderung bzw. Wiedererlangung der psychosozialen Integration sein.
Dazu ist die Verfügbarkeit eines Betreuungsangebotes notwending, das
eine wohnortnahe, koordinierte, kontinuierliche und bei Bedarf auch mobile psychosoziale Hilfestellung ermöglicht.

Wien wurde daher in acht „psychosoziale Versorgungsregionen" für je
200.000 Einwohner geteilt. Für jede dieser Regionen sieht der Wiener
„Psychiatrie-Zielplan" eine eigene Psychosoziale Station vor, die jeweils
alle notwendingen ambulanten, teilstationären und ergänzenden Einrichtungen umfassen soll.

Die Planung, Errichtung und Führung dieser Versorgungseinrichtungen
erfolgt durch das seit 1980 bestehende „Kuratorium für Psychosoziale
Dienste in Wien".

Schlüsselwörter: Psychosoziale Integration, Koordination, Kontinuität,
Mobilität.

Summary

Integrated long-term care for schizophrenic patients. Psychiatry of today is
concerned with providing treatment outside a hospital for as many people
as possible suffering from emotional problems or mental and emotional

disturbances. Should a stay in hospital prove unavoidable, then it should be kept as short as possible.

The aim of psychiatric treatment must be the attainment and promotion or extension of psychosocial integration. To this end, it is required that a service be available which makes possible psychosocial care which is close to home, which is co-ordinated, which is continuous, and, if required, which is also mobile.

Vienna has accordingly been divided into eight psychosocial service regions, one for every 200.000 inhabitants. The Vienna "Psychiatry Target Plan" makes provision for each of these regions to have its own Psychosocial Centre, each of which should encompass all the necessary outpatient, semistationary ans supplementary facilities.

The planning, setting up, and conducting of these care facilities is carried out by the "Kuratorium für Psychosoziale Dienste in Wien" (abbreviated as PSD, an independent body commissioned by the municipal authorities of Vienna for the purposes of providing psychosocial services in the city of Vienna), which has been in existence since 1980.

Keywords: Psychosocial integration, co-ordination, continuity, mobility.

Einleitung

Das Recht der psychisch Kranken auf eine bedarfs- und bedürfnisgerechte Versorgung läßt sich nur verwirklichen, wenn entsprechende helfende Einrichtungen bestehen und diese nach bestmöglichen Konzepten arbeiten.

Die Psychiatrie galt allzulang — und oft zu Recht — als ein zur Resignation neigendes Fachgebiet der Medizin. In den vergangenen Jahren sind in zahlreichen Ländern die Versorgungsstrukturen grundlegend verändert worden. Die Psychiatrie befindet sich auf dem Weg zu ihrer „Normalisierung" (damit ist die Reintegration der Psychiatrie in den allgemeinen medizinischen Versorguns- und Forschungsbereich gemeint). Psychisch Kranke sollen mit jenem Maß an Hilfen rechnen können, das auch in den anderen medizinischen Fächern für Patienten vorgehalten wird.

Mit der wachsenden Zahl psychiatrischer Einrichtungen und therapeutischer Angebote wächst aber auch die Bedeutung methodischer Fragen. Insbesondere müssen die neu entstehenden Therapie- und Rehabilitationseinrichtungen einer umfassenden Ausbildung ihrer Mitarbeiter größte Aufmerksamkeit widmen.

Zur gegenwärtigen psychiatrischen und psychosozialen Versorgungssituation in Wien und deren quantitativer Inanspruchnahme durch schizophrene Patienten

Im stationären Versorgungsbereich stehen vornehmlich die zwei Psychiatrischen Krankenhäuser der Stadt Wien (auf der Baumgartner Höhe und in Ybbs), die Psychiatrische Universitätsklinik sowie das Sozialpsychiatrische Zentrum der Caritas in der Braungasse zur Verfügung. Das Psychiatrische Krankenhaus der Stadt Wien auf der Baumgartner Höhe hält 900 Betten für die Behandlung von psychisch und geistig behinderten Personen im Erwachsenenalter vor. Von den 5.000 Patienten, die jährlich im Psychiatrischen

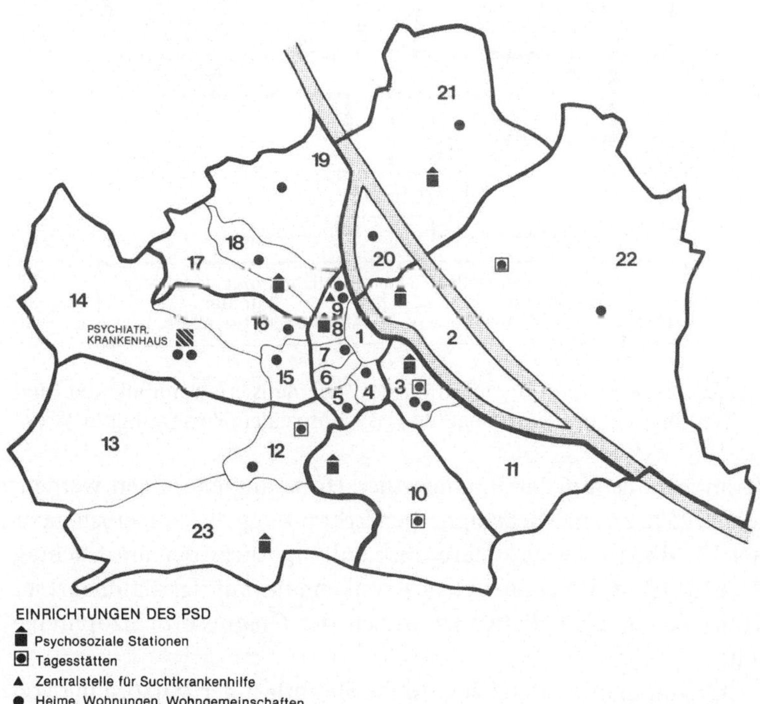

Abb. 1. Plan der Regionalisierung der psychosozialen Versorgung in Wien

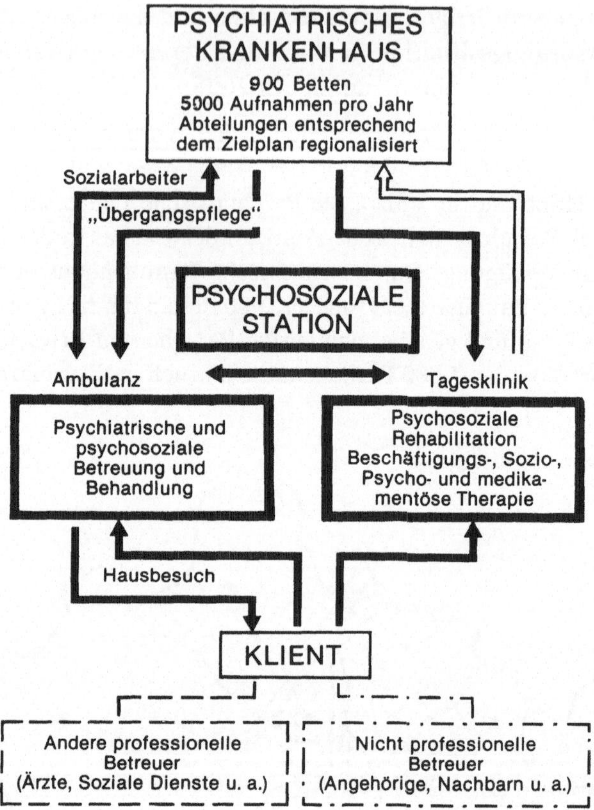

Abb. 2. Struktur und Organisation der regionalisierten ambulanten und teilstationären psychiatrischen und psychosozialen Versorgung in Wien

Krankenhaus auf der Baumgartner Höhe aufgenommen werden, leiden 25% an einer schizophrenen Erkrankung, 0,7% bleiben mehr als 12 Monate in stationärer Behandlung. 30% der am Stichtag 31.12.1987 im Psychiatrischen Krankenhaus auf der Baumgartner Höhe behandelten Patienten wiesen die Diagnose Schizophrenie auf.

Im ambulanten Bereich wird die Hauptlast der Versorgung von niedergelassenen praktischen Ärzten und Nervenärzten getragen. Das Psychiatrische Krankenhaus, die Psychiatrische Universitätsklinik sowie das Sozialpsychiatrische Zentrum der Caritas in der Wiedner Hauptstraße halten ambulante Behandlungs- und Betreuungsangebote vor.

Seit 1980 ist ein vornehmlich regionalisiert arbeitender Sozialpsychiatrischer Dienst (der sogenannte Psychosoziale Dienst = PSD) tätig. Regionalisiert arbeitende Ambulanzen, Tageskliniken mit Ergotherapie, Tagesstätten und Berufsrehabilitationsplätze gehören zum Standardangebot in den einzelnen acht Versorgungsregionen (je 200.000 Einwohner) in Wien (siehe Abb. 1). Neben der regionalen Zuständigkeit ist die Verfügbarkeit der Angebote durch die Wohnortnähe und die Mobilität der ambulanten Behandlungs- und Betreuungsangebote sowie die Multiprofessionalität und die Koordination der Hilfestellung gegeben (siehe Abb. 2).

Entsprechend den drei „Rehabilitationsachsen" nach Wing ist das Kuratorium für Psychosoziale Dienste in Wien Träger für:
1. Medizinisch-therapeutische Einrichtungen (Ambulanzen, Tageskliniken),
2. Einrichtungen für geschütztes Wohnen (Wohnheime, Wohngemeinschaften, Wohnungen).
3. Einrichtungen für Tagesstruktur (Tagesstätten, Berufsrehabilitationsplätze) - (siehe Tabelle 1).

Von den 2.491 Patienten, die zwischen 1980 und 1987 den Psy-

Tabelle 1. Entsprechend den 3 „Achsen" nach Wing hält das KPSDW (PSD) folgende Einrichtungen vor:

1) Ambulanzen Tageskliniken	„Medizinisch-therap. Hilfen"

2) Einrichtungen für geschütztes Wohnen
   Wohnheime
   Wohngemeinschaften
   Wohnungen
	„Hilfen beim Wohnen"

3) Einrichtungen für Tagesstrukturierung
   Tagesstätten
   Berufsrehabilitationsplätze
	„Hilfen bei der Tagesstrukturierung"

chosozialen Dienst in Wien in Anspruch nahmen, litten 16% an einer schizophrenen Erkrankung. Im Durchschnitt erfolgten durch diese Patientengruppe 25,6 Kontakte jährlich (Patienten aller Diagnosen wiesen im Vergleich dazu 16,4 Kontakte im Jahr auf). 86,9% dieser Patienten waren ein- oder mehrmals in stationärer psychiatrischer Behandlung (im Vergleich dazu waren 50% aller Patienten, die in diesem Zeitraum Angebote des Psychosozialen Dienstes in Anspruch nahmen bereits ein- oder mehrmals in stationärer psychiatrischer Behandlung). 57,6% dieser Patienten wurden länger als zwei Jahre durch den Psychosozialen Dienst betreut und damit der Gruppe der sogenannten „extramuralen Langzeitpatienten" zugerechnet.

Den Empfehlungen Wing's entsprechend sollen einzelne Bereiche helfender Maßnahmen voneinander abgegrenzt und jeweils indikationsgebunden angeboten werden.

Die drei Bereiche („Achsen")

1. „Medizinisch-therapeutische Hilfen"
2. „Hilfen beim Wohnen" sowie
3. „Hilfen bei der Tagesstruktur"

benötigen differenzierte organisatorische, personelle und räumliche Ausstattungen und sollen entsprechend den Betreuungsbedürfnissen einzelner schizophrener Patienten differenziert angeboten werden.

Es gehört zu den selbstverständlichen Grundregeln medizinischen Handelns, davon auszugehen, daß die Anwendung bestimmter Therapien gezielt bzw. indiziert, d. h. unter Beachtung von Nebenwirkungen und Kontraindikationen, erfolgen muß. Insbesondere bei der Versorgung (chronischer) schizophrener Patienten muß der Indikation nicht nur bei der Anwendung therapeutischer Maßnahmen in engeren Sinn, sondern gerade auch bei der Anwendung rehabilitativer Maßnahmen ein ähnlich hoher Stellenwert beigemessen werden.

Ebenso muß auf Kriterien für die Kontraindikation einzelner Verfahren der psychiatrischen Rehabilitation geachtet werden. Die wachsende Zahl der Möglichkeiten, Techniken und Einrichtungen zur psychiatrischen Rehabilitation macht die Differenzierung in der Anwendung in besonderer Weise notwendig. Ähnlich wie in der Pharmakotherpaie müssen auch sozialpsychiatrische Rehabilitationsmaßnahmen mit der gebotenen professionellen Sorgfalt geplant und angewandt werden.

Die anzustrebende Förderung und Erhaltung der psychosozialen Integration chronisch schizophrener Patienten erfordert häufig eine multiprofessionelle Hilfestellung. Die damit zwingend verbundene interprofessionelle Koordination muß neben dem Patienten einerseits, auch seine und andere Bezugssysteme (Angehörige, Nachbarn, andere Institutionen und Betreuer, Ämter, Behörden u. a.) andererseits einschließen (siehe Abb. 2).

Daraus folgt, daß die anzustrebende bestmögliche individuelle Hilfestellung für einen psychisch Kranken, insbesondere für einen (chronisch) schizophrenen Patienten von folgenden Faktoren abhängt:

1. Art, Verlauf und Phase, d. h. Zeitpunkt im Verlauf der schizophrenen Erkrankung mit entsprechendem Erscheinungsbild bzw. Symptomatik (insbesondere soziale Auffälligkeit).
2. Vorhandene bzw. fehlende psychische und soziale Kompetenzen/Kapazitäten bzw. Defizite (Konflikte in der Familie, Schwierigkeiten am Arbeitsplatz u. a.).

Es ist davon auszugehen, daß jede schizophrene Erkrankung durch ihre Eigen- und Einzigartigkeit individuelle Behandlungs- und Betreuungsbedürfnisse prägt.

3. Zeitpunkt, Ort, Art und Intensität der Hilfestellung.

Die unter 1. und 2. angeführten individuellen Faktoren müssen bei einer anzustrebenden Optimierung psychiatrischer und psychosozialer Hilfestellung durch in Punkt 3 angeführte systemische und methodische Faktoren berücksichtigt werden.

Art und Erfolg der Intervention/Hilfestellung hängt somit von der individuellen Erkrankung, von weiteren Persönlichkeitsmerkmalen des schizophrenen Patienten einerseits, sowie von strukturellen und organisatorischen Rahmenbedingungen der Intervention andererseits ab.

Um den jeweils indikationsentsprechenden Einsatz der therapeutischen und rehabilitativen Maßnahmen zu gewährleisten, ist eine größtmögliche Permeabilität der Einrichtungen anzustreben.

Negative und positive Entwicklungen auf einer der drei „Achsen" nach Wing (medizinisch-therapeutische Behandlung, Wohnen, Tagesstruktur) sollen möglichst rasch und formalitätsarm berücksichtigt werden können.

Komplexe Betreuungsauflagen und „Aufnahmerituale" stehen der notwendigen Permeabilität und Flexibilität entgegen. Versorgungsplicht (z. B. durch regionale Zuständigkeit) bzw. Vorstufen dazu fördern sie hingegen.

Die Tatsache, daß positive bzw. negative Entwicklungen auf einer der drei „Achsen" nicht mit Notwendigkeit mit einer gleichen Entwicklung auf den beiden anderen Achsen verbunden ist, muß berücksichtigt werden.

Kurzfristige und „achsenspezifische" Maßnahmen sollten in der Berücksichtigung von Entwicklungen möglich sein (siehe Rudas [10]).

Anreize und Milieu in den verschiedenen Einrichtungen haben unterschiedliche Wirkungen auf schizophrene Patienten, wobei (wie bereits erwähnt) Art, Verlauf und Phase der Erkrankung weitere Unterschiede in der Indikationsstellung für Interventionen/Hilfestellungen bedingen.

Über- und Unterforderung, sogenannte „provozierte Krisen", Annäherungs- und Distanzkonflikte u. a. tragen oft wesentlich zum negativen Ergebnis gutgemeinter Rehabilitationsversuche bei. Ergebnisse der Milieutherpieforschung (Heim, 1978) und auch der Expressed-Emotion Forschung (Hogarty und Anderson, 1985) müssen entsprechende Anwendung in der Gestaltung der psychiatrischen Rehabilitation schizophrener Erkrankter finden, letztere wohl auch in der Ausweitung der Beobachtungen der Kommunikationsstrukturen in den rehabilitierenden Einrichtungen.

Es ist zu erwarten, daß mit der weiteren Zunahme der Einrichtungen für die Langzeitbetreuung psychisch Kranker und Behinderter, die unter der Sammelbezeichnung „Rehabilitation" zusammengefaßten Hilfen auch in ihrer begrifflichen Zuordnung eine weitere Differenzierung erfahren werden.

Die Suche nach Kriterien, nach denen die Anwendung einzelner rehabilitativer Verfahren indiziert erscheint, stellt eine wesentliche Aufgabe der Evaluation entsprechender Einrichtungen und der psychiatrischen Rehabilitationsforschung dar.

Zusammenfassung

In den vergangenen Jahren sind in zahlreichen Ländern die psychiatrischen und psychsozialen Versorgungsstrukturen grundlegend verändert worden. So auch im Zuge der Neuordnung der psychiatrischen Versorgung in Wien [10].

Neben einer Reorganisation und Differenzierung der stationären Behandlungsangebote in Wien (vornehmlich im Psychiatrischen Krankenhaus auf der Baumgartner Höhe und im Psychiatrischen Krankenhaus in Ybbs) erfolgte seit 1980 der schrittweise Aufbau eines flächendeckenden und regional arbeitenden außerstationären (extramuralen) sozialpsychiatrischen Dienstes [10].

Erwartungsgemäß stellen Patienten mit der Diagnose Schizophrenie sowohl im Psychiatrischen Krankenhaus Baumgartner Höhe als auch in den Einrichtungen des Psychosozialen Dienstes eine zahlenmäßig große Gruppe dar. Der multiprofessionelle Zugang zu Problemstellungen erlaubt sowohl eine breite, d. h. differenzierte Wahrnehmung der Möglichkeiten der Hilfestellung als auch der Möglichkeiten der Intervention, die die fachpsychiatrische Sicht im Sinne einer breiten sozialpsychiatrischen/sozialmedizinischen Dimension ergänzen.

Die Koordination der Behandlungsangebote ist Voraussetzung für eine möglichst integrative, d. h. der Problemstellung entsprechende und umfassend differenzierte Hilfestellung.

Trotz und wohl auch aufgrund der zunehmenden Differenziertheit psychiatrischer und psychosozialer Behandlungs- und Rehabilitationseinrichtungen (sowohl im inner- als auch im außerstationären Bereich) bedarf es einer sorgfältigen und hochprofessionellen Indikationsstellung zur individuellen Optimierung von Behandlungs- und Rehabilitationsmaßnahmen - insbesondere für den chronisch schizophrenen Patienten (siehe Abb. 2 und Tabelle 1).

Die konzeptuelle, individuell „maßgeschneiderte" Therapie und Rehabilitation muß sich erst auf individueller Ebene integrativ am einzelnen schizophrenen Patienten bewähren. Überhöhte und daher unkritische Erwartungen an psychiatrischen Einrichtungen (im Sinne einer umfassenden Zuständigkeit für sämtliche Lebensbereiche und damit einer Zuständigkeit für „allumfassende und allmächtige Problemlösungsmöglichkeiten") sollen vermieden werden, da sie die ohnedies schwierigen Aufgaben dieser Einrichtungen erschweren.

Literatur

1. Bergener M, Behrends K, Zimmermann R (1974) Psychogeriatrische Versorgung in Nord-Rhein-Westfalen. Psychiatr Praxis 1: 18–33

2. Böhm E (1988) Verwirrt nicht die Verwirrten. Neue Ansätze geriatrischer Krankenpflege. Psychiatrie-Verlag, Bonn

3. Gabriel E, Purzner K (1988) Psychiatriereform im Spiegel der stationären Behandlung dementer Patienten. Zur Interpretation administrativer Inzidenz- und Prävalenzdaten. In: Kalousek ME (Hrsg) Gerontopsychiatrie 13. Janssen Symposion 1985, S 181–195

4. Kalousek ME, Leodolter M (1981) Möglichkeiten und Erfolge des Psychosozialen Dienstes in Wien bei alten Menschen. In: Berner P, Zapotocky HG (Hrsg) Depression im Alter. Hollinek, Wien, S 72–86

5. Kalousek ME, Leodolter M, Rudas S (1991) Ambulante Versorgungsmöglichkeiten von chronisch Alterskranken in Wien. In: Kretschmer Ch (Hrsg) Gerontopsychiatrie 15, Janssen Symposien 1987, S 331–369

6. Magistrat der Stadt Wien, Anstaltenamt (1983) Zielplan für die Krankenversorgung und Altenhilfe in Wien

7. Magistrat der Stadt Wien, Abt 66 (1988) Statistisches Jahrbuch der Stadt Wien für 1987

8. Magistrat der Stadt Wien, Anstaltenamt (1988) Statistik für 1987/88. Broschüre

9. Oesterreich K (1988) Zum Selbstverständnis des Gerontopsychiaters. In: Kalousek ME (Hrsg) Gerontopsychiatrie 13. Janssen Symposium 1985, S 136–153

10. Rudas S (1986) Veränderung der psychiatrischen Versorgung - Ergebnisse einer Psychiatriereform aus der Sicht der Planung, Koordination und evaluierenden Verlaufsbeobachtung. Österr Krankenhauszeitung 27: 349–366

11. Rudas S (1990) Evaluation sich verändernder psychiatrischer Versorgungssysteme - Beiträge zur Versorgungsforschung am Beispiel Wiens. Psychiatr Praxis 6: 206–215
12. Rudas S, Kalousek ME (1991) Gerontopsychiatrische Patienten in psychiatrischen Einrichtungen. Psychiatr Praxis (im Druck)

Anschrift der Verfasser: Dr. M. E. Kalousek, Psychosoziale Station, Kleine Sperlgasse 2 b, A-1020 Wien, Österreich.

Therapieresistenz bei Schizophrenie aus biologischer Sicht

W. Schöny, Ch. Guth und **H. Rittmannsberger**

Wagner-Jaureggg Krankenhaus, Linz, Österreich

Zusammenfassung

Die biologische Sicht ist neben psychosozialen und psychotherapeutischen Maßnahmen ein wesentlicher Teilbereich in der Therapie schizophren erkrankter Menschen. Dies gilt insbesondere für sogenannte therapieresistente Fälle. Zahlreiche Faktoren, deren Zusammenwirken, je nach Anwendung, krankheitslindernd oder -fördernd wirken kann, sind zu beachten. Der beschriebene Mehrstufenplan, soll die Arbeit an diesem wichtigen Kapitel der psychiatrischen Krankenbetreuung erleichtern.

Intensive Forschung der Pharmaindustrie zur Entwicklung neuer Substanzen, sowie jüngste Ergebnisse biologischer Grundlagenwissenschaften, weisen in eine vielversprechende Zukunft.

Schlüsselwörter: Therapieresistenz, Schizophrenie, biologische Faktoren, Therapieplan.

Summary

Therapeutical resistance in schizophrenia from a biological point of view. The biological part is besides of psychosocial and psychotherapeutic care of essential value in the therapy of schizophrenics, especially for people with therapeutical resistancy. Many factors, which can increase or decrease the symptoms have to be taken care of. For getting better results a therapeutic step by step model is introduced. Intensive research for developing new agents and new trends in basic-biological research seem to promis an optimistical future.

Keywords: Therapeutical resistance, schizophrenia, biological factors, therapeutical plan.

Einleitung

Aus dem Blickwinkel der Biologie bedeutet Therapieresistenz bei schizophrenen Erkrankungen Nicht- oder nur ungenügendes Ansprechen biologischer Behandlungsmaßnahmen auf dem Hintergrund einer adäquaten psychosozialen oder psychotherapeutischen Versorgung.

Therapieresistenz als Phänomen, ist sowohl von hoher wissenschaftlicher als auch gesundheits- und gesellschaftspolitischer Relevanz. Ein kurzer Blick auf den theoretisch vorhandenen Behandlungsbedarf stimmt ebenso nachdenklich, wie ein Blick auf die in der Praxis bestehende Behandlungssituation.

Die Prävalenzrate für schizophrene Erkrankungen liegt nach einer umfassenden Untersuchung von Dilling et al. in unserem Kulturbereich bei etwa 0,4% [1]. Umgelegt auf Oberösterreich würde das in etwa 5200 bestehende Erkrankungsfälle an einem bestimmten Stichtag bedeuten. In einer Untersuchung einer Stichtagsprävalenzrate [15] kamen wir zu folgendem Ergebnis: Am 31.8.1988 waren von der erwarteten Anzahl schizophren erkrankter Personen 289 (5,5%) in stationärer psychiatrischer Behandlung im Wagner-Jauregg-Krankenhaus, 350 (6,7%) bei niedergelassenen Nervenfachärzten in Betreuung und 120 (2,3%) in registrierten Wohnheimen untergebracht.

Das heißt, es waren 759 (14,5%) erkrankte Personen in adäquater psychiatrischer Behandlung. Die Frage nach dem Verbleib der überwiegenden Mehrheit, nämlich von 85,5% oder 4441 Schizophrener drängt sich auf.

Ein kleiner Prozentsatz entfällt sicherlich auf praktische Ärzte, Heilpraktiker und verwandte Berufsgruppen. Von optimistischer Warte her könnte man deshalb sagen, daß etwa vier Fünftel schizophrener Menschen deshalb nicht in psychiatrischer Behandlung sind, weil sie es nicht brauchen. Von eher pessimistischer und, wie wir glauben, leider realistischerer Warte aus, scheint das Angebot psychiatrischer Versorgung bei der Mehrzahl der betroffenen Personen nicht anzukommen.

Therapieresistenz ist in diesem Kontext eine sehr schwer beurteilbare Größe. Beispielsweise brachte eine Umfrage zur Einschätzung der Heilungschancen psychischer Erkrankungen folgendes Ergebnis [2]. Sogenannte „Schlüsselpersonen" — definiert als Personenkreis, der mit psychisch Kranken beruflich zu tun hat und dementsprechend als Meinungsbildner wirken — werteten in einer Einstellungsuntersuchung die Heilungschance für Schizophrenie fast gleich schlecht, wie für Krebs oder Arteriosklerose, während sie für die Depression günstige Chancen, nämlich 80% angaben. Als sehr günstig wurde auch die Heilungschance für Alkoholismus, Drogensucht und Epilepsie angesehen.

Schizophrenie scheint nach wie vor als sehr schwere, meist unheilbare, also therapieresistente Erkrankung zu gelten.

Aus medizinisch-psychiatrischer Sicht ist diese Bewertung heute unberechtigt. Neben zahlreichen Faktoren, deren Diskussion den Rahmen sprengen würde, spielt im Zustandekommen dieser Situation, ein beträchtlicher Informationsmangel sicherlich eine bedeutende Rolle. Bei der rasanten Entwicklung moderner Therapieverfahren, ist dieser Informationsmangel zweifelsohne auch unter vielen praktischen Ärzten oder unter nichtärztlichen Betreuern von Schizophrenen anzunehmen.

Die Untersuchung von Johnson [4] zeigt, daß wirkliche Therapieresistenz nur vergleichsweise selten vorkommt. So bleiben etwa 10 bis 20% der Patienten, die nach einer schizophrenen Episode keine weitere Medikation erhalten, rezidivfrei. Von denen, die eine neuroleptische Dauertherapie erhalten, bleiben 40 bis 60% gesund, während 30 bis 40% Rezidive erleiden. Dies ist allerdings nicht mit Therapieresistenz gleichzusetzen.

Definition

Was heißt nun Therapieresistenz?

Nach der anerkannten Schule um Libermann muß unter folgenden Voraussetzungen von Therapieresistenz gesprochen werden [6]:

Trotz ausreichender Behandlung im pharmakologischen und psychosozialen Bereich über einen adäquat langen Zeitraum sind weiterhin eine persistierende Symptomatik, ein funktionelles Defizit und Verhaltensabweichungen nachweisbar.

Unter persistierender Symptomatik verstehen wir das Fortbestehen beispielsweise produktiv psychotischer Symptome, Denkstörungen, Dysthymie, Negativsymptomatik oder andere.

Funktionelles Defizit bedeutet Versagen oder erhebliche Einschränkungen in den basalen Funktionen des täglichen Lebens, wie Nahrungsversorgung, Körperpflege, berufliche und Freizeitaktivitäten, Sozialkontakte usw.

Schließlich fallen unter den Terminus Verhaltensabweichungen verschiedenste Auffälligkeiten wie aggressives Verhalten bis hin zu Gewalttaten, Neigung zu Selbstverletzung oder -verstümmelung, öffentliche Masturbation oder Inkontinenz, um nur einige herauszugreifen.

Liegt nun in einem Fall Therapieresistenz vor, ist dies von einer Reihe von Faktoren abhängig, die für sich allein und in Form von Interaktionen wirksam sind. May et al. [8] haben folgende als besonders relevant herausgearbeitet:

1. Faktoren, die den Patienten betreffen, wie z. B. organische Ursachen, z. B. Hirnatrophie (genetisch oder erworben),
   neurochemische Abnormitäten (genetisch, erworben),
   psychologische Belange, z. B. Therapieverweigerung,
   kultureller Hintergrund und Erwartungen
2. Faktoren in der Familie (und bei anderen Bezugspersonen) wie z. B. genetische Belastung,
   situativer Streß, z. B. Aggressivität oder high expressed emotions,
   Widerstand gegen die oder Ablehnung der Behandlung,
   Fehlen eines unterstützenden sozialen Netzes,
   kultureller Hintergrund und Erwartungen
3. Andere soziale und Umweltfaktoren, wie z. B.
   fehlende Unterkunft,
   unzureichende Sozialhilfe,
   Streß bei der Arbeit oder anderswo
4. Behandlungsfaktoren (nichtmedikamentöse), wie z. B.

unzureichende Therapie- und Rehabilitationsmöglichkeiten,
dem Patienten nicht angemessene Behandlung (falsche Therapie,
falsches Behandlungsziel),
inadäquate Erhebung und Planung,
fehlende Fachkenntnisse in der Anwendung einer Behandlung,
zu intensive, ungenügende Behandlung, falsche Frequenz,
falsche zeitliche Zuordnung, nicht an den Krankheitsverlauf angepaßte Theorie,
andere, komplexere und nicht leicht zu erkennende Faktoren,
wie z. B. Gegenübertragung, Persönlichkeit, kultureller Hintergrund des Therapeuten.

5. Behandlungsfaktoren (medikamentös), analog zu den nicht-
medikamentösen Faktoren wie z. B.
nicht vorhandenes optimales Präparat,
Therapieverweigerung
toxische Wirkungen,
dem Patienten inadäquates Präparat,
inadäquate Erhebung und Planung,
fehlende Fachkenntnisse bei der Anwendung einer Therapie,
zu hohe oder zu niedrige Dosierung,
falsche zeitliche Zuordnung, nicht an den Krankheitsverlauf angepaßte Therapie,
andere, komplexere und nicht leicht zu erkennende Faktoren,
wie z. B. ungenügende Absorption, abnormer Metabolismus
oder extrem hohe Proteinbildung, was zu niedrigen Plasma-
spiegeln der ungebundenen Wirksubstanz führt, ungenügende
Rezeptorbildung, Beeinflussung der falschen Rezeptoren usw.
Im Rahmen der medikamentösen Behandlung bestehen Risiken
einerseits durch Überdosierung und Kumulation, andererseits
durch Unterdosierung bis hin zu reiner Plazebomedikation.

Überdosierung bzw. Kumulation von Neuroleptika kann

1. Aktuelle Nebenwirkungen, wie u. a.
EPS,
akinetisch-hypobulisches Syndrom,
depressive Verstimmungen,
toxische Wirkungen auf das Herzkreislaufsystem [10]

2. Soziale Behinderung, wie z. B.
Aggressivität,
Arbeitsunfähigkeit,
inadäquates Verhalten

3. Späte Nebenwirkungen, wie
Tardivdyskinesien

nach sich ziehen.

Unterdosierung oder Plazebobehandlung birgt u. a. Gefahren in sich, wie

1. Vermehrte Rezidive, was statistisch gesichert ist [19, 21]

2. Schlechtere familiäre Interaktionen [20]

3. Depressive Verstimmungen [13]

4. Soziale Behinderung [3] wie Aggressivität, Arbeitsunfähigkeit, inadäquates Verhalten [9], analog zur Überdosierung

5. Eine schlechtere Prognose.

Hinsichtlich tardiver Dyskinesie ist bei neuroleptischer Langzeitbehandlung mit einer Auftrittshäufikeit von etwa 20% zu rechnen. Kane führt dazu mehrere Risikofaktoren an [5]:

− Auftreten eines Prakinsonoids in der Frühphase der Behandlung,
− affektive Beteiligung,
− relativ hohes Alter,
− hohe Neuroleptikadosis,
− Erniedrigung des Serumlithiumspiegels.

Bei depressiver Verstimmung als weitere mögliche Nebenwirkung ist v. a. genau zu unterscheiden, ob diese tatsächlich pharmakogen oder psychoreaktiv bzw. morbogen bedingt ist, um adäquat reagieren zu können [21].

Therapieempfehlungen

Liegt Therapieresistenz vor, sind strategisch verschiedene Fragen zu überlegen, bevor man sich zu einer bestimmten Vorgangsweise entschließt. May et al. haben ein umfassendes Mehrstufendiagramm angegeben, daß jedoch im Einzelfall an die individuellen Gegebenheiten angepaßt werden muß [8]. Im Vordergrund stehen Fragen, die die Klinik des Patienten betreffen, Fragen nach der Medikation, nach der Compliance, sowie nach psychosozialen, psychotherapeutischen und anderen nicht medikamentösen Maßnahmen.

Hinsichtlich der Medikation empfiehlt sich folgendes Vorgehen [16]:

– zunächst sollte die *Dosierung* des Neuroleptikums, mit dem der Patient anbehandelt ist, *erhöht* werden. Als Grundregel gilt, das vorliegende Präparat „auszureizen", d. h. bis an die Verträglichkeitsgrenze zu steigern und keinesfalls schon nach kurzer Zeit (gemeint ist in weniger als zehn bis vierzehn Tagen) auf eine andere Substanz überzugehen. Nach einer Schweizer Untersuchung kann die Wirksamkeit eines Neuroleptikums nach folgender Regel grob geschätzt werden: Nach fünf Tagen sind etwa 50%, nach zehn Tagen etwa 75% der Wirkungen eines bestimmten Neuroleptikums nachweisbar [22].

Stellt sich keine Besserung ein, ist als nächster Schritt

– ein *Wechsel der Substanzgruppe* zu erwägen. Heute beginnt man normalerweise mit einem Butyrophenonpräparat und geht bei Nichtansprechen auf ein Pehnothiazinpräparat über oder umgekehrt. Hinsichtlich Dosierung gilt analog das oben Gesagte. Bleibt auch hier das Ergebnis unbefriedigend, ist in der Folge ein Therapieversuch mit

– sogenannten *atypischen Neuroleptika* angezeigt. Atypische Neuroleptika sind hoch selektiv in ihrer Affinität zu Neurotransmittern und zeichnen sich v. a. durch das Fehlen oder nur in geringem Maße Auftreten von extrapyramidalmotorischen Nebenwirkungen aus. Als Vertreter sind beispielsweise Clozapine, Remoxipride oder Risperidone zu nennen. Da in Einzelfällen schwerwiegende Nebenwirkungen anderer Natur (z. B. Agranulozytosen bei Clozapine) beobachtet wurden, ist der Einsatz nur bei strenger Indikationsstellung und engmaschiger Kontrolle entsprechender klinischer und labortechnischer Parameter gerechtfertigt.

War der Therapieversuch bisher erfolglos, sollte als nächstes ein
- *Absetzversuch* gemacht werden. Damit ist das Unterbrechen jeglicher Neuroleptikamedikation gemeint und der Patient sollte, sofern es das klinische Bild erfordert, lediglich unspezifisch, beispielsweise mit Benzodiazepinen, behandelt werden. Klinisch häufig beobachtete Besserungen sind vergleichbar mit Zustandsverbesserungen bei therapieresistenten depressiven Erkrankungen nach Absetzen einer antidepressiven Medikation.

Weitere Möglichkeiten ergeben sich dann aus der zusätzlichen Gabe - *anderer Substanzen.* Hier kommen beispielsweise Lithiumsalze oder Carbamazepin in Frage. Von beiden Substanzen ist zwar keine antipsychotische Wirkung per se bekannt, sehr wohl aber die Neuroleptikawirkung ergänzende bzw. erweiternde Effekte. In einer Untersuchung von Schöny und Schwarzbach [17] scheint Lithium ein protektiver Effekt hinsichtlich extrapyramidal-motorischer Nebenwirkungen zuzukommen. Wurde in dieser Untersuchung ein Patient, der bekanntermaßen sehr empfindlich auf Neuroleptika reagierte, einige Tage nur mit Lithium vorbehandelt, blieben entsprechende Nebenwirkungen aus. Dieses Phänomen wurde als „Lithium-Impregnation" bezeichnet.

Ein anderes Phänomen, bekannt als „Lithium-augmentation", zeigt, daß Lithium offensichtlich in der Lage ist, in Kombination v. a. mit trizyklischen Antidepressiva deren Wirkung signifikant zu steigern [18]. Dies trifft in Einzelfällen auch für Neuroleptika zu.

Carbamazepin ist diesbezüglich noch wenig untersucht, möglicherweise gibt es ähnliche Phänomene.

Als sehr wichtiger Punkt ist bei der *Kombination* von Neuroleptika mit Substanzen anderer pharmakologischer Zusammensetzungen (z. B. auch nebenwirkungsarmer, hochselektiver Antidepressiva), die erzielte Einsparung von Neuroleptika, hervorzuheben. Insbesondere gilt dies im Hinblick auf tardive Dyskinesien, wo ja ein gesicherter Zusammenhang zwischen Auftreten und insgesamt verabreichter Neuroleptikamenge besteht. Erwähnenswert erscheint hier auch die heute mehrheitlich als ultima ratio betrachtete - *Neuroleptikahochdosierung*, als weitere Maßnahme bei therapieresistenter Symptomatik. Diese Methode stellt seit ihrer Einführung Anlaß zu heftigen idiologischen Auseinandersetzungen dar. Da hier Megadosen, die eine Durchschnittsdosierung um das Zehn- oder Mehrfache übersteigen, in kurzen Abständen über mehrere Wochen verabreicht werden, ist naturgemäß während der Behandlung eine strenge klinische Observanz des Patienten einzuhalten. Vor allem muß auf eine sehr langsame Dosisreduktion geachtet werden, um schwerste dyskinetische Erscheinungen zu vermeiden. Als Rechtfertigung zu der sehr invasiv erscheinenden Methode stehen beobachtete, dramatische Remissionen einer psychotischen Symptomatik. Strengste Indikationsstellung in besonders gelagerten Fällen gilt als Voraussetzung.

Schließlich ist als weitere Behandlungsmaßnahme noch die - *Elektrokrampftherapie* zu nennen, zu der es nur wenige Untersuchungen gibt, die einen Einsatz bei Therapieresistenz rechtfertigen. Aufgrund ihrer guten Wirksamkeit bei depressiven Erkrankungen sollte sie nur dann zur Anwendung kommen, wenn auch eine deutlich affektive Komponente behandlungsbedürftig erscheint. Während sie bei reiner Negativsymptomatik als wirkungslos anzusehen ist, kann in manchen Fällen von vorwiegend produktiver Symptomatik ein gewisser Erfolg erwartet werden.

Compliance

Um Therapieresistenz aus biologischer Sicht in ihrer Gesamtheit zu erfassen, ist auch der Compliance des Patienten besonderes Augenmerk zu schenken.

Erfahrungsgemäß hängt der Therapieerfolg nicht allein von der pharmakologischen Wirkung der Medikamente ab. Wir wissen, daß etwa 25 – 30% positive Wirkungen bei reiner Plazebomedikation zu sehen sind. Die Persönlichkeit des Arztes, seine Sicherheit im Umgang mit dem Patienten und der Behandlung und seine Bereitschaft, sich mit dem Patienten auseinanderzusetzen, spielen eine wesentliche Rolle [14].

Der Anteil schizophrener Patienten, die die ärztlichen Verordnungen nicht befolgen – „Non-Compliance" – muß mit 40 bis 50% angenommen werden [11]. Es zeigt sich, daß Patienten, die einen guten Behandlungserfolg haben, auch eine positive Einstellung zur Neuroleptikatherapie haben, während die Non-Compliance-Patienten keine Erwartungen in die Therapie haben. Um die Compliance zu verbessern, erweisen sich Drohungen gegenüber dem Patienten hinsichtlich des zu erwartenden negativen Krankheitsverlaufes als wenig wirksam. Günstiger ist es, Gründe anzubieten, die die Behandlung als sinnvoll erscheinen lassen, wie beispielsweise eine Verbesserung der Denk- und Leistungsfähigkeit, Sistieren von Halluzinationen, weniger innere Unruhe etc. [7].

Wichtige Faktoren, die zu einer Verbesserung der Compliance beitragen können, sind die Anzahl der verordneten Medikamente und Teildosen so niedrig wie möglich zu halten und die Gabe von Depotpräparaten. Es ist bekannt, daß mehr als drei verschiedene Medikamente die Compliance deutlich reduzieren und der Vorteil von Depotpräparaten gegenüber oraler Medikation in einem Verhältnis von etwa 70 zu 40% liegt [12].

Ausblick

Auf biologischer Seite beruht die Zukunft der Entwicklung sicherlich zum einen auf der Herstellung und Erforschung neuer, insbesondere nebenwirkungsarmer Medikamente, zum anderen auf den Ergebnissen der biologischen Grundlagenforschung. Gerade auf diesem Sektor sind in den letzten Jahren bedeutsame Fortschritte erzielt worden. Zu erwähnen sind modernste bildgebende Verfahren (z. B. NMR, PET), Rezeptorforschung, sowie das Gebiet der Genetik, wo die vollständige Analyse des menschlichen Genoms bevorsteht.

Wie eingangs bereits erwähnt, ist für das Gelingen einer Behandlung von sogenannten therapieresistenten Schizophrenen neben einer optimalen biologischen Therapie, die Anwendung adäquater sozialpsychiatrischer und psychotherapeutischer Maßnahmen erforderlich.

Es ist auch evident, daß eine Trennung dieser Teilbereiche nur theoretisch möglich ist. Abschließend und gleichzeitig überleitend zu diesen ebenso bedeutenden Therapiefeldern sei auf eine Untersuchung hingewiesen, die aufgeschlüsselt nach Berufsgruppen und Alter den empfundenen Mangel an gesellschaftlicher Aufmerksamkeit gegenüber psychischen Erkrankungen beleuchtet [2].

Der Mangel wird bei Sozialarbeitern und psychiatrischem Pflegepersonal als groß empfunden, während Gendarmeriebeamte, Ärzte und Richter diesen als gering empfinden.

Diese Angaben sind jedoch durch das Alter der Befragten zu relativieren. Ältere Personen aller Berufsgruppen messen diesem Problem wesentlich geringere Bedeutung als jüngere Personen bei.

Literatur

1. Dilling H, Weyerer S, Castell R (1984) Psychische Erkrankung in der Bevölkerung. Enke, Stuttgart
2. Grausgruber A, Hofmann G, Schöny W, Zapotoczky K (1989) Einstellung zu psychisch Kranken und zur psychosozialen Versorgung. Thieme, Stuttgart New York
3. Johnson DAW, Pasterski G, Ludlow JM, Street K, Taylor RDW (1986) Eine Doppelblindstudie über das Absetzen der Erhaltungsdosis von Depotneuroleptika bei chronisch-schizophrenen Patienten. Das Medikament und die sozialen Folgen. In: Hinterhuber H, Schubert H, Kulhanek F (Hrsg) Seiteneffekte und Störwirkungen der Psychopharmaka. Schattauer, Stuttgart New York, S 83–96
4. Johnson DAW (1989) Observations on the strug treatment of schizophrenia. Wien Med Wschr 139: 2–6
5. Kane JM (1989) The current status of neuroleptic therapy. J Clin Psychiatry 50: 322–328
6. Libermann RP (1988) Psychiatric rehabilitation of chronic mental patients. American Psychiatric Press
7. Linden M (1987) Negative vs. positive Therapieerwartungen und Compliance vs. Non-Compliance. Psychiatr Prax 14: 132–136
8. May PRA, Dencker SJ, Hubrand JW, Midha KK, Libermann RP (1988) Ein systematischer Ansatz zur Therapieresistenz schizophrener Erkrankungen. In: Bender W, Dencker SJ, Kulhanek F (Hrsg) Schizophrene Erkrankungen. Vieweg, Braunschweig Wiesbaden
9. Neumann H (1984) Die Zackenbehandlung mit Psychopharmaka als Möglichkeit einer neuroleptischen Intensivbehandlung. Bläschke St. Michael
10. Pieschl D, Kaltenbach M, Kober G, Markert F, Kulhanek F (1986) Ergebnisse psychiatrisch-kardiologischer Untersuchungen zur Kardiotoxicität von Psychopharmaka. In: Hinterhuber H, Schubert H,

Kulhanek F (Hrsg) Seiteneffekte und Störwirkungen der Psychopharmaka. Schattauer, Stuttgart New York, S 17–28
11. Putten T van (1974) Why do schizophrenic patients refuse to take their drugs? Arch Gen Psychiatry 31: 67–72
12. Putten T van, May PRA (1978) Subjective response as a predictor of outcome in psychopharmacotherapy. Arch Gen Psychiatry 35: 477–480
13. Rifkin A, Siris SG (1986) Zum heutigen Erkenntnisstand der Problematik: Depression bei der Schizophrenie. In: Hinterhuber H, Schubert H, Kulhanek F (Hrsg) Seiteneffekte und Störwirkungen der Psychopharmaka. Schattauer, Stuttgart New York S 67–78
14. Rittmannsberger H, Schöny W (1987) Aktuelle Aspekte in der Langzeitbehandlung Schizophrener. In: Schöny W, Rainer E, Brandstätter I (Hrsg) Neue Blickpunkte in Diagnostik und Therapie psychischer Erkrankungen. Wien Med Wschr 137: 21–23
15. Schöny W (1989) Rehabilitation Schizophrener in Oberösterreich. Psychiatria Danubina 3(1): 239–243
16. Schöny W, Rittmannsberger H (1991) Praktische Durchführung, allgemeine Behandlungsrichtlinien. In: Beckmann H, Laux G, Riederer P (Hrsg) Psychopharmakologie, Bd 3. Neuroleptika. Springer, Berlin Heidelberg New York Tokyo
17. Schöny W, Schwarzbach H (1991) A possibility of neuroleptic treatment in spite of high risk for extrapyramidal side effects (im Druck)
18. Schöpf J (1989) Lithiumzugabe zu Thymoleptika als Behandlung therapieresistenter Depressionen. Nervenarzt 60: 200–205
19. Steiner S (1984) Katamnestische Untersuchungen bei bis zu 5 Jahren von Neuroleptika abgesetzten Patienten. In: Kryspin-Exner K, Hinterhuber H, Schubert H (Hrsg) Langzeittherapie psychiatrischer Erkrankungen. Schattauer, Stuttgart, S 219–228
20. Stevens B (1973) Role of fluphenazine decanoate in lessening the burden of chronic schizophrenics on the community. Psychol Med 3: 141–158
21. Wistedt B (1984) 4-Jahres Katamnesen bei behandelten und nicht behandelten chronisch schizophrenen Patienten in der Ambulanz. In: Hinterhuber H, Schubert H, Kulhanek F (Hrsg) Seiteneffekte und Störwirkungen der Psychopharmaka. Schattauer, Stuttgart New York, S 175–192
22. Woggon B, Angst J (1987) Dosierung von Neuroleptika. In: Pichot P, Möller HJ (Hrsg) Neuroleptika, Rückschau 1952–1986. Künftige Entwicklungen. Springer, Heidelberg

Anschrift der Verfasser: Univ. Doz. Prim. Dr. W. Schöny, Wagner-Jauregg-Krankenhaus, Wagner-Jauregg-Weg 15, A-4020 Linz, Österreich.

Möglichkeiten in der Behandlung schwerer therapierefraktärer schizophrener Psychosen

P. **König** und U. **Glatter-Götz**

Landesnervenkrankenhaus Valduna, Rankweil, Österreich

Zusammenfassung

Es wird über die Behandlungsergebnisse bei 13 schizophrenen Patienten (9m/4w) berichtet, die wegen Therapieresistenz unterschiedlicher Ausprägung auf Neuroleptika (Therapieversager, erneute zum Teil katatone Exacerbation unter neuroleptischer Therapie, Neuroleptikaunverträglichkeit) EKT unterzogen wurden. Die durchschnittlich 12mal erfolgten Einzelbehandlungen (zwischen 6 bis 20) führten bei 9 Patienten zu sehr guter bis guter Remission in einer Katamneseperiode zwischen 10 und 7 Jahren. 4 Patienten sprachen ungenügend an, wobei die geringe Besserung des psychopathologischen Entlassungsbefundes mit der ungünstigen Katamnese korreliert. Bei 3 dieser Patienten fand sich das asthenische Syndrom bei der Aufnahme und persistierte weiterhin. Bei den gut remittierten Patienten konnten nach EKT fast 70%, bei den schlecht remittierten Patienten immerhin 50% Neuroleptika eingespart werden. Dieser Befund bestätigt entsprechende Literaturangaben bezüglich der Neuroleptika. Die Ergebnisse bei dieser hochselektierten Gruppe bestätigen weiterhin die bekannte „Drittelregel", das Ergebnis wonach globales outcome nicht mit dem Ansprechen auf Neuroleptika korreliert, sowie die Relevanz des psychopathologischen Entlassungszustandes als outcome-Prädiktor.

Schlüsselwörter: Neuroleptikaresistenz, Elektrokrampfbehandlung, Neuroleptikaeinsparung, (Schizophrenie).

Summary

Treatment-possibilities in therapy-resistant schizophrenic psychoses. The results of treatment in 13 schizophrenic patients (nine males/four females) who underwent electroconvulsive therapy because of varying degrees of therapy resistance to neuroleptics (therapy failures, renewed and in some cases catatonic exacerbation under neuroleptic therapy, neuroleptic intolerance) are reported. The single treatments carried out an average of 12 times (between six and 20 times) led from very good to good remission in a catamnestic period between 10 and seven years in nine patients. Four patients did not respond adequately: the slight improvement of the psychopathological finding on discharge correlated with unfavourable catamnesis. In three of these patients, the asthenic syndrome was found on admission and persisted. In patients with good remission, neuroleptics could be reduced after ECT by over 70%, and over 50% in patients with poor remission. This result confirms corresponding literature data with regard to neuroleptics. The results in this highly selected group also confirm Bleuler's "one third rule" of remissions, also the fact that global outcome does not correlate with response to neuroleptics, as well as confirming the relevance of the psychopathological state on discharge as outcome-predictor.

Keywords: Neuroleptic resistance, electroconvulsive therapy, reduction of neuroleptics (schizophrenia)

Einleitung

In der Bewertung der Elektrokrampftherapie (EKT) zur Behandlung schwerer Psychosen bei besonderer Indikation ist nach verschiedenen abwertenden Beurteilungen der letzten Jahren eine Neubestimmung dieses Therapieverfahrens notwendig geworden. Grundlagen dafür haben die Veröffentlichungen der APA-task force on ECT [3] sowie die Stellungnahme des Royal College of Psychiatrists geliefert. Für Österreich haben wir den Stellenwert der EKT an einem psychiatrischen KH (Einzugsgebiet ca. 300.000 Einwohner, einzige stationäre Institution, bei ca. 15 niedergelassenen Fachärzten) dargestellt [8]. Während wir in jener Arbeit Häufigkeit, Indikationsstellung, zum Teil die Effizienz bei heterogenen Diagnosen darlegten, wird hier der Behandlungsverlauf und das outcome von 13 Patienten mit Erkrankungen aus dem schizophrenen Formenkreis präsentiert. In der vorliegenden Untersuchung wird auf die vorhergehende neuroleptische Medikation, die Indikationsstellung sowie spezifische outcome-Kriterien Bezug genommen. Die Erhebung erfolgte 7 – 10 Jahre nach der Behandlung.

Patienten und Methodik

Es handelt sich um eine retrospektive Erfassung von Patienten beiderlei Geschlechts (9 Männer, 4 Frauen), welche nach ICD 295.0 bis 295.3 hospitalisiert waren. Die Auswahl erfolgte aus der Gesamtgruppe EKT-behandeleter Patienten der vorzitierten Arbeit [8]. Die Patienten waren während einer stationären Behandlung in den Jahren 1979 bis 1982 trotz neuroleptischer Therapie einer EKT-Behandlung unterzogen worden, da sie sich als neuroleptisch-therapierefraktär erwiesen. In die Stichprobe wurden Patienten mit unterdurchschnittlicher Intelligenz, mit schizo-affektiven Psychosen oder deutlichen Stimmungsschwankungen in der Vorgeschichte der schizophrenen Erkrankung nicht aufgenommen.

Die relevanten Daten wurden aus den Krankengeschichten, den EKT-protokollen sowie einer telefonischen Katamnese bei Patienten, Angehörigen und behandelnden Ärzten zusammengestellt. Zum Teil nicht erfaßbar waren Angaben zur Persönlichkeit vor Ausbruch der Erkrankung und die Art der Nachbetreuung. Aufnahms- und Entlassungsstatus wurden entsprechend den IMPS-Syndromscores [10] gegliedert: psychotische Erregung, paranoidhalluzinatorisches Syndrom, depressiv-apathisches Syndrom, phobisch-anankastisches und psychoorganisches Syndrom (dazu Tabelle 1).

Ergebnisse

Von 1979 bis 1982 wurden 13 Patienten (9m/4w) mit einem Durchschnittsalter von 34 Jahren (range 15 – 65) zum Zeitpunkt der EKT durchschnittlich 12mal (range 6 – 20 Behandlugnen) therapiert. Dies fand bei 6 Patienten im Rahmen der Erstaufnahme, bei 3 der Zweitaufnahme, bei 4 Patienten einer weiteren stationären Behandlung statt. 6 Patienten wurden während der Nachbeobachtungszeit nicht wieder aufgenommen (Tabelle 1).

Bei 8 Patienten wurde die Indikation wegen Therapieresistenz bzw. in 3 Fällen wegen erneuter Exacerbation katatoner Symptomatik oder hochgradiger Suizidalität gestellt, bei einem Patienten bestand eine Neuroleptikaunverträglichkeit.

An Neuroleptika (Tabelle 2) wurden vor wie nach EKT hauptsächlich Haloperidol (und z. T. in niedrigen Dosen Clopenthixol) verwendet. Außerdem kamen Fluphenazin und Droperidol in der Akutphase zur Anwendung.

In der Remission wurden am häufigsten Haloperidol und (Clopenthixol), Fluphenazin, Flupenthixol, Clozapin in je 2 Fällen an-

P. König und U. Glatter-Götz

Tabelle 1. Patienten, Geschlecht, Lebensjahr der beobachteten Anzahl der EKT, outcome, evtl. Wiederaufnahme nach Jahren, EKT bei Aufnahme-Nr., Behandlungsjahr

Pat.	m/w	LJ/EKT	ICD-Dg.	Anz.EKT	outc.	WA/J	EKT/Aufn.	Beh. Jahr
B	m	52	295.3	14	+	0,0	1	1979
B	w	59	295.3	7	+	0,0	2	1979
D	w	22	295.0	15	+	0,25	2	1980
E	m	25	295.3	14	+	0,6	2	1980
F	m	34	295.2	13	+	2,0	1	1980
G	w	15	295.3	16	−	6*	1	1981
H	m	20	295.3	12	+	0,0	1	1981
L	m	30	295.3	6	−	0,7	4	1982
M	m	31	295.3	8	+	0,0	1	1982
M	m	23	295.3	13	+	0,3	7	1982
M	m	65	295.2	12	−	stat.	8 §	1983
S	m	40	295.0	20	−	0+	8 §	1983
W	w	29	295.3	11	+	0,0	1	1983

* nach Türkei verzogen; § schon bei Voraufnahme EKT; 0+ später verstorben

Tabelle 2. Patienten, Geschlecht; verwendetes Neuroleptikum vor/nach EKT, CPZ vor/nach EKT; Indikation zur EKT; outcome

Pat.	m/w	NL vor/nach	CPZE vor/nach	Indikation	outcome
B	m	Clo/Clo	702/600	Unvertr.	+
B	w	Drop/Halo	1398/761	Ther.res.	+
D	w	Clo/Thio	107/275	Autoaggr.	+
E	m	Drop/Clo	5411/409	Ther.res.K	+
F	m	Fluph/Halo	1484/282	Ther.res.	+
G	w	Halo/Cloz	969/233	Ther.res.	−
H	m	Fluph/Halo	1213/669	Ther.res.	+
L	m	Halo/Fluph	610/179	Ther.res.	−
M	m	Halo/Halo	614/188	Ther.res.	+
M	m	Halo/Halo	1045/500	Ther.res.	+
M	m	Halo/Clo	1880/306	Ther.res.K	−
S	m	Halo/Halo	1100/1106	Ther.res.K	−
W	w	Fluph/Halo	3122/618	Ther.res.	+

K Katatonie, *Clo* Clopenthixol, *Thia* Thioperazin, *Drop* Droperidol, *Halo* Haloperidol, *Cloz* Clozapin, *Fluph* Fluphenazin gewendet. Die durchschnittlichen Chlorpromazineinheiten (CPZE)/Tag betrugen pro Patient 1511 vor der EKT und nach dieser Behandlung 471, was einer Senkung des Neuroleptikabedarfes bei dieser Stichprobe um fast 70% (68,8%) entspricht.

Den Daten der KG ist ein schlechtes Ansprechen auf EKT (ungenügende Besserung bei Entlassung, CGI-Änderung um weniger als 3 Punkte [4]) bei 4 Patienten zu entnehmen. Bei diesen 4 Patienten (durchschnittlich 13,5 EKT) konnte die Neuroleptikadosierung immerhin um 53% gesenkt werden. Diese Patienten boten im psychopathologischen Aufnahmebefund nur in einem Fall den Faktor „psychotische Erregung", im anderen „paranoidhalluzinatorisches Syndrom" stärker ausgeprägt. Auch nach der Behandlung persistierte diese Psychopathologie, wenn auch mitigiert bis zum Entlassungszeitpunkt. Bei 2 dieser Patienten wurde bei der Aufnahme ein depressiv-asthenisches Syndrom diagnostiziert, auch dies persistierte bis zur Entlassung und kombinierte sich nach der Behandlung mit einem psychoorganischen Syndrom bzw. einem Residualzustand. Von den 4 Patienten waren die erstgenannten 2 zum Behandlungszeitpunkt 8mal in stationärer Behandlung, ein Patient 4mal und einer erstmals hospitalisiert. Katamnestisch ist aus dieser Gruppe (4 Patienten) ein Patient weiterhin hospitalisiert, ein Patient wurde innert 4 Jahren nach der Entlassung dreimal erneut hospitalisiert, ein Patient verstarb später an einer internistischen Erkrankung, eine türkische Patientin wurde später ins Ausland entlassen, eine komplette Katamneseerhebung war nicht möglich, sie war 6 Jahre nach der Entlassung nochmals hospitalisiert.

Gutes Ansprechen auf die Behandlung (Besserung des psychopathologischen Befundes zum Entlassungszeitpunkt, CGI 3 oder mehr Punkte) wurde bei 9 Patienten registriert: beim psychopathologischen Aufnahmebefund wurde bei 5 Patienten „psychotische Erregung", bei 4 Patienten „paranoid-halluzinatorische Syndrome", jeweils stark bis sehr stark ausgeprägt, festgestellt. Die übrigen IMPS-scores (DAS, OPS, PHA) wurden bei der Aufnahme nicht diagnostiziert. Bei der Entlassung nach durchschnittlich 10 EKT (und Neuroleptikabehandlung) waren mit folgenden Ausnahmen keine psychopathologischen Auffälligkeiten diagnostizierbar: je ein Patient zeigte ein DAS bzw. ein POS. In der Gruppe dieser 9 Patienten konnte die Neuroleptikadosis um ca. 67% nach EKT verringert werden. Im weiteren Verlauf wiesen bis zum Untersuchungszeitpunkt 4 Patienten je eine stationäre und ein Patient 2 stationäre Behandlungen auf, die übrigen wurden nicht mehr aufgenommen.

Diskussion

Der Stellenwert der EKT in der Behandlung (akuter) schizophrener Erkrankungen, insbesonderer mit Plus-Symptomatik, scheint in der Literatur ausreichend dokumentiert (Zusammenfassung bei Bradley und Hirsch [2]). Auch in unserer hochselektionierten Gruppe therapierefraktärer schizophrener Patienten ist eine gute Wirksamkeit der EKT in Kombination mit der neuroleptischen Behandlung zu dokumentieren: über 60% der Patienten sprechen auf die kombinierte Behandlung sehr gut bis gut an, obwohl vor der EKT auf Neuroleptika allein kein befriedigendes Therapieergebnis zu erzielen war. Umgekehrt scheinen auch unsere Resultate die bekannte „Drittelregel" [1], zwar an einer kleinen Fallzahl, zu bestätigen. Allerdings entspricht dies den Erfahrungen von Kolakowska et al. [7] wonach das globale outcome nicht mit dem Ansprechen auf Neuroleptika korreliert.

Unsere Resultate in einer kleinen, aber hochselektierten Gruppe bestätigen zusätzlich die Erfahrungen von Möller et al. [10] in dem der psychopathologische Aufnahmsbefund zwar Korrelationen mit dem Entlassungsbefund zeigt, jedoch weniger relevant war als der psychopathologische Entlassungsstatus. Patienten, die bei der Entlassung als gut remittiert beurteilt wurden, zeigten alle guten Katamnesen in bezug auf Wiederaufnahme der Berufstätigkeit, Leistungsfähigkeit und Sozialkontakte. Die 4 Patienten mit ungenügend gebesserten Entlassungsbefunden zeigten auch durchwegs ungünstiges outcome. Das asthenische Syndrom im Aufnahmsbefund (3 Patienten) findet sich bei Patienten mit ungenügendem Entlassungsbefund und zeigt die Tendenz zu persistieren.

Daß die EKT eine Ersparnis an neuroleptischer Medikation bewirkt, wurde u. a. durch die kontrollierte Studie von Janakiramaiha et al. [6] dokumentiert. In unserer zitierten allgemeinen Studie [8] versuchten wir ebenfalls einen derartigen Vergleich. Auch bei der hier vorgestellten Gruppe scheint sich ein diesbezüglicher Effekt klar darzustellen: bei gut remittierten Patienten war eine Ersparnis von Neuroleptika bis zu ca. 70% CPZE feststellbar, bei schlechten Behandlungserfolgen immerhin 50%. Trotz qualitativer und quantitativer Verschiedenheit, auch unter Berücksichtigung der Fallzahl, stellt dies einen beachtenswerten therapeutischen Effekt dar, der durch die Behandlungseffizienz insgesamt noch deutlicher wird. Dies wird durch die Tatsache unterstrichen, daß dzt. unerwünschte Begleitwirkungen der Neuroleptika Behandlungskomplikationen, mangelnde Compliance und problematische Spätfolgen hervorrufen können.

Trotzdem diese retrospektive Untersuchung an einer Auswahl aus Krankengeschichten von Patienten mit besonderen Behandlungsproblemen durchgeführt wurde, darf sie nicht darüber hinwegtäuschen, daß die Behandlung schizophrener Psychosen und insbesondere Langzeitbehandlung einer differenzierten, multifaktoriellen Strategie bedarf [12]. Therapiestrategien, die sich mit dem Erlernen neuer Coping-Techniken befassen [5] oder in besonderem Maß auf die Interaktionen zwischen Kranken und seinen Bezugspersonen eingehen [9] haben besonderes Gewicht. Um sie nutzbringend anwenden zu können, bedarf es zumindestens der Möglichkeit des kognitiven Zuganges.

Literatur

1. Bleuler E (1972) Lehrbuch der Psychiatrie (bearbeitet von Bleuler M). Springer, Berlin Heidelberg New York, p 429
2. Bradley PB, Hirsch SR (1986) The psychopharmacology and treatment of schizophrenia. Oxford Medical Publication. Oxford University Press, Oxford
3. Fink M (1979) Convulsive therapy: theory and practice. Raven Press, New York
4. Guy W, Bonato RR (1970) Manual for the ECDEU-assessment battery, 2nd edn (revised). Chevy Chase, Maryland
5. Hogarty GE, McEvoy JP, Muentz M (1988) Dose of fluphanzine, familial expressed emotion and outcome in schizophrenics. Arch Gen Psychiatry 45: 797–805

6. Janakiramaiah N, Channabasavanna SM, Narasimha NS (1982) ECT/ chlorpromazine combination versus chlorpromazine alone in acute schizophrenic patients. Acta Psychiatr Scand 66: 464–470
7. Kolakowska T, Williams AO, Jambor K, Ardern M (1985) Schizophrenia with good and poor outcome. Br J Psychiatry 146: 229–246
8. König P, Angelberr-Spitaler H, Conca A, Schneider HJ (1991) Ist die Elektrokrampftherapie obsolet? Wien Klin Wochenschr 103: 201–206
9. Leff J, Vaughn C (1981) The role of maintenance therapy and relatives expressed emotion in relapse of schizophrenia. A two year follow up. Br J Psychiatry 139: 102–104
10. Möller HJ, Eilert-Werner K, Wüscher-Stockheim M, von Zerssen D (1982) Relevante Merkmale für die 5-Jahres-Prognose von Patienten mit schizophrenen und verwandten paranoiden Psychosen. Arch Psychiatr Nervenk 231: 305–322
11. Royal College (1977) The Royal College of Psychiatrists Memorandum on the use of electroconvulsive therapy. Br J Psychiatry 131: 261–272
12. Schooler NR, Hogarty GE (1987) Medication and psychosocial strategies in the treatment of schizophrenia. In: Meltzer HJ (ed) Psychopharmacology: the third generation of progress. Raven, New York

Anschrift der Verfasser: Doz. Dr. P. König, Landesnervenkrankenhaus Valduna, A-6830 Rankweil, Österreich

Schizophrene Patienten im Krankenhaus: Soziodynamische Prozesse im Spiegel systemdynamischer Modelle

K. Purzner

Psychiatrisches Krankenhaus, Wien, Österreich

Zusammenfassung

Die Behandlung psychiatrischer Patienten im Krankenhaus kompliziert unsere heilkundlichen Beeinflussungsversuche von Krankheitsverläufen einzelner Patienten um die Dimension soziodynamischer Wechselwirkungen. Was sich im Krankenhaus innerhalb der Patienten- und der Personalgemeinschaft, aber auch zwischen diesen beiden Gemeinschaften und dem größeren Rahmen der Versorgungsgemeinschaft abspielt, sollte bei der planenden Gestaltung diagnostischer und therapeutischer Programme und der Steuerung ihrer Abläufe möglichst berücksichtigt werden. Auf dem Hintergrund vergangener wissenschaftlicher und praktischer Bemühungen um dieses Thema sollen der gegenwärtige Stand und die zukünftigen Möglichkeiten dieses Problembereichs dargestellt werden. Dabei soll besonders auf die methodischen Mittel der Systemdynamik hingewiesen werden, die vielleicht geeignet sind, unsere Handlungsmöglichkeiten in diesem komplexen Problembereich spürbar zu erweitern.

Schlüsselwörter: Institutionelle Soziodynamik, institutionell-psychotische Mischsyndrome, Systemdynamik, Management.

Summary

Schizophrenic patients in the hospital: groupdynamik processes in the face of systemdynamic concepts. The treatment of psychiatric patients within the hospital complicates our efforts to influence the course of disease of our patients with the dimension of sociodynamic processes. What happens within the patient- and the staff community and between these two communities should play a roll in planning of diagnostic and therapeutic programms and the steering of their realisation. On the background of past scientific and practical efforts with this topic the recent state of the problem and future possibilities shall be shown. The methodic instrument of systemdynamics shall be pointed out, which maybe useful to enlarge our capacities of dealing with this complexe problem sphere.

Keywords: Institutional sociodynamics, institutional-psychotic mixed-syndroms, systemdynamics, management.

1. Einleitung

Die Behandlung psychiatrischer Patienten im Krankenhaus, als der dritten und höchst organisierten Stufe westlicher medizinischer Versorgungssysteme, kompliziert unsere heilkundlichen Beeinflussungsversuche von Krankheitsverläufen einzelner Patienten um die Dimension soziodynamischer Wechselwirkungen. Was sich im Krankenhaus innerhalb der Patienten- und Personalgemeinschaft, sowie zwischen diesen beiden Gemeinschaften und dem größeren Rahmen der Versorgungsgemeinschaft abspielt, sollte bei Planung und Gestaltung diagnostischer und therapeutischer Programme und der Steuerung ihrer Abläufe möglichst berücksichtigt werden. Nur dann nämlich kann von der immer wieder zitierten *„Ganzheitlichkeit des Behandlungsangebotes"* gesprochen werden.

Wie leicht diese Ganzheitlichkeit in der Psychiatrie ganz allgemein und bei der Behandlung schizophrener Patienten insbesondere durch die beschriebenen soziodynamischen Wechselwirkungen zu stören ist, sollen zunächst zwei kurze Beispiele zeigen.

Beispiel 1

Ein Alkoholiker und eine Alkoholikerin treffen sich um 2.00 Uhr nachts im Tagraum einer Akutstation und wenden sich an die diensthabende Pflegeperson mit der Bitte, Kaffee trinken zu dürfen. Die Schwester verweist auf die Hausordnung und versagt die Erfüllung des Wunsches in Anwesenheit des infolge der Erledigung einer medizinischen Intervention noch auf der Station befindlichen unerfahrenen Jungarztes. Dieser wendet sich seinerseits in Anwesenheit beider Patienten fragend an die Schwester und meint: „Warum eigentlich nicht?" - Die Soziodynamik der Wechselwirkungen beschränkt sich hier nicht auf eine Dyade, also einen Patienten und einen Therapeuten, sondern es finden *Interaktionen* innerhalb der Patienten- und Personalgemeinschaft, sowie *Transaktionen* zwischen den beiden Gemeinschaften statt. Die beiden Patienten bilden eine *interaktive Koalition*, mittels derer sie die ihnen bekannten Stationsregeln zu Gunsten der Befriedigung ihrer aktuellen Bedürfnisse zu durchbrechen suchen. Dadurch lösen sie auf Seiten des Personals einen *Konflikt zwischen Schwester und Arzt* aus. (Genaueres zu den Hintergründen und zum Umgang mit dieser Situation siehe [10])

Beispiel 2

Eine junge Patientin agiert ihren Mutterprotest, indem sie sich etwa zu jenem Zeitpunkt, wo die Mutter sie auf der Station in der Regel besucht, mit einem Neger (Mitpatienten) demonstrativ zum Geschlechtsverkehr ins Bett begibt. Die Mutter trifft prompt ein, reagiert wie von der Tochter erwartet und beabsichtigt schockiert, und beschwert sich bei den Stationsärzten. Oberärztliche Entscheidung nach diesem Vorfall: Der Neger wird auf eine andere Station verlegt und erhält eine das geschlechtliche Verlangen dämpfende Medikation. Teile der Personalgemeinschaft meinen aber demgegenüber: „Wie kommt eigentlich der Neger dazu?" - Dieses Beispiel weist bereits einen höheren Grad an Komplexität auf als das erste, insoferne auch die Mutter einer Patientin eine Rolle spielt.

In beiden beschriebenen Beispielsfällen jedenfalls wird die Einheitlichkeit und Ganzheitlichkeit des Behandlungsangebotes durch soziodynamische Wechselwirkungen unterschiedlicher Dichte bzw. Komplexität gestört. Wir alle haben diese Wechselwirkungen im Laufe unserer Berufserfahrungen kennen und zum Teil fürchten gelernt. Sie in ihrer Gesamtheit machen einen wichtigen Teil der Versorgungswirklichkeit aus.

Der Problembereich der soziodynamischen Wechselwirkungen im psychiatrischen Krankenhaus wurde bei dieser Tagung von mehreren Referenten berührt. Raisch sprach von „*tertiären Netzwerken*" bzw. von „*institutionalisierten, organisierten sozialen Netzwerken und ihrer Gestaltung*". Roder meinte, das bereits doppelt in

sich integrierte IPT sei drittens noch einmal zu integrieren in das
„Gesamtabteilungssetting" oder den *„sozialpsychiatrischen Rahmen"*. Gelingt nämlich diese Integration nicht, dann hat man damit
zu rechnen, daß *„Phänomene der Schizoidie"*, wie von Feer hervorgehoben oder der *„unklaren und uneinheitlichen Vermittlung von
Werten und Normen"*, wie von Raisch betont, nicht nur im elterlichen Verhalten eine Rolle spielen, sondern wie Platz beklagte,
auch in tertiären sozialen Netzwerken.

Was in dieser eben beschriebenen Angelegenheit gegenwärtig
und zukünftig getan werden könnte, um voranzukommen, wird
zentraler Gegenstand meiner Ausführungen sein. Tagungsthemen-
entsprechend naturgemäß mit besonderem Akzent auf der Schizophrenie. Und dazu ist sogleich etwas anzumerken. Es ist wohl
Held − ich komme auf diesen Autor, einem französischen Psychiater und Psychoanalytiker später noch zurück − zuzustimmen,
wenn er behauptet, daß gerade die Schizophrenie das Thema der
soziodynamischen Wechselwirkungen im Krankenhaus auf äußerst
lehrreiche Weise aktualisiert und zwar aus folgendem Grund: „Unsere These zu diesem Punkt: Bei keiner psychischen Erkrankung,
und schon gar nicht bei einer somatischen, finden wir so *innige
Beziehungen zwischen der Struktur der innerpsychischen Prozesse
und der Form der Beziehung zu den Personen der nächsten Umwelt,*
aber auch der *Beziehung dieser Umweltspersonen zueinander.* Daraus folgt gleich die nächste These: Die Behandlung Schizophrener
zu übernehmen heißt, sich auf folgende Verformung der Beziehungen einzulassen und im Spannungsfeld einer regelrechten Be-
ziehungspathologie zu arbeiten" [5].

2. Material und Methode

Die eben erwähnte *Verformung der Beziehungen* in ihren *häufigen* und
typischen Ausprägungen gut zu kennen, würde es wahrscheinlich allen Beteiligten erleichtern, der Entstehung solcher disfunktionaler Prozesse ent-
gegenzuwirken (*antezipatorische berufliche Sozialisation*). Aber gibt es überhaupt eine Möglichkeit, die vielen unterschiedlichen Einzelerscheinungen
solcher psychosozialer Konstellationen so zusammenzustellen, daß lehr-
und lernbare Bausteine für die Weiter- und Fortbildung zustande kommen?

Günstig jedenfalls für den Versuch, dies zu gewährleisten, hat sich die durch die Wiener Psychiatriereform im Psychiatrischen Krankenhaus der Stadt Wien - Baumgartner Höhe ergebende *Situation* erwiesen. Die Möglichkeit einer *vergleichenden Betrachtung* nämlich, im Rahmen der die Reformentwicklung begleitenden Hilfe also zu untersuchen, wie verschiedene regionale Abteilungen mit gleichartigem Versorgungsauftrag bzw. wie verschiedene Stationen mit gleichartigen Patientenkategorien ihre Aufgaben auf sehr unterschiedliche Art und Weise lösen, war im Hinblick auf dabei zu beobachtende soziodynamische Wechselwirkungen sehr lehrreich. Wichtige Rahmenbedingung für diese Forschungsarbeiten bildete einerseits die *Position* des Autors in seiner Doppelverankerung als Assistent des ärztlichen Direktors und als im Nachtdienst in oberärztlicher Funktion weiterhin mit konkreter Stationsarbeit befaßter Kollege. Andererseits mußten in der *routineintegrierten Aktionsforschung* und der *modellierenden Systemanalyse (Systemdynamik)* erst allmählich die methodischen Voraussetzungen geschaffen werden, die dem Forschungsgegenstand angemessen und in unserem Praxisfeld auch machbar waren. Über die Bedeutung der *Aktionsforschung* als fruchtbaren Forschungsrahmen für eine *anwendungsorientierte Managementlehre* hat übrigens neuerdings Bülow [1] berichtet.

3. Ergebnisse

In diesem Aufsatz sollen nicht die Ergebnisse der eben erwähnten Aktionsforschungsstudien dargestellt werden; dies habe ich in den letzten Jahren bei verschiedenen Gelegenheiten mehrfach getan (vergleiche Purzner [6, 7, 8, 9, 10]). Hier will ich vielmehr nach einem kurzen historischen Rückblick auf einschlägige Forschungsergebnisse *soziologischer, sozial- und tiefenpsychologischer* Art aufzeigen, was im Problembereich der heilungsförderlichen Gestaltung soziodynamischer Wechselwirkungen im Krankenhaus gegenwärtig ansteht und künftig getan werden könnte. Grob vereinfacht gesagt handelt es sich dabei um die *Programmatik einer praxeologischen Grundlegung der Krankenhauspsychiatrie.* Ich komme später noch einmal auf diesen Punkt zurück.

3.1 Forschungs- und Praxistraditionen zur Soziodynamik des Psychiatrischen Krankenhauses

In diesem Abschnitt will ich exemplarisch und skizzenhaft auf bislang aus verschiedenen Gründen wenig verwertete Forschungsergebnisse und Praxiserfahrungen soziologischer, sozial- und tie-

---

Z. B. Goffmann (1961) - Asyle. Über die soziale Situation psychiatrischer Patienten u. a. Insassen.

Totale Institution, Welt der Insassen, Moralische Karriere der Geisteskranken, Unterleben einer öffentlichen Institution.

Z. B. Fengler (1984) - Alltag in der Anstalt wenn Sozial-Psychiatrie praktisch wird. Eine ethno-methodologische Untersuchung.

Sicherheit und geordnete Verhältnisse
Loyalitäts-Maxime
Die Organisation von Krankengeschichten

Abb. 1

fenpsychologischer Art hinweisen, die uns unter bestimmten Bedingungen helfen könnten, die soziodynamische Gestaltungsaufgabe im Krankenhaus zukünftig besser zu bewältigen.

3.1.1 Soziologie

Zwei wichtige soziologische Studien zur Soziodynamik psychiatrischer Krankenhäuser sind in Abb. 1 durch Angabe des Autors, Erscheinungsjahres, Titels und wichtiger Kapitelüberschriften kurz charakterisiert.

Das Problem dieser [3, 4] und anderer ähnlicher höchst inhaltsreicher Studien im Hinblick auf ihre Praxisverwertung liegt darin, daß sie einer *sekundären Bearbeitung* bedürften und für unser Praxisfeld relevant zu werden. Von Soziologen aus bestimmtem Erkenntnisinteresse heraus verfaßt, sind diese Studien nicht primär und unmittelbar für die klinische Gestaltungsaufgabe geeignet. Schon ihre epische Breite führt dazu, daß man am Ende nicht mehr weiß, was man anfangs gelesen hat und nur tief beeindruckt von der brillanten Beschreibungsfähigkeit des Autors sagen kann „ja, so ist es auch". Von den Soziologen kann man schwerlich erwarten, daß sie die für eine Verwendung im Praxiszusammenhang nötige Anverwandlungsarbeit leisten.

3.1.2 Sozialpschologie

Hier möchte ich nur ganz kurz auf die Erfahrungen mit der „therapeutischen Gemeinschaft" in der Sozialpsychiatrie eingehen.

Sozial-Psychologie (Gruppen-Dynamik)
„Therapeutische Gemeinschaft"
ca. 1800 - Beginn der „Bewegung"
1801 - Pinel
1838 - Esquirol
1940 - Bion, Foulkes
1946 - Main
1947 - Jones
1955 - Greenblatt + Brown
1958 - Wilner
1960 - Rapoport
1962 - Martin
1963 - Flegel
1964 - Clark
1965 - Veltin
1966/67 - Häfner
1967 - Kisker
1971 - Basaglia
1972 - Ploeger

Abb. 2

Nachstehend findet sich ein schematischer geschichtlicher Überblick über die Entwicklung der therapeutischen Gemeinschaft, mit
Angabe wichtiger französischer, angelsächsischer, deutscher und
italienischer Forscher und Praktiker einschließlich einer ungefähren
zeitlichen Einordnung (Abb. 2).

Wenn man das Schrifttum zur „Therapeutischen Gemeinschaft"
und die Erfahrungsberichte sichtet, kann man eine vielleicht sinnvolle und wichtige Unterscheidung treffen, nämlich die, zwischen
dem in den diversen Maximen, Leitsatzkatalogen und Definitionen
der therapeutischen Gemeinschaft beschrieben *epochal spezifischen
Thema* und dem *zeitlosen Grundproblem*. Epochalspezifisch meint
das bis in die 70-er Jahre eher im Vordergrund stehende Anliegen
einer „Demokratisierung des Milieu interne" und die damit verbundene „Patientenaktivierung". Eher im Hintergrund verblieb damals die Thematik der Integration, was ich als das zeitlose Grundproblem bezeichnen möchte. Einen historisch verstehbaren Beweg-
grund für diese spezielle Vorgrund-Hintergrund-Aktzentuierung

bildete wahrscheinlich die Dynamik der gruppendynamisch-antiautoritären Bewegung, der es vor allem darum ging, heilungshinderliche verkrustete hierarchische Strukturen aufzulockern. Dieses kämpferische Moment bildete wohl ein viel zu kräftigeres Faszinosum als das sehr wohl auch in den Definitionen der therapeutischen Gemeinschaft vorkommende Element der Integration. Die zwei nachfolgenden Definitionsbeispiele der therapeutischen Gemeinschaft belegen das Enthaltensein der Zielsetzung Integration-Koordination in den Richtlinien der therapeutischen Gemeinschaften. Die Unterscheidung zwischen *epochalspezifischem* und *zeitlosem Grundproblem* ist deshalb wichtig, weil sie helfen kann, den gegenwärtigen Problemstand besser zu charakterisieren (siehe dazu 3.2.)

Definitionsbeispiel 1:
Die therapeutische Gemeinschaft als eine spezielle sozialpsychiatrische Einrichtung, in der die *Behandlungsequipe* und die *Patientengruppe* einen einzigen *koordinierten Organismus* mit gemeinsamen therapeutischen Zielen zu bilden versucht.

Definitionsbeispiel 2:
Die Glieder des Personals agieren *nicht in erster Linie als Funktionäre ihrer Berufsrolle*, sondern als *Bezugspersonen,* die in reflektierten und *kritisch gesteuerten soziodynamischen Prozessen* stehen.

3.1.3 Tiefenpsychologie

Die Tiefenpsychologie hat seit den 20-er und 30-er Jahren dieses Jahrhunderts den Gegenstandt ihrer Forschung erheblich ausgedehnt. Parallel dazu verlief die konzeptuelle Entwicklung der Abwehrlehre, nämlich von der Beschreibung intrapsychischer zu der interpersoneller und schließlich institutioneller Abwehrformen (Abb. 3).

Ganz auf dieser Linie liegt nun der vorhin erwähnte französische Psychiater und Psychoanalytiker Held mit seiner kleinen Studie „Herausforderung zur Kooperation bei psychotischen Erkrankungen" [5], aus der eingangs 2 Thesen zitiert wurden. Ich habe diesen Autor und diese Arbeit ausgewählt, weil hier ein *Ansatz zur Systematisierung* zu erkennen ist, der Versuch also, zu prägnanten

Tiefen-Psychologie

Gegenstand	*Abwehr-Formen*
erwachsene Patienten	intra-psychische
Kinder + Jugendliche	inter-personelle
Familie	institutionelle
Gruppen	
Organisationen	

Abb. 3

Beschreibungen zu kommen, die lehr- und lernbar sind, was, wie
schon gesagt, von hoher Relevanz für die Gestaltungspraxis ist.
Daß sich die Aufstellungen Helds nicht haben durchsetzen können,
spielt in diesem Zusammenhang keine Rolle.

Was aber hat Held gemacht? Er hat unter dem Titel „Institutionell-psychotische Mischsyndrome" häufige, wichtige und typische Übertragungs-Gegenübertragungs-Konstellationen, wie er sie
zwischen Schizophrenen und der Personalgemeinschaft beobachtet
hat, zusammengestellt.

z. B. Held (1979) - Institutionell-Psychotische Misch-Syndrome
- regressive Spaltung
- pseudo-Konfliktlosigkeit
- gegenseitiges Besitzergreifen
- a. a. m.

3.2 Soziodynamik in der klinischen Psychiatrie - Problemstand der Gegenwart

3.2.1 Die zeitlose Grundproblematik der Integration und Koordination ist gleichgeblieben

Unverändert geht es weiterhin darum, soziodynamische Wechselwirkungen in unserem Feld so zu gestalten, daß sie den Therapie-
zielen möglichst förderlich, zumindest möglichst wenig hinderlich
sind. Die Koordination und Integration verschiedenster Elemente
zu einer sinnvollen Ganzheitlichkeit des Behandlungsangebotes ist
in diesem Zusammenhang von zentraler Bedeutung.

3.2.2 Die epochale Problematik hat sich verändert

Grob vereinfacht und knappest zusammengefaßt ausgedrückt, haben wir es heute mit den tendenziellen *Folgen* von Demokratisierung, Liberalisierung, Pluralisierung und Differenzierung zu tun. Heutzutage wird weniger „Repressionsüberschuß" als „Konfusionsüberdruß" beklagt. Prozesse der Beschleunigung und Differenzierung führen zu einer verwirrenden Vielfalt von Erscheinungen im Praxisfeld, zu deren Bewältigung die Integrationskraft von Teams oder Mitarbeitern oft nicht mehr ausreicht.

3.2.3 Mangel an syn- und diachroner Synergie und Systematik

Sowohl was die Phänomenologie, als auch was die Praxeologie, d. h. also die Gestaltung der soziodynamischen Wechselwirkungen in der Psychiatrie betrifft, ist es bisher nicht gelungen, sie in eine *steuerungsrelevante Krankenhauslehre* einzubauen. Steuerungsrelevanz wurde in diesem Zusammenhang eine *entscheidungs- bzw. handlungstheoretische Grundlegung einer solchen Managementlehre* erfordern. Dies ist aber bei den traditionellen Fachbüchern zur psychiatrischen Krankenhauslehre nicht der Fall. Ansätze zu einer solchen *praxeologischen Orientierung* sind in dem Buch „Klinikpsychiatrie" von Ernst [2] und in der neuen Zeitschrift *„Krankenhauspsychiatrie"* [11] zu erkennen. Auf dem Weg zu einer solchen systemdynamisch konzipierten klinisch-psychiatrisches Entscheiden und Handeln durch Modelle stützende Krankenhauspsychiatrie ist aber noch viel zu tun. Nicht zuletzt deshalb, weil die Materialien zu einer solchen praxisrelevanten Klinikpsychiatrie derzeit eher in verstreuter, zersplitterter, ungeordneter, Wichtiges von Unwichtigem nicht trennenden Art vorliegen. Es hat sich auch keine bereichspezifische Sprachregelung entwickelt. Ferner liegen kaum Zusammenstellungen über häufige, wichtige und typische Phänomene und darauf abgestimmte Einflußmöglichkeiten vor.

Wünschbar wäre es daher, gegenwärtige und vergangene Ansätze in diese Richtung (darum syn- und diachrone *Synergie*) praxisrelevant aufeinander zu beziehen und allmählich zu einer *Systematik* der Darstellung in diesen Bereich zu kommen.

3.3 Einbezug psychiatrierelevanten Managementwissens

Die Bedeutung des Managements wird heute in der Medizin ganz allgemein und auch in der Psychiatrie zunehmend erkannt. Die allmähliche Würdigung des Faktors *Führung* kam dabei nicht von ungefähr zustande sondern entwickelte sich im Zusammenhang mit immer bedrängender werdenden Problemen im medizinischen Versorgungssystem, insbesondere im Subsystem Krankenhaus. Allmählich wurde deutlich, daß gediegene Führungsarbeit ein Stück dazu beitragen kann, die bei generell hohem Leistungsstandard auftretenten *ökonomischen, Qualitätssicherungs- und Psychohygieneprobleme* (der Mitarbeiter am Arbeitsplatz) tendenziell zu verringern.

In der Psychiatrie gibt es darüberhinaus noch ein weiteres Motiv, gute Führung anzustreben. Das hat damit zu tun, daß es in der Psychiatrie — anders als in der Allgemeinmedizin — wesentlich zu jeder Behandlung dazugehört, den Patienten zu einer *gesunden Beziehung zur äußeren und inneren Autorität* zu verhelfen. Diese Hilfe kann aber nicht nur in beschreibender bzw. erklärender Form gegeben werden, sondern muß durch die Mitarbeiter, *das Team modellhaft vorgelebt und auch im Umgang mit den Patienten verwirklicht werden.* Aus diesen Gründen müßte auch das Thema Führung bzw. Autorität in einer praxeologisch orientierten psychiatrischen Krankenhauslehre seinen Platz finden.

3.4 Wünschbarkeiten für die Zukunft: Die Vision einer Abstimmung von Praxisforschung und Lehre in einem integrierten Managementsystem für Psychiatrische Kliniken

Aus dem bisher Gesagten ergibt sich, daß es uns wahrscheinlich besser gelingen wird, das zeitlose Grundproblem der heilungsförderlichen Gestaltung soziodynamischer Prozesse in der jeweils epochalspezifischen Form zu bewältigen, wenn wir etwas systematischer und koordinierter als bisher versuchen, durch Praxisforschung lehr- und lernbare Bestandteile eines Aus-, Weiter- und Fortbildungssystems zusammenzutragen — und zwar unter Einbezug des

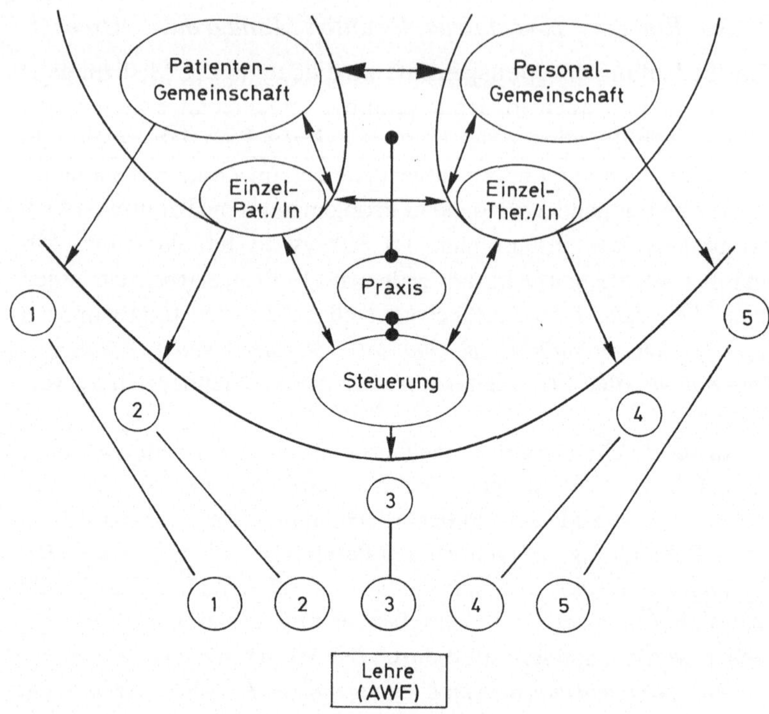

Abb. 4 Sozio-Dynamik im Psychiatrischen Krankenhaus

erforderlichen Managementwissens – das wirklich abgestimmt ist
auf das, was wir zu tun haben, auf diese Weise also die Gewißheit
des Beholfenseins für Mitarbeiter erhöht. Solcherart vermittelte
Lehre steigert tendenziell die Qualität des Versorgungshandelns,
was wiederum der Praxisforschung neuen Einblicke ermöglicht.
Solch eine positive Entwicklungsspirale zwischen Praxisforschung,
Lehre und Management gelingt manchen psychiatrischen Institutionen, anderen hingegen nicht. Programmentwicklungen oder
Übernahmen von für die jeweilige Institution geeigneten Konzepten
oder Modellen scheinen bei *erfolgreichen institutionellen Entwicklungen* eine wichtige förderliche Rolle zu spielen. Die Abb. 4 ver-

sucht, die wesentlichen *Elemente* der *Soziodynamik* im *Psychiatrischen Krankenhaus* mit dem eben beschriebenen Zusammenhang zwischen Praxissteuerung (Management), Praxisforschung und Lehre zu verknüpfen.

4. Diskussion

Die in Kapitel 2 dieser Arbeit erwähnte *Systemdynamik* könnte uns methodisch von Nutzen sein, um auf dem beschriebenen Weg voranzukommen. Bei der Systemdynamik handelt es sich um keine neue Wissenschaft oder Theorie sondern um eine neuartige Methodologie, die es − in den letzten 30 Jahren entwickelt − ermöglicht, vorhandenes Einzelwissen über Systeme zusammenzufassen und sodann diese in ihrer *Gesamtheit* und *Dynamik* zu betrachten. *Systemanalyse, Modellierung* und *Simulation* sind die drei grundlegenden Schritte, um dieses Ziel zu erreichen. Die Systemdynamik verwendet dabei *graphische Elemente*, um komplizierte Abläufe überschaubar zu machen. Das nachstehende Schaubild (Abb. 5) kann z. B. verwendet werden, um die in der Einleitung dieser Arbeit angeführten Beispiele soziodynamischer Wechselwirkungen auf psychiatrischen Stationen (Agieren, Interagieren und Transagieren) auch optisch zu repräsentieren.

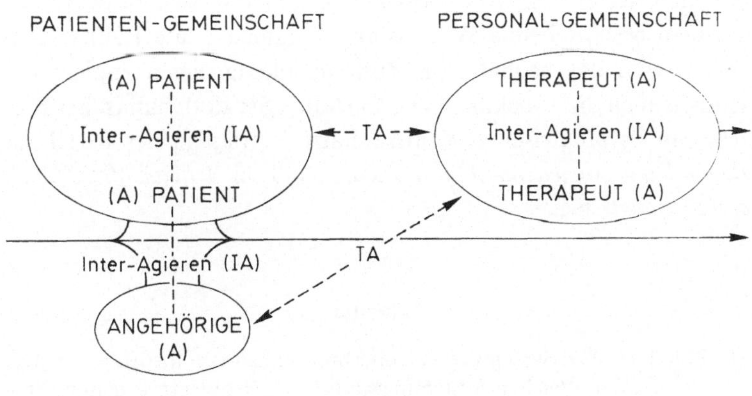

Abb. 5

Nun könnte man sagen, eine solche Abbildung sei ja nicht viel mehr als eine Übertragung von Ereignissen in Schaubilder. Der springende Punkt dabei ist allerdings der: wenn man viele solche Ereignisse unter Zuhilfenahme der Systemdynamik analysiert, ergeben sich allmählich Muster, Häufungen, wichtige und typische Konstellationen, die zu lehr- und lernbaren Fortbildungsbausteinen zusammenzustellen sind (*Modulsystem*).

Aus der *Managementperspektive* wichtig ist die Tatsache, daß wiederholte Analysen der beschriebenen Art allmählich die Bestimmung jener Systemstellen ermöglichen, an denen sich durch Steuereinwirkungen das Systemverhalten am leichtesten beeinflußen läßt. Diese *sensiblen Stellen*, diese *„Systempunkte mit Verstärkerwirkung"* zu erkennen, ist aber entscheidene Voraussetzung für erfolgreichere Einwirkung auf das betreffende System (Steuerung), um es entweder von innen heraus zu verändern, oder äußeren Entwicklungen anzupassen.

5. Schluß

Es ist mir klar, daß ich in diesem Papier ein sehr anspruchvolles *Programm* für die Zukunft des Managements psychiatrischer Kliniken vorgestellt habe, das allerdings - durchaus machbar ist und auch mancherorts der Verwirklichung zugeführt wurde. Nicht zuletzt gebietet es das *psychohygienische Anliegen*, sich zu bemühen, auf dem beschriebenen Weg voranzukommen. Gute Führungsarbeit — und das bedeutet im Zusammenhang dieses Papiers wesentlich auch die zweckdienliche Gestaltung soziodynamischer Prozesse im Psychiatrischen Krankenhaus — trägt in der Regel zur *Behandlungszufriedenheit der Patienten* und zur *Arbeitszufriedenheit des Personals* bei.

Literatur

1. Bülo I v (1989) Systemgrenzen im Management von Institutionen. Der Beitrag der Weichen Systemmethodik zum Problembearbeiten. Physica, Heidelberg

2. Ernst K (1981) Praktische Klinikpsychiatrie für Ärzte und Pflegepersonal. Springer, Berlin Heidelberg New York
3. Fengler CH, Fengler TH (1984) Alltag in der Anstalt. Psychiatrie-Verlag, Reburg, Loccum
4. Goffmann E (1973) Asyle. Über die soziale Situation psychiatrischer Patienten und anderer Insassen. Surkamp, Frankfurt
5. Held T (1979) Herausforderung zur Kooperation bei psychotischen Erkrankungen. Psychiatr Praxis 6: 119–128
6. Purzner K (1990) Psychosomatik und Gerontopsychiatrie im Psychiatrischen Krankenhaus. Vortrag beim Kongreß der Europäischen Arbeitsgemeinschaft für Gerontopsychiatrie in Limoges (unveröffentlichtes Manuskript)
7. Purzner K (1990) Ansätze zu einer Praxeologie der psychiatrischen Psychotherapie. In: Sonneck G (Hrsg) Das Berufsbild des Psychotherapeuten. Kosten und Nutzen der Psychotherapie. Facultas, Wien
8. Purzner K (1990) Psychiatriereform als Organisationsentwicklung. Innovationsförderung durch Kooperation zwischen Soziologie treibender Psychiatrie und professioneller Soziologie. In: Forster R, Pelikan JM (Hrsg) Psychiatriereform und Sozialwissenschaften. Erfahrungsberichte aus Österreich. Facultas, Wien
9. Purzner K (1991) Das multidisziplinäre Team: Miteinander - Gegeneinander (im Druck)
10. Purzner K (1991) Soziodynamische Wechselwirkungen in und zwischen Patienten-, Personal- und Versorgungsgemeinschaft und ihr Einfluß auf die Ganzheitlichkeit des Behandlungsangebotes (im Druck)
11. Reimer F, Faust V (Hrsg) (1990) Krankenhauspsychiatrie, Bd 1. Enke, Stuttgart

Anschrift des Verfassers: Dr. K. Purzner, Psychiatrisches Krankenhaus der Stadt Wien, Baumgartner Höhe 1, A-1145 Wien, Österreich.

Zukunftserwartung
schizophrener Langzeitpatienten

B. Biedermann, M. Profanter, K. Spitzenberger und
H. Schubert

Landes-Nervenkrankenhaus, Hall in Tirol, Österreich

Zusammenfassung

Das Ziel der vorliegenden Arbeit war es, durch Befragung schizophrener
Langzeitpatienten im Landes-Nervenkrankenhaus Hall ihre Bedürfnisse
zu erheben und mit den erhobenen Daten, zur Verbesserung der Lebens-
verhältnisse, die auch in der Neustrukturierung der Abteilung Berücksichtigung finden sollten, beizutragen. Es wurden in einem freien Interview
(2 Ärzte und 2 Sozialarbeiterinnen) 36 männliche schizophrene Langzeitpatienten befragt. Das durchschnittliche Alter lag bei 55 Jahren, die durchschnittliche Aufenthaltsdauer hier bei ca. 20 Jahren. In der Auswertung
der Ergebnisse konnten wir feststellen, daß entgegen unseren Erwartungen,
auf Grund Hospitalisierung, ausgeprägter Novophobie und Phantasielosigkeit, bedingt duch Reizdepravation, Veränderungswünsche artikuliert
werden. Ein Teil der Patienten hat den Wunsch wieder extramural zu leben
und sogar auch wieder eine Arbeit aufzunehmen.

Unsere Aufgabe wird es sein, jenen Teil schizophrener Langzeipatien-
ten, die angaben, weiterhin nur im Landes-Nervenkrankenhaus leben zu
wollen, durch Verbesserung, z. B. Neustrukturierung der Abteilungen und
einfache Veränderungen, wie Eingehen auf ihre Wünsche, so zu motivieren,
daß ihre Bedürfnisse gesteigert werden. Denn nur so wird es uns möglich
sein, diese extramural z. B. in Altersheimen, Wohnheimen und gemeindenahen therapeutischen Wohngemeinschaften zu integrieren. Damit wird
allerdings die Installierung neuer ambulanter Therapiemethoden und die
Schaffung extramuraler Beratungsstellen notwendig sein.

Schlüsselwörter: Schizophrenie, Beschäftigung, Zukunftserwartung.

214   B. Biedermann et al.

Summary

Perspectives of the future by long-term schizophrenic patients. The aim of the study was to improve the conditions of long-term schizophrenic patients of the Landes-Nervenkrankenhaus Hall by providing the ward with new structures. The type of structures added, was determined by evaluating data gained by examining long-term schizophrenic patients. 36 male patients with the diagnosis schizophrenia (mean age 55 years, mean duration of their stay in hospital 20 years) were examined in a non-directive interview by 2 medical doctors and 2 socialworkers. The results showed that the patients desired changes in their conditions. This was in contrast to our hypothesis. We would expect, due to long term hospitalisation and deprivation of stimuli, marked novophobia and loss of fantasy. One group of the patients could imagine living outside in an own appartment and working again. Our task will be to improve the conditions for those patients, who wish to remain in the hospital.

Keywords: Schizophrenia, employment, perspectives.

Einleitung

Untersuchungen zur Rehabilitation psychischer Langzeitpatienten in einigen psychiatrischen Einrichtungen der Schweiz [3] und Bundesrepublik Deutschland [8] haben gezeigt, daß die soziale und berufliche Wiedereingliederung von Langzeitpatienten möglich ist und zum Teil bereits realisiert wird.

Aufgrund dessen war es auch für uns interessant zu erfahren, ob im Landes-Nervenkrankenhaus schizophrene Langzeitpatienten, die einen sehr großen Teil des Patientengutes ausmachen, ebenso in der Lage sein werden, ihre Bedürfnisse zu artikulieren. Bei der Erstellung der Fragebögen mußten wir feststellen, daß nur sehr wenig einschlägige Literatur darüber vorhanden ist und auch die spezifischen Fragestellungen aus diesen Arbeiten nicht als Instrument direkt übernommen werden konnten. In den ersten Probeinterviews zeigte sich, daß unsere schizophrenen Langzeitpatienten mit einer zu detaillierten Fragestellung (z. B. genaue Vorstellung und Wünsche über Zimmereinrichtung) überfordert waren. Wir erstellten daher selbst einen für uns anwendbaren Fragebogen zur Erhebung der Bedürfnisse schizophrener Langzeitpatienten.

Methodik

Wir wählten 36 männliche schizophrene Langzeitpatienten aus. Das durchschnittliche Alter lag bei 55 Jahren, die durchschnittliche Aufenthaltsdauer im LNKH ca. 20 Jahren. Die Befragung wurde in Form eines freien Interviews durch 2 Ärzte und 2 Sozialarbeiterinnen durchgeführt.

Zunächst nahmen wir die Einteilung nach Defektgraden laut Huber [7] vor (Tabelle 1, 2).
1. reiner Defekt
2. gemischter Defekt
3. typisch schizophrener Defekt
4. chronisch - produktiver Defekt

Und je nach Vorhandensein von mehr uncharakteristischen Defektsymptomen oder dem zusätzlichen Auftreten von produktiv-psychotischen Symptomen unterschieden wir in
− leichte
− mittel
− schwere und
− sehr schwere Defektgrade.

Zur Erfassung von Aufmerksamkeit und Gedächtnisstörung wurde der SKT nach Erzigkeit [5] herangezogen, wodurch gleichzeitig die Erfassung des IQ's erfolgte (Aufgliederung in IQ < 90 und IQ 90 − 110). Um den Grad der sozialen Beeinträchtigung festzustellen, benutzten wir die Global Assessment Scale [4].

Weiters erfolgte die Aufteilung schizophrener Langzeitpatienten nach der Art der Unterbringung in eine offene oder geschlossene Abteilung. Der Grad der Hospitalisierung wurde durch den Arzt, der den Patienten schon jahrelang betreut, festgestellt.

Die zu erhebenden Fragen wurden von uns selbst erstellt, da, wie bereits erwähnt, bei der Durchsicht der bereits erhobenen Untersuchungen keine in der Literatur verwendeten spezifischen Fragebögen übernommen werden konnten. So wird in der Ullmer-Arbeit [8] eine sehr umfangreiche Befragung durchgeführt, die aufgrund der Länge und der dortgestellten Fragen für unser Patientengut sich als nicht geeignet erwies. In der Schweizer Untersuchung [3] wird das Pflegepersonal unabhängig von den Patienten mit den gleichen Fragebögen konfrontiert und erstreckt sich über ein Jahr.

Der im LNKH erarbeitete Fragebogen enthielt Fragen, die sich
1. auf die momentane Beschäftigung,
2. auf das Kontaktverhalten mit Mitpatienten, Angehörigen sowie Sachwaltern und Bekannten,
3. auf Veränderungswünsche im bezug auf das Leben intra- und extramural bezogen,
4. auf Änderungswünsche,

Tabelle 1. Patientenbeschreibung I (n = 36)

Defektgrad		Leicht	Mittel	Schwer	Sehr schwer	H	P
n		2	16	8	10		
Alter	x	60,0	54,4	52,0	60,8	4,33	0,206
	s	18,4	12,5	8,4	8,8		
Gas	x	40,0	31,4	27,5	20,9	15,36	0,0013**
	s	14,1	10,6	9,1	4,0		
Aufenthaltsdauer	x	498,0	285,7	213,37	345,1	6,28	0,0987
im Monat	s	217,8	115,5	84,3	126,9		
NL-CPZÄ	x	150,0	168,13	196,68	220,15	1,09	0,077
in mg	s	212,13	140,65	120,32	150,24		
SKT-Gesamt	x	15,5	14,62	16,5	16,6	1,453	0,693
	s	6,3	4,59	5,98	5,46		

Tabelle 2. Patientenbeschreibung II (n = 36)

		Leicht	Mittel	Schwer	Sehr schwer	x^2	df	p
Defekteinteilung	rein	1	4	1	0	15,56	9	0,0767
	gemischt	1	7	5	1			
	typisch	0	3	0	5			
	chron.-prod.	0	2	2	4			
Stationstyp	offen	0	4	2	4	1,606	3	0,569
	geschlossen	2	12	6	6			
Hospitalisationsgrad	mittel	0	7	1	1	5,53	3	0,113
	schwer	2	9	7	9			
IQ	< 90	1	7	2	5	1,286	3	0,732
	90–100	1	9	6	5			
AD	ja	0	3	5	5	6,472	3	0,0958
	nein	2	13	3	5			
TQ	ja	0	7	4	9	8,30	3	0,0401*
	nein	2	9	4	1			

5. auf die Freizeitgestaltung
6. auf die Rückkehr nach Hause,
7. auf die Freizeiteinteilung extramural,
8. auf die Wiedereingliederung in die Arbeit und
9. auf die ambulante Weiterbetreuung

erstreckten.

Der Neuroleptikaverbrauch insgesamt wurde in Clorpromazinäquivalenten angeführt. Als statistischen Test verwenden wir den H-Test von Kruskal Wallis [10]. Die anderen nominalskalierten Items wurden mit Kontingenztafeln auf ihre Signifikanz hin geprüft.

Die medikamentöse Therapie mit Antidepressiva und Tranquilizer wurde überblicksmäßig erfaßt.

Ergebnis

Das Gesamtergebnis der Befragung zur Erhebung der Bedürfnisse schizophrener Langzeitpatienten war zum Teil überraschend positiv.

So war auf die momentane Beschäftigungssituation (Abb. 1) hin angesprochen die Haupttagesgestaltung von 66,57% der Patienten das Fernsehen, gefolgt von Lesen und Ausgänge in und außerhalb des Geländes. Dazu muß man erwähnen, daß unsere Patienten auf den offenen Stationen jederzeit die Möglichkeit haben, in die Stadt zu gehen, jene auf den geschlossenen Abteilungen gehen zum Teil in Begleitung aus und der Rest hat entweder kein Interesse mehr oder sieht sich keineswegs darüberhinaus, die Abteilung zu verlassen. Bei Beschäftigungen im Haus (so z. B. im Stall, im Garten, in der Wäscherei und in der Küche) finden wir nur mehr 20% der Befragten vor und in der Beschäftigungstherapie sind regelmäßig nur ca. 6% beschäftigt. Wobei sich jedoch diese Zahl im Rahmen einer erneuten Erhebung sicher steigern wird, da in jüngster Zeit begonnen wurde, auf den Stationen mit unseren Beschäftigungstherapeutinnen und der Mithilfe des Pflegepersonals eine stationäre Beschäftigungstherapie aufzubauen. Soweit wir nach der kurzen Anlaufzeit sehen konnten, findet diese Form der Beschäftigung ein sehr reges Interesse.

Bei der Frage nach dem Kontaktverhalten (Abb. 2) mit Mitpatienten, Angehörigen, sowie Sachwaltern und Bekannten wurde auch das Pflegepersonal unabhängig befragt. Dabei stellten wir eine

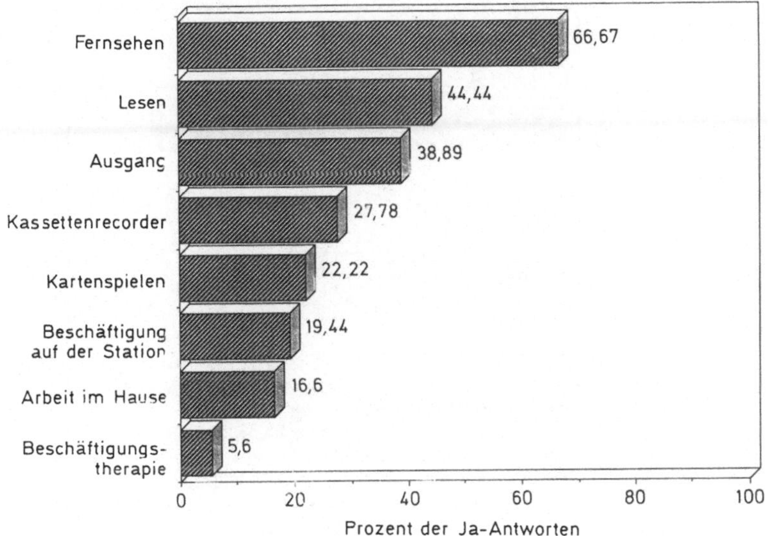

Abb. 1. Beschäftigungssituation

große Diskrepanz fest, und zwar gaben die Patienten ihre Kontakte zu Bekannten und Sachwaltern mit 83,33% an, die Pfleger bestätigten hierbei jedoch nur 19,4%.

Das wird darauf zurückgeführt, daß für die Patienten diese Besuche, die in zeitlich oft nur sehr großen Abständen erfolgen, weit häufiger zu sein scheinen, als sie in Wirklichkeit stattgefunden haben.

Wir befragten Patienten auch, ob sie weiterhin auf der Station bleiben möchten oder ob sie sich ein Leben auch außerhalb des Krankenhauses vorstellen könnten.

Bei weiterem Verbleib im Landes-Nervenkrankenhaus stellten wir die Frage nach Veränderungswünschen (Abb. 3), die sich auf die allgemeine Versorgung, die Unterbringung, die Beschäftigung, sowie die eigene Zimmergestaltung und die Versorgung allgemein, z. B. Unterbringung auf den einzelnen Stationen, Tagesablauf, Essen, der Wunsch nach einem Speisesaal oder eine Kantine, bezogen.

Hier wünschten sich 20% der Patienten Verbesserungen bei der

                    B. Biedermann et al.

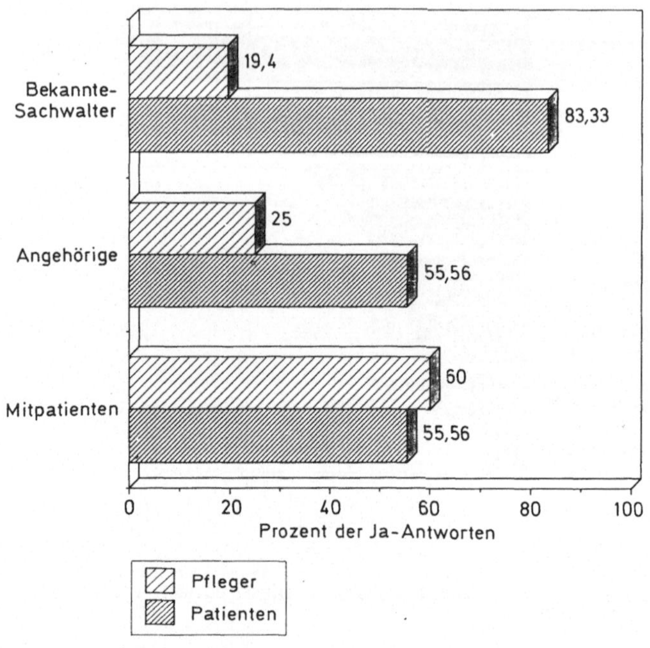

Abb. 2. Kontaktverhalten

Versorgung allgemein, 17% bei der stationären Unterbringung sowie Beschäftigung und nur 8% bei Zimmergestaltung. Besonders unzufrieden waren ca. 22% mit dem Taschengeld, und ca. der gleiche Prozentsatz bei der Bettruhe, daß es keine Kantine gebe, keinen Speisesaal, geeignete „freie Badezeit". Bei den Fragen nach Ruhegelegenheiten, Taggeld, Mittagsruhe, Tagesablauf und Essen sind nur bei einem sehr geringen Prozentsatz noch Veränderungswünsche vorhanden. Bei der Freizeitgestaltung sieht man, daß 50% der schizophrenen Langzeitpatienten ihre Freizeit „sinnvoll" ausgefüllt haben wollen. Hier sticht vor allem der Wunsch nach Ausflügen (z. B. Ausflug in Tiergärten), Schwimmen und Kegeln hervor. Schon weniger Anhänger findet eine Turnhalle, Konzerte, Theaterbesuche außerhalb des LNKH. Die Installierung einer Discothek findet auch nur wenig Interessierte, hingegen wird die Fünf-

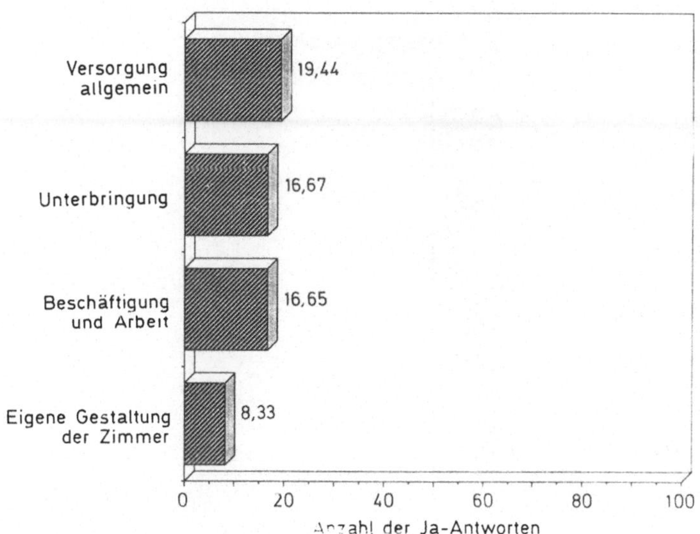

Abb. 3. Veränderungswünsche bei weiterem stationären Aufenthalt

Uhr-Tee-Party, die einmal monatlich auf einer Langzeitstation stattfindet und zu der jeder, ob Patient oder Personal, willkommen ist, sehr gerne angenommen.

Bei der Frage, ob eine Rückkehr nach Hause zu den Angehörigen (Abb. 4) erwünscht sei oder nicht, zeigte sich, daß ca. 45% keine mehr haben, 36% trotz Angehöriger keine Rückkehr zu diesen wünschen und nur 20% hatten den Wunsch, wieder in den Familienverband zurückzukehren und dort zu leben. Bei der genaueren Aufteilung stellten wir nun fest, daß ca. 44% unserer schizophrenen Langzeitpatienten im LNKH bleiben wollen, 14% nach Hause oder in einem Zimmer ihr Leben extramural fortführen wollen. Ein Zimmer alleine mit Küche oder gar die Versorgung in einem Altersheim bzw. Wohnheim kann sich noch ein geringer Prozentsatz vorstellen, jedoch die Vorstellung ein Zimmer gemeinsam mit einem eventuellen Mitpatienten zu teilen oder in einer Wohngemeinschaft mit diesem zu leben, wird größtenteils abgelehnt.

Die Gründe dürften einerseits in der bekannten Novophobie zu

          B. Biedermann et al.

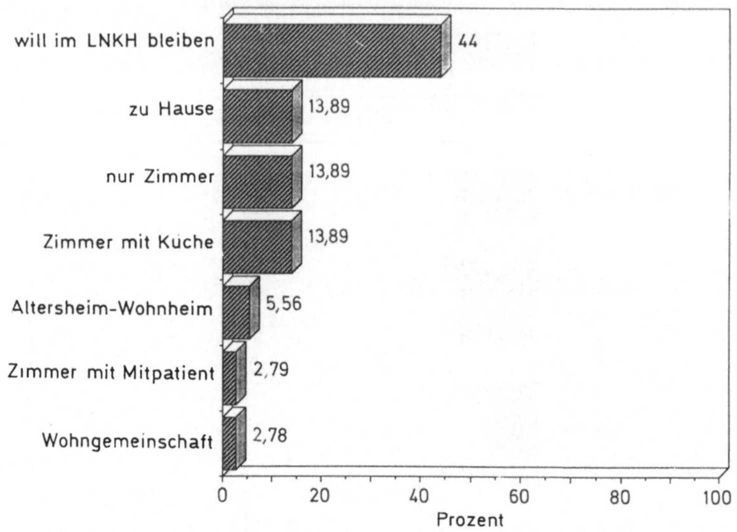

Abb. 4. Unterkunftswünsche

suchen sein, andererseits spielt die Hospitalisierung und die Phantasielosigkeit und zum Teil das Unvermögen einer Lebens- und Wohnraumgestaltung eine sehr, sehr große Rolle. Bei der Fragestellung nach der Freizeitgestaltung extramural lebender Patienten (Abb. 5) ergab sich, daß 50% diesbezüglich kein Interesse zeigten, 25% würden Ausflüge machen, dann war das wichtigste das Fernsehen. Für Lesen, Sport, Konzerte zeigten nur äußerst wenige Interesse. Auch die Tagklinik, die wir anbieten, will kaum jemand in Anspruch nehmen (Novophobie!).

Auch bei den beruflichen Vorstellungen sagten 50% sofort, daß die nicht mehr arbeiten gehen können. 25% hätten noch Interesse, stundenweise, ganztags oder halbtags zu arbeiten. In geschützten Werkstätten beschäftigt zu sein, wird nur von wenigen gewünscht. Die ambulante Weiterbetreuung durch den ihnen vertrauten Arzt könnten sich ca. 31% vorstellen bzw. würden den Kontakt nicht abbrechen. 14% glaubten keine ambulante Weiterbehandlung notwendig zu haben. 11% konnten sich nicht entschließen. Allerdings

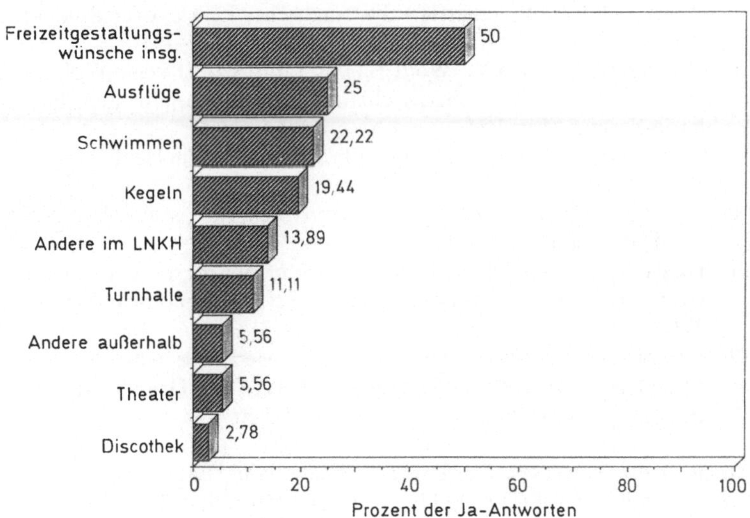

Abb. 5. Veränderungswünsche in der Freizeitgestaltung

kommt für ca. 45% eine Änderung ohnehin nicht in Frage, da sie weiterhin im Landes-Nervenkrankenhaus leben möchten.

Literatur

1. Ciompi L, et al (1977) Ein Forschungsprogramm über die Rehabilitation psychisch Kranker. I. Konzepte und methodologische Probleme. Nervenarzt 48: 12–18
2. Ciompi L, et al (1978) Ein Forschungsprogramm zur Rehabilitation psychisch Kranker. II. Querschnittsuntersuchung chronischer Spitalspatienten in einem modernen psychiatrischen Sektor. Nervenarzt 41: 332–338
3. Dauwalder HP, Ciompi L, et al (1984) Ein Forschungsprogramm zu Rehabilitation psychisch Kranker. Nervenarzt 55: 257–264
4. Endicott J, Spitzer (1976) The global assessment scale. Arch Gen Psychiatry 33: 766–771
5. Erzigkeit H (1977) Manuel zum SKT Formen A–E. VLESS-Verlag, Ebersberg
6. Hinterhuber H (1979) Die Grenzen der sozialen Reintegration nach mehrjähriger psychiatrischer Hospitalisierung. Psychiatr Praxis 2: 49–53

7. Huber G (1974) Psychiatrie - Systematischer Lehrtext für Studenten und Ärzte. Schattauer, Stuttgart New York, S 187–191
8. Mühlich C, Mühlich W, Wolff E (1982) Ein Bett ist keine Wohnung; Bedürfnisse und Wünsche psychiatrischer Langzeitpatienten. Psychiatrie-Verlag, München
9. Sachs L (1974) Angewandte Statistik. Springer, Berlin Heidelberg New York
10. Seyfried E (1990) Neue Formen der Arbeit für psychisch Kranke. Psychiatr Praxis 17: 71–77
11. Thapa K, Rowland LA (1989) Quality of life perspectives in long-term care: staff and patient perceptions. Acta Psychiatr Scand 80: 267–271
12. Trenkwalder C (1983) Charakteristische Merkmale neuer Langzeitpatienten im Bezirkskrankenhaus Kaufbeuren und Gründe ihres Aufenthaltes. Dissertation, Medizinische Fakultät

Anschrift der Verfasser: Dr. Barbara Biedermann, Landes-Nervenkrankenhaus Hall in Tirol, Thurnfeldgasse 14, A-6060 Hall in Tirol, Österreich

Schizophrenie und Netzwerkforschung - Einige Aspekte zur Beziehungsdynamik schizophrener Patienten

M. Raisch

Studienzentrum Klagenfurt, pro mente infirmis Kärnten, Klagenfurt, Österreich

Zusammenfassung

Studien zur Netzwerkforschung und -intervention werden als wichtiger Beitrag zur Psychiatriereform im angloamerikanischen und deutschen Sprachraum verstanden.

In einem Zeitalter wachsender gesellschaftlicher Individualisierungsprozesse wird die Netzwerkforschung als Perspektive auf die noch vorhandenen bzw. bereits verlorengegangenen Sozialbeziehungen besonders für die sozialepidemiologische Forschung zunehmend relevanter. Demgemäß gibt es bereits eine Vielzahl von Studien, die den Zusammenhang zwischen verschiedenen Netzwerkvariablen und Schizophrenie erforscht haben.

Aufgrund deren weitestgehender quantitativer Ausrichtung wurde jedoch die Ambivalenz sozialer Beziehungen noch wenig erforscht und insofern auch nur geringe Aussagekraft über deren therapeutische Utilisierung erzielt. In jenem Projekt, das wir derzeit am LKH Klagenfurt und den sozialpsychiatrischen Einrichtungen des Landes Kärnten durchführen, wenden wir deshalb eine Kombination von quantitativen und qualitativen Verfahren an.

Anhand eines Fallbeispieles werden in diesem Referat die Thesen der sozialen Isolation, des Hängenbleibens in der Herkunftsfamilie und der Problematik des Zusammenspiels von primärem (Herkunftsfamilie) und tertiärem sozialen Netzwerk (sozialpsychiatrische Einrichtungen) illustriert.

Aus der Netzwerkperspektive kann ein individualistisch als nichteinfühlbar beschriebenes Erleben und Verhalten eines als schizophren diagnostizierten Patienten eine sinnvolle Bedeutung gewinnen und somit zu einer veränderten Interventionsstrategie führen.

Schlüsselwörter: Netzwerkforschung, Schizophrenie, Beziehungsdynamik, Netzwerkintervention.

Summary

Schizophrenia and network analysis - Some remarks on the dynamics of social relations of schizophrenic clients. Studies in network-analysis and network-intervention present an important contribution for the reform of psychiatry in the English- and German-speaking countries.

Faced with the increasing individualisation of society, network-analysis today can be considered as a perspective for the reorganisation of working social relationships and as a field of study it gains importance for the research in the socialepidemiological field. Out of this interest many studies have already been published showing the correlation between different network variables and schizophrenia.

Since this studies have mostly been undertaken making use of quantitative methods the ambivalence inherent to social relationships has not been extensively researched yet. In addition, the therapeutical utilisation evolving from this ambivalence has also not been developed yet.

For our project at the LKH Klagenfurt and the social-psychiatric institutions in the region we have therefore been drawing on a combination between qualitative and quantitative methods. Starting from a case history, the essay illustrates the themes of social isolation, problems concerning detachement and the interdependence between family (primary network) and social-psychiatric institutions (tertiary network).

The perspective of the network gives meaning to the experiences and the behavior of a person who has been diagnosed as a schizophrenic and consequently allows to change strategies of intervention.

Keywords: Network-analysis, schizophrenia, dynamics of social relations, network-intervention.

Einführung

Die Netzwerkforschung ist ein relativ junges Kind wissenschaftlicher Forschung. Sie hat sich zunächst innerhalb der Sozialanthropologie entwickelt, wurde in den Kommunikationswissenschaften aufgegriffen und hat sich heute in verschiedenen spezifischen sozialwissenschaftlichen Forschungsfeldern, z. B. in der Organisationsforschung, der Städte- und Gemeindesoziologie und der Verkehrsplanung niedergeschlagen.

Die sozialepidemiologische Grundlagenforschung hat die Netzwerkforschung eigentlich erst in den letzten beiden Jahrzehnten entdeckt. Inzwischen existieren insbesondere im angloamerikanischen Sprachraum eigene Netzwerk-Gesellschaften (z. B. the International Network for social Network Analysis in Toronto) mit eigenen Zeitschriften und einer Viehlzahl von Publikationen, die seit Mitte der Achtziger Jahre verstärkt auch im deutschen Sprachraum mit wachsendem Interesse rezipiert werden.

Ungeachtet dieser publizistischen Erfolge sieht es meiner Ansicht nach nicht danach aus, als könne die Netzwerkforschung zu einem Lieblingskind sozialepidemiologischer Grundlagenforscher avancieren. Vielleicht liegt dies einerseits an ihren eigenen Ansprüchen, die sich bei genauerer Betrachtung eher bescheiden ausmachen: Von vornherein reiht sie sich als ein Faktor unter vielen in die multifaktorielle Bedingungsanalyse ein, an deren Rand gedrängt sie sich wiederfindet. Sie setzt sich mit einer Komplexität auseinander, die wahrscheinlich niemals lineare Aussagen zulassen wird. Vielleicht ist sie andererseits auch zu utopisch, suggeriert doch bereits der Begriff etwas, was eben in aller Regel fehlt: ein gesichertes Maß an Beziehungen, soziale Unterstützung im Kreis der Bezugspersonen, soziale Integration, zuverlässige Bindungen, Selbstwertbestätigung usw.. Wer schon von uns professionellen Helfern kann sich auf ein solchermaßen gefestigtes soziales Netzwerk tatsächlich immer verlassen?

Wenn wir soziale Netzwerke von Langzeitpatienten untersuchen, dürfen wir uns daher kein falsches Bild von einem „gesunden" sozialen Netzwerk ausmalen. Verlusterfahrungen wichtiger Bezugspersonen, Todesfälle, Scheidungen, Wohnungs- und Arbeitswechsel, aber auch Eheschließungen und Geburten sind für jeden Menschen einschneidende Veränderungen des eigenen Beziehungsnetzes. In einer Gesellschaft, die höchste Anforderungen an die Mobilität und Flexibilität ihrer Mitglieder stellt, werden die organisch gewachsenen sozialen Lebenswelten zunehmend brüchiger. Die Regeln des Zusammenhalts werden heute weder durch die Zugehörigkeit zu einer Dorf- oder Stammesgemeinschaft noch von prinzipiell geltenden religiösen Wertvorstellungen determiniert. In seinem Buch „Risikogesellschaft" [8] legt der Soziologe Ullrich Beck dar, wie durch den gesamtgesellschaftlichen Trend sozialer und geografischer Mobilität Individualisierungsprozesse freigesetzt werden, die den einzelnen vor ganz neue Herausforderungen der Realitätsbewältigung stellen.

Dies führe dazu, so Beck weiter, daß der einzelne lernen müsse, sich im Gegensatz zur historisch gewachsenen Lebenswelt „als Handlungszentrum, als Planungsbüro in bezug auf seinen eigenen Lebenslauf, seine Fähigkeiten, Orientierungen, Partnerschaften usw. zu begreifen" (S. 217), was gleichzeitig ein neues Maß an Selbstmanagementfertigkeiten erfordere.

Chancen und Risiken, diese Aufgabe zu bewältigen, sind jedoch je nach Verfügung spezifischer psychosozialer Ressourcen innerhalb der individuellen Lebenslagen sehr unterschiedlich verteilt. In den psychiatrischen Einrichtungen haben wir es in erster Linie mit Menschen zu tun, die an einer adäquaten Bewältigung dieser sozialen Aufgaben gescheitert sind und dem Verlust des sozialen Netzwerks nur wenig entgegensetzen können.

Wo die Gestaltung der alltäglichen sozialen Beziehungen zum Krisenherd erwächst, werden die Erforschung der noch vorhandenen bzw. bereits fehlenden Beziehungsnetze psychiatrischer Patienten und die Bemühungen um den Aufbau bedürfnisangemessener sozialer Netzwerke in den Mittelpunkt sozialwissenschaftlichen Interesses gerückt.

Was kann man sich unter einem Netzwerkkonzept vorstellen?

Mit dem Konzept der Netzwerkforschung wird ein Bild entworfen: ein Spinnennetz mit einem bestimmten Zentrum und unterschiedlichen Verstrebungen und Vernetzungen quer durch einen sozialen Raum oder, wie Hine sagte:

„Schlampig geknotete Fischnetze mit einer Vielzahl von Knoten oder Zellen unterschiedlicher Größe, von denen jede mit allen anderen entweder direkt oder indirekt verbunden ist." (Hine 1977, zit. nach Keupp [20], S.12)

Schon aus diesen ersten Metaphern wird deutlich, daß sich hinter dem Netzwerkkonzept sowohl eine auffangende, unterstützende, wie auch eine einfangende, verfängliche Bedeutung verbergen kann. In der bisherigen Literatur werden allerdings im wesentlichen die positiven Konnotationen der Netzwerkmetapher hervorgehoben. Ohne eine Wertung fügt der Sozialpsychologe H. Keupp dazu folgendes an:

„Das Netzwerkkonzept ist von bemerkenswerter Schlichtheit und deshalb auch schnell definiert: Es bezeichnet die Tatsache, daß Menschen mit anderen sozial verknüpft sind.." [20], S. 11

Soziale Netzwerke werden auch nach dem Grad ihrer Organisiertheit unterschieden. Während ein primäres soziales Netzwerk aus den urprünglich gewachsenen und lebensalltäglichen Kontakten zu Familienangehörigen und Verwandten, Freunden und Bekannten in Nachbarschaft, Schule und Arbeit besteht, kann man mit Trojan et al. [33] die sekundären Netzwerke zur Gruppe der selbstorganisierten Einheiten zählen. Dazu gehören Freizeit- und Betriebsgruppen, Vereine, aber auch innerhalb des präventiven Bereichs Selbsthilfe- und Laiengruppen. Institutionell organisierte Netzwerke wie psychiatrische (Rehabilitations-) Stationen, Tagesstätten und Übergangswohnheime wären nach dieser Typologie den tertiären Netzwerken zuzurechnen.

Demgemäß läßt sich die Arbeit mit sozialen Netzwerken nach Konieczna [22] untergliedern in

1. eine Erweiterung des sozialen Netzwerks durch Angebote im Stadtteil bzw. der Gemeinde (z. B. Clubs, „Saftbeisl", etc.),

2. Angebote eines alternativen sozialen Netzwerks durch die Schaffung von Übergangswohnheimen, therapeutischen Wohngemeinschaften und geschützten Arbeitsplätzen, etc. und

3. eine qualitative Veränderung des bestehenden sozialen Netzwerks im Sinne von Familien- und Netzwerktherapie oder Angehörigenarbeit.

Insbesondere auf diesen letzten Punkt fokussiert eine Studie, die ich derzeit am LKH Klagenfurt und den sozialpsychiatrischen Einrichtungen des Landes Kärnten durchführe, auf die ich später zu sprechen komme.

Die Netzwerkforschung bedient sich der üblichen Methoden der empirischen Sozialforschung: Fremd- und Selbsteinschätzung der Versuchspersonen mittels strukturierter Interviews und standardisierter Fragebögen, Gruppen- und Familieninterviews, sowie spezielle Datenerhebungen im Feld wie die Experience sampling method, die Tagebuch-Methode und das Doppeltagebuch bzw. das multiple Tagebuch.

Das Netzwerkkonzept wurde auch schon als das „missing link", das fehlende Verbindungsstück zwischen individuellen ud gesellschaftlichen Theorieansätzen, zwischen Mikro- und Makrostruktur bezeichnet (vgl. Berger und Neuhaus [9]). Wem es zu hoch gegriffen erscheint, die Netzwerkforschung wie Berkowitz [10] als neues Paradigma der Sozialwissenschaften anzusehen, wird doch zustimmen, sie als Gegenströmung zur individualistischen Sichtweise anzuerkennen (vgl. Bien [12], Röhrle [28]).

Was trägt dieses Konzept Neues zum sozialepidemiologischen Verständnis der klinischen Psychologie bei? Was sagt die Eingebundenheit bzw. die Nicht-Eingebundenheit eines Individiums innerhalb eines sozialen Beziehungsnetzes über die Krankheitsentwicklung, den -verlauf und die Heilungschancen dieser Person aus?

Forschungsergebnisse

Zusammenhänge zwischen Netzwerkstrukturen und psychopathologischen Krankheitsbildern konnten in einer Reihe von Untersuchungen festgestellt werden. Speziell bei der Erforschung der Ätiologie und des Verlaufs von depressiven und schizophrenen Störungen haben sich Defizite sowohl in der Quantität, als auch in der Qualität des sozialen Netzwerks als ein wesentlicher Schlüssel zum Verständnis psychopathologischer Problemkreisläufe erwiesen.

Bereits 1934 entwickelte der amerikanische Soziologe Faris die Hypothese, daß soziale Isolation eine der Hauptursachen für schizophrene Störungen sei. In neueren empirischen Untersuchungen konnte dieser Zusammenhang nur zum Teil bestätigt werden. In einer retrospektiven Studie wiesen Kohn und Clausen [21] nach, daß ein Drittel der an Schizophrenie Erkrankten bereits lange vor Ausbruch der Krankheit (in der frühen Adoleszenz) zeitweise oder gänzlich isoliert gelebt hatte. Ein deutlicheres Ergebnis entdeckte Kreisman [23] bei männlichen Schizophrenen. Sie waren schon als Adoleszenten weitaus häufiger von vertrauensvollen Beziehungen depriviert als eine Vergleichsgruppe, was allerdings nicht für Kontakte überhaupt galt. Kurz vor Ausbruch der Schizophrenie hingegen war auch der unmittelbare Freundes- und Bekanntenkreis kleiner geworden.

Neuere Untersuchungen bringen einen anderen Zusammenhang zwischen Schizophrenie und sozialem Netzwerk zu Tage. Hammer et al. [16] argumentierten, daß die sozialen Netzwerke Schizophrener in einer zentralen Funktion versagten: in der Vermittlung klarer und einheitlicher kultureller Werte und Normen.

Wie Isele und Angst [18] nachwiesen, verfügen Schizophrene bereits zwei Monate vor Ausbruch der Psychose über weit „weniger selbsterworbene tragfähige Beziehungen" (Angermeyer und Lammers [2], S. 104) als Vergleichspersonen. Gleichzeitig ist es evident, daß Schizophrene eher dazu neigen, im Beziehungsnetz der Herkunftfamilie hängenzubleiben und sich vor Sozialkontakten zurückzuziehen (vgl. Bräutigam [13], Isele und Angst [18]). Schizophrene Patienten mit längerem Krankheitsverlauf besitzen demgemäß ein kleineres soziales Netzwerk, das besonders in seinem Anteil an Freunden und Bekannten geschrumpft ist. (vgl. Lipton et al. [24]). Angermayer und Klusmann [3] hingegen beobachteten eine Umschichtung in der Zusammensetzung des sozialen Netzwerks bei längerhospitalisierten Schizophrenen, wonach ein Anstieg in der Kontaktdichte zu anderen Psychiatriepatienten zu verzeichnen sei, während andere Sozialkontakte deutlich abnahmen (vgl. auch Ibes und Klusmann [17]).

Was nun die direkte Gestaltung des sozialen Beziehungsnetzes betrifft, weisen Angermeyer und Lammers [2] darauf hin, daß

Schizophrene häufig Probleme mit der Regulation von Nähe und Distanz besitzen.

„Das feine Austarieren der Balance zwischen Nähe und Distanz, das subtile Wechselspiel zwischen dem Bekunden von Neugierde und Interesse für den anderen und erneutem Sichzurücknehmen, das Gefühl dafür, wann es wieder an der Zeit ist, auf den anderen zuzugehen"

sind bei schizophrenen Kranken nur in geringem Maße vorhandene Fähigkeiten, deren Fehlen „zu einer zunehmenden Vereinsamung der Kranken führen" (S. 105) könnten. Ihrem Gegenüber hinterlassen sie allzuoft den Eindruck, „daß dieser zu häufig die Initiative ergreifen muß bzw. über Gebühr strapaziert wird" (ebd.).

Ein Überblick über den bisher entwickelten Forschungsstand findet sich bei Brown und Bifulco [14], Baumann [6] und Angermeyer und Klusmann [4].

Diese Forschungsergebnisse lassen die Vermutung zu, daß sich mit dem Konzept des sozialen Netzwerks weitere ätiologisch relevante Fingerzeige für die Schizophrenieforschung auffinden lassen werden. Die Frage, inwieweit diese Resultate auch für die therapeutische Praxis von Nutzen sein können, wurde hingegen noch wenig systematisch untersucht.

Design unseres Forschungsprojekts

Ich möchte nun auf ein Forschungsprojekt zu sprechen kommen, das wir derzeit am LKH Klagenfurt und den sozialpsychiatrischen Einrichtungen des Landes Kärnten durchführen. Untersucht werden die Netzwerke von 30 Langzeitpatienten, die vor einer räumlichen Veränderung stehen, wobei es sich vorwiegend um Patienten aus dem sog. schizophrenen Formenkreis handelt.

Die Untersuchung versteht sich als eine explorative Studie. Mittels einer Kombination von strukturierten Einzelinterviews und halbstrukturierten Netzwerksitzungen wurden Ansatzpunkte für familiendynamische und netzwerkanalytische Veränderungen dieser Patienten untersucht.

Auswertung des Pretests

Zwei der für die Schizophrenieforschung zentralen Thesen haben sich uns bei der Durchführung des Pretests immer wieder bestätigt: die These von der zunehmenden sozialen Isolation psychiatrischer Langzeitpatienten und die These von deren „Hängenbleiben" in der Herkunftsfamilie. Bevor ich im folgenden näher darauf eingehe, erlauben Sir mir, kurz meinen persönlichen Eindruck wiederzugeben.

These von der sozialen Isolation

Das Ausmaß der sozialen Isolation der Patientinnen war für mich – trotz meiner Erfahrung im klinischen Bereich und trotz meiner Kenntnisse einer Vielzahl anderer Netzwerkstudien – in vielen Einzelfällen erschreckend. Gefühle der Sinn- und Hoffnungslosigkeit, der Verzweiflung und Resignation überfielen mich in den Einzelinterviews, auch als Gefühle der Gegenübertragung, immer wieder. Besonders auffallend war die Isolation und soziale Verarmung bei jenen, die als chronische Patientinnen galten und viele Jahre in psychiatrischen Einrichtungen verbrachten. Kontakte zu Außenstehenden bzw. Freunden bestanden bei dieser Personengruppe oft nur ganz sporadisch oder überhaupt nicht mehr. Auch die Ideen über Möglichkeiten, etwas mit anderen zu unternehmen, waren zu großen Teilen eher unterrepräsentiert. Diese Phasen des Interviews, wo es um die konkrete Netzwerkgestaltung in der Gegenwart ging, waren häufig von eher traurigen Gefühlen eines im Grunde unerfüllten und wenig Geborgenheit gewährenden Daseins begleitet. Zum Teil kompensierten die Patientinnen diese Gefühle durch sozial erwünschte Aussagen. Von daher erscheinen die „nackten" empirischen Daten der statistischen Auswertung weit weniger erschreckend, als es die unmittelbaren „Gegenübertragsgefühle" im Interview erwarten ließen.

Wir erhoben Mittelwerte für die Items „soziale Bindungen", „wichtige Bezugspersonen" und „Bekanntschaften". Daraus geht hervor, daß im Schnitt jede der 18 Personen auf nur einen Menschen zurückgreifen kann, mit dem sie ab und zu etwas unternimmt. Drei wichtige Bezugspersonen und eine dauerhafte Beziehung mit Zukunftsperspektive (bei Doppelnennungen) machen das durchschnittliche soziale Netzwerk innerhalb dieser Stichprobe aus. Allerdings gaben von 18 Befragten immerhin sieben an, mit niemanden eine dauerhafte Bindung zu besitzen.

Es verwundert nicht, daß zehn von diesen Personen mehr Kontakt zu anderen Menschen wünschen.

These vom Hängenbleiben in der Herkunftfamilie und einer bisher noch nicht gelungenen Ablösung

Bei der Studie stellte sich heraus, daß in sämtlichen 18 untersuchten Einzelfällen der Krankenhauseinweisung eine problematische Beziehungskonstellation vorausging. Die konkrete Konstellation variierte zwischen Partnerproblemen und Familienkonflikten, Problemen mit Arbeitskollegen bzw. Vorgesetzten und Schwierigkeiten im Freundeskreis.

In der Mehrzahl der Fälle taucht eine problematische Beziehung zu einem oder zu beiden Elternteilen auf, die in der Verbindung mit anderen Ereignissen (z. B. mißglückter Arbeitsbeginn) als Ausgangspunkt des ersten Psychiatrieaufenthaltes benannt wurde. Erstaunlicherweise hat sich in diesen problematischen Beziehungen zu den Eltern auch nach vielen Jahren des Klinikaufenthalts nicht viel geändert. Gleichzeitig bestehen bei den meisten PatientInnen reale Bindungen zu den Eltern und der Wunsch, nach Hause zurückzukehren, weiter fort, die auf die hohe Ambivalenz der KlientInnen gegenüber einer Ablösung vom Elternhaus hinweisen. Umgekehrt erfahren auch die Eltern, z. T. gerade in der belastenden Situation der Sorge um ein krankes Kind, eine nicht zu unterschätzende Wichtigkeit, die zwar verbal-rational in aller Regel abgestritten wird, aus meiner Sicht jedoch einen nicht zu unterschätzenden Faktor darstellt. Eine Fallgeschichte, die sich auf die Familiendynamik eines schizophrenen Patienten bezieht und die Problematik des Zusammenspiels zwischen primären und tertiärem Netzwerk durchscheinen läßt, soll dies verdeutlichen.

Vorgeschichte: die entlastende Wirkung der Krankheits-Definition für die Familie

Herr Wolf* mit der Diagnose Schizophrenie hatte als 21jähriger Patient bereits sechs Psychiatrieaufenthalte und Rehabilitationsversuche im Übergangswohnheim, der intramuralen Therapiewohnung und dem Arbeitstrainingszentrum hinter sich. Zum Zeitpunkt des Erstinterviews wohnt er noch in der Klinik und geht tagsüber regelmäßig in die Tagesstätte. Damit hatte er bereits die Mehrzahl der in Klagenfurt zur Verfügung stehenden tertiären Netzwerke ohne erkennbaren Nutzen durchlaufen.

In der Vorgeschichte war er als jüngstes von fünf Geschwistern 1985 im Alter von 17 Jahren erstmals nach einem Suizidversuch in die Psychiatrie eingewiesen worden. Eine Woche vorher hatte er eine Arbeit als Elektriker angefangen, die ihn nach eigenen Angaben überfordert habe. Es gab Konflikte zwischen ihm und seinem Stiefvater, die ihm noch heute so unangenehm erscheinen, daß er „darüber nicht reden will". Die Mutter habe immer wieder versucht zu beschwichtigen. Seine Geschwister, die ihn zunächst „ausgelacht" haben, weil er „die Arbeit nicht gepackt" hatte, haben ihn später betrauert und „geweint".

Es wird deutlich, daß Herr Wolf aus dem Wandel der Bedeutungsgebung der Familie Genugtuung zieht. Dieser Krankheitsgewinn wird verstärkt durch die primäre Entlastung in der Arbeit. Indirekt gibt Herr Wolf der Definition der Mutter recht, die ihn als zu schwach und krank ansieht, gegenüber der ursprünglichen Definition des Stiefvaters und der Geschwister, die ihn als zu bequem und vor allem zu verweichlicht angesehen hatten. Mit der Krankheitseinsicht hat sich die Definition der besorgten Mutter durchgesetzt, mit der Herr Wolf offensichtlich in einer engen Koalition steht.

Enge Koalition mit der Mutter

Auch in der Gegenwartsanalyse taucht die Mutter als die wichtigste Bezugsperson für Herrn Wolf auf, mit der er als einziger Person sogar eine dauerhafte Beziehung mit Zukunftsperspektive angibt: „Die Mama ist wichtig, indem sie für mich noch da ist, *solange es*

---

* Sämtliche Namen wurden aus Gründen des Datenschutzes verändert

geht." Umgekehrt scheint diese enge Koalition auch stark von Seiten der Mutter auszugehen, die ihn öfter um Hilfe bittet, ihm damit das Gefühl, gebraucht zu werden vermittelt und ihm nach eigenen Angaben als einzige Person sehr nahesteht.

Perspektiven: die starke Ambivalenz gegenüber jeder Art von Selbständigkeit, gelernte Hilflosigkeit als familiäres Korrelat und ein in sich geschlossener Kreislauf

Herr Wolf gibt an, Unterstützung zu brauchen - beinahe wahllos von jedem, der ihm „helfen will". Es wirkt wie sehr gut gelernte Hilflosigkeit, wenn Herr Wolf über seine Schwierigkeiten und Wünsche spricht, und sich fast bedingungslos von fremder Hilfe abhängig macht. So möchte er Arbeit, Wohnung und Freundschaften bekommen, verlegt aber die Verantwortung für das Erreichen dieser Ziele nach außen (beispielsweise macht er sein Ziel, gesund zu werden, allein davon abhängig, weniger Medikamente zu bekommen, womit die Verantwortung in erster Linie bei den Ärzten zu liegen scheint). So tritt bei der Frage nach seinen Befürchtungen bei einer räumlichen Veränderung die Angst vor der eigenen Selbständigkeit in den Vordergrund: „daß ich selbständig sein muß", was Herr Wolf besonders in einem Zuviel an Arbeit, „neben der Arbeit auch den Haushalt zu führen", erleben würde.

Innerhalb der Einzelinterviews mit Herrn Wolf entsteht die Hypothese, daß seine Ambivalenz gegenbüber einer wachsenden Selbständigkeit direkt oder indirekt mit der Konstitution seines familiären Netzwerks zusammenhängen muß. Mein Ziel für die vereinbarte Netzwerksitzung war es, anhand dieser Arbeitshypothese die Bedingungen für eine Ablösung des Sohns weiter aufzuarbeiten.

Bestätigung in der Netzwerksitzung

Die Eltern bestritten zunächst, daß es negative Auswirkungen geben könnte, falls Werner selbständiger würde. Sie wären glücklich, wenn „das Sorgenkind", das letzte von fünf Kindern, das Haus verlassen könne.

Zwischen den Zeilen wird deutlich, daß dieses Glück nur die

eine Seite der Medaille ausmacht, erzählt doch die Mutter in diesem
Zusammenhang ungefragt von der langen Leidensgeschichte ihres
Sohnes: Bereits im Alter von vier Jahren sei er über 14 Wochen im
Krankenhaus gelegen, nachdem er einen Arm verloren hatte. Die
Mutter erzählt von den Fehlern, die die Ärzte damals begangen
hätten. Ohne zu unterbrechen verknüpft die Mutter diese Erzählung
mit einer anderen Geschichte. Als sie selbst − etliche Jahre später
− wegen starker Depressionen in fachärztlicher Behandlung war,
habe ihr der Arzt geraten, sie brauche „Ruhe, Ruhe und nochmals
Ruhe". Gut getan habe ihr damals jedoch die Pflege und Sorge um
die bettlägerige Schwiegermutter, weil sie dadurch eher ausgefüllt
und abgelenkt worden sei.

Interpretation

Meines Erachtens ist es kein Zufall, daß Frau Wolf diese Geschichten gerade an dieser Stelle des Gesprächs miteinander verknüpft. Aus meiner Sicht handelt es sich wenigstens um zwei zentrale Botschaften, die in diesen Geschichten verpackt sind. Vor-
dergründig, auf der Inhaltsebene, sagt uns Frau Wolf an dieser
Stelle fast wortwörtlich: Nicht alles, was ihr die Ärzte bisher empfohlen haben, sei auch gut gewesen. Im konkreten Beispiel sei gerade
das Gegenteil des ärztlichen Ratschlags − anstatt sich auszuruhen,
sich um die kranke Schwiegermutter zu kümmern − das Beste für
sie gewesen.

Beziehungsdynamisch betrachtet bestätigt uns Frau Wolf damit
eine zentrale systemische Hypothese: Das Sich-Sorgen-Machen und
Sich-Kümmern um die erkrankte Schwiegermutter sind für diese
Frau zu wichtigen beziehungsdynamischen Ressourcen geworden.
Im konkreten Fall vertrieben sie die Depressionen von Frau Wolf.
Sich-Kümmern und Sich-Sorgen-Machen werden somit als bewährte Beziehungsmuster gleichzeitig zu Bewältigungsmustern eigener depressiver Anteile und zu wichtigen positiven Funktionen
für das Selbstwertgefühl und die Selbstorganisation von Frau Wolf.
In der Folge gilt dies auch für die Selbstorganisation ihres Familiensystems, da sich ja auch die Angehörigen über diese Entwicklung
freuen können (erstens geht es der Schwiegermutter besser, zweitens

Frau Wolf und drittens sind die anderen Mitglieder der Familie partiell entlastet).

Auf die Beziehungsebene zu ihrem Sohn übertragen, hieße dies, daß sich zwar einerseits alle Beteiligten freuen würden, wenn Herr Wolf selbständig leben würde, andererseits damit gleichzeitig ein seit seiner frühen Kindheit eingeschliffenes Verhaltensmuster (der Sorge um das kranke Kind) obsolet und damit ein ganz wesentlicher verbindender und Sinn spendender Lebensentwurf der Familie Wolf außer Kraft gesetzt würde. Ablösung hätte somit eine für alle Beteiligten höchst bedrohliche Seite. Dies gilt gleichermaßen für den Sohn, dessen bisherige implizite Wichtigkeit für die Stabilisierung des Familiensystems immer auch im Liefern von Sorgen bestanden hatte.

Gleichzeitig produziert das Spannungsverhältnis zwischen nicht gelingenwollender Ablösung einerseits und nicht offen zugestandenen gegenseitigen Abhängigkeitsbefürfnissen andererseits starke Aggressionen, die sich in den phasenweise wiederkehrenden heftigen Streitigkeiten zwischen Stiefvater und Sohn „entladen".

Therapeutische Schlußfolgerungen
für die Netzwerkintervention

Allein aufgrund der obigen Interpretation lassen sich verschiedene, aufeinander bezogene therapeutische Schlußfolgerungen ziehen.

Der nächstliegende Gedanke besteht darin, Werner in seinen autonomen Bestrebungen zu stärken. Da dies jedoch sowohl einen Verzicht seiner Wichtigkeit als umsorgtes Kind im familiären Netzwerk, als auch eine Reihe von Unannehmlichkeiten für Werner bedeuten würde, ist ein Erfolg dieser Strategie eher als unwahrscheinlich anzusehen, was sich ja auch im Scheitern der meisten bisherigen therapeutischen Bemühungen angedeutet hatte. Alleingenommen würde diese Strategie eher zu verstärkten Widerständen gegen eine Veränderung von Seiten der Familie führen, indem jedes Schwäche-Zeigen Werners in der Folge weiterhin gemäß der traditionellen Familienepistemologie als Symptom einer Krise bzw. seines Krankseins interpretiert und in der Folge das bewährte Sich-

Sorgen-Machen der Eltern auf den Plan rufen würde. In der Ambivalenz zwischen mehr Selbständigkeit und Wichtigbleiben-Wollen für die Familie (Ziel- und Loyalitätskonflikt) würden sich die Probleme Werners unter diesen Bedingungen phasenspezifisch eher zuspitzen.

Umso wichtiger erscheint es zweitens, das familiäre Netzwerk einzubeziehen und die Eltern zu ermutigen, für sich selbst alternative Ideen einer sinnvollen Lebensgestaltung aufzubauen. Wie bei jeder Intervention gilt es dabei, an den vorhandenen Ressourcen, also an den autonomen elterlichen Bedürfnissen, anzusetzen. Darin würde eine wichtige Entlastungsfunktion für Werner liegen, die allerdings den Preis eines Verlusts der eigenen Wichtigkeit für das elterliche Subsystem nach sich ziehen würde. Erst duch das Zulassen wechselseitiger, aufeinander bezogener Veränderungsschritte wären die zu erwartenden Verluste auszugleichen.

Drittens kommt es darauf an, die bisherigen problemstabilisierenden Beziehungsmuster als Funktion des familiären Gleichgewichts darzustellen.

Aus pathologischer Sicht ist Herr Wolf ein Mensch, der aufgrund seiner höheren Vulnerabilität den an ihn herangetragenen Problemen nicht gewachsen erscheint.

Demgegenüber beginnt sein als defizitär definiertes Verhalten aus einer Netzwerkperspektive eine wichtige positive Funktion für den Zusammenhalt der Familie in ihrem alten Regelkreislauf zu gewinnen. Mit dieser Kontextbeschreibung vollzieht sich ein erster Schritt zu einer Umbewertung des Individuell-Krankhaften bzw. des defizitären Verhaltens.

Beziehungsdynamische Umdeutung

Durch eine systemische Netzwerkanalyse wird es leichter den Fokus von einem pathologischen oder defizitären Persönlichkeitsbild, z. B.: „Ich bin ein Versager" auf die Kontextabhängigkeit einer Problematik zu richten: z. B. „Immer, wenn ich von einem Menschen, der mir als Autorität erscheint, getadelt werde, oder mich vermeintlich blamiere, fühle ich mich wie ein Versager."

Eine diagnostische Kategorie, z. B. eine schizo-affektive Psychose, könnte mittels dieser veränderten Sichtweise wie folgt verflüssigt werden: Solange Herr Wolf sich unbewußt noch unentbehrlich für die Stabilität des Beziehungsgefüges der Herkunftsfamilie erlebt, indem er die Eltern mittels seiner Eskapaden mit Sorgen versorgt und sie damit von ihrer eigenen Problematik ablenkt, solange wird er sich in entscheidenden Ablösesituationen vermutlich weiterhin eher psychotisch verhalten.

Ich möchte daher mit der Hypothese schließen, daß durch eine adäquate Berücksichtigung des familiären Netzwerks und eine entsprechende Würdigung der bisherigen Mechanismen zur Aufrechterhaltung dieses Netzwerks die Chancen für eine schrittweise Ablösung respektive eine sinnvolle In-Anspruch-Nahme der tertiären sozialpsychiatrischen Netzwerke durch den Patienten ungleich wachsen würden.

Die eingangs erwähnten Chancen und Risiken einer zunehmenden Individualisierung in unserer Gesellschaft werden durch eine systematische Analyse der vorhandenen sozialen Netzwerke, der in ihnen wirkenden Beziehungsmuster und ihre Einbeziehung in den therapeutischen Prozeß für den einzelnen eher mit Selbstverantwortung und Selbstbewußtsein zu gestalten sein.

Aus der oben angedeuteten Schilderung eines psychotischen Verhaltens wird deutlich, wie die Berücksichtigung eines spezifischen Beziehungs- und Bedeutungskontexts die Problemsicht nachhaltig verändert. Aus der Netzwerkperspektive wird das als nicht-einfühlbar beschriebene Erleben und Verhalten eines als schizophren diagnostizierten Patienten nicht nur nachvollziehbar; es beginnt sogar eine sinnvolle Bedeutung zu gewinnen.

Literatur

1. Angermeyer MC (1984) Mitten in der Gemeinde und doch allein? Eine quantitative Untersuchung des sozialen Netzwerks von Bewohnern psychiatrischer Übergangswohnheime. Gruppenpsychother Gruppendynamik 19
2. Angermeyer MC, Lammer R (1986) Das soziale Netzwerk schizophrener Kranker

3. Angermeyer MC, Klusmann D (1987) Die Entwicklung des sozialen Netzwerks im Verlauf funktioneller Psychosen. Z Klin Psychol 16(4): 400–406

4. Angermeyer MC, Klusmann D (1989) (Hrsg) Soziales Netzwerk. Ein neues Konzept für die Psychiatrie. Springer, Berlin Heidelberg New York

5. Baumann U, Pfingstmann G (1986) Soziales Netzwerk und soziale Unterstützung - Ein kritischer Überblick. Nervenarzt 57

6. Baumann U (1987) Zur Konstruktvalidität der Konstrukte. Soziales Netzwerk und Soziale Unterstützung. Z Klin Psychol 16(4): 305–310

7. Baumann U, Lairaiter A, Pfingstmann G, Schwarzenbacher K (1987) Fragebogen zum Sozialen Netzwerk und zur Sozialen Unterstützung (SONET). Z Klin Psychol 16(4): 429–431

8. Beck U (1986) Risikogesellschaft. Frankfurt a. Main

9. Berger PL, Neuhaus RJ (1977) To empower people. The role mediating structures in public policy. American Enterprise Institute for Public Policy Research, Washington/D.C.

10. Berkowitz SD (1982) An introduction to structural analysis. The network approach to social research. Butterworth, Toronto

11. Berkowitz R, Kuipers L, et al (1984) Intervention bei Angehörigen von rückfallgefährdeten Schizophrenen. In: Angermeyer MC, Finzen A (Hrsg) Die Angehörigengruppe. Familie mit psychisch Kranken auf dem Weg zur Selbsthilfe. Enke, Stuttgart

12. Bien W (1986) Strukturanalyse - Eine Teilantwort auf die Krise in der Sozialpsychologie. Z Sozialpsychol 17: 2–17

13. Bräutigam W (1974) Untersuchungen zur Persönlichkeitsentwicklung im Vorfeld der Schizophrenie. Nervenarzt 45: 298–304

14. Brown GW, Bifulco A (1985) Social support, life events and depression. In: Sarason I (ed) Social support: theory, research and applications. Martinus Nijhoff, Dordrecht

15. Faris REL (1934) Cultural isolation and the schizophrenics personality. Am J Sociol 40: 155–165

16. Hammer M, Makiesky S, Gutwirth L (1978) Social networks and schizophrenia. Schizophr Bull 4: 522–545

17. Ibes K, Klusmann D (1989) Persönliche Netzwerke und soziale Unterstützung bei Patienten mit chronisch pychotischen Erkrankungen. In: Angermeyer MC, Klusmann D (Hrsg) Soziales Netzwerk. Ein neues Konzept für die Psychiatrie. Springer, Berlin Heidelberg New York

18. Isele R, Angst J (1983) Life-events and prämorbide soziale Beziehungen bei ersterkrankten Schizophrenen. In: Huber G (Hrsg) Endogene Psychosen: Diagnostik, Basissymptome und biologische Parameter. Schattauer, Stuttgart New York, pp 43–57

19. Keupp J (1985) Psychisches Leiden und alltäglicher Lebenszusammenhang aus der Perspektive sozialer Netzwerke. In: Röhrle B, Stark W (Hrsg) Soziale Netzwerke und Stützsysteme. Perspektiven für die klinisch-psychologische und gemeindepsychologische Praxis. DVGT, Tübingen
20. Keupp H (1987) Soziale Netzwerke - Eine Metapher des gesellschaftlichen Umbruchs? In: Keupp H, Röhrle B (Hrsg) Soziale Netzwerke. Campus, Frankfurt New York
21. Kohn ML, Clausen JA (1955) Social isolation and schizophrenia. Am Sociol Rev 20: 265–273
22. Konieczna T (1989) Interventionen am sozialen Netzwerk in der Rehabilitation schizophrener Patienten. In: Angermeyer MC, Klusmann D (Hrsg) Soziales Netzwerk. Ein neues Konzept für die Psychiatrie. Springer, Berlin Heidelberg New York
23. Kreisman D (1970) Social interaction and intimacy in preschizophrenic adolescence. In: Zubin J, Freeman AM (Hrsg) The psychopathology of adolescence. Grune & Straton, New York, pp 299–318
24. Lipton FR, Cohen CI, Fischer E, Katz SE (1981) Schizophrenia: a network crisis. Schizophr Bull 7: 144–151
25. Mackensen R (1985) Bemerkungen zur Soziologie sozialer Netzwerke. In: Röhrle B, Stark W (Hrsg) Soziale Netzwerke und Stützsysteme. Perspektiven für die klinisch-psychologische und gemeindepsychologische Praxis. DVGT, Tübingen
26. Manz R, Valentin E, Schepank H (1987) Soziale Unterstützung und psychogene Erkrankung, Ergebnisse aus einer epidemiologischen Feldstudie. Psychosomat Med 33
27. Röhrle B, Stark W (1985) Soziale Stützsysteme und Netzwerke im Kontext klinisch-psychologischer Praxis. In: Röhrle B, Stark W (Hrsg) Soziale Netzwerke und Stützsysteme. Perspektiven für die klinisch-psychologische und gemeindepsychologische Praxis. DVGT, Tübingen
28. Röhrle B (1987) Soziale Netzwerke und Unterstützung im Kontext der Psychologie. In: Keupp H, Röhrle B (Hrsg) Soziale Netzwerke. Campus, Frankfurt New York
29. Schenk M (1983) Das Konzept des sozialen Netzwerks. Kölner Soziol Sozialpsychol 25: 88–104
30. Seligman MEP (1974) Depression und learned helplessness. In: Friedman RJ, Katz MS (Hrsg) The psychology of depression: contemorary theory and research. Wiley, New York
31. Speck RV, Speck JL (1979) On networks: network therapy, network intervention and networking. Int J Family Ther 1: 333–337
32. Trojan A (1985) Netzwerkförderung als Prävention. In: Röhrle B, Stark W (Hrsg) Soziale Netzwerke und Stützsysteme. Perspektiven für die klinisch-psychologische und gemeindepsychologische Praxis. DVGT, Tübingen

33. Trojan A, Hildebrandt H, Faltis M, Deneke C (1987) Selbsthilfe, Netzwerkforschung und Gesundheitsförderung. Grundlagen „gemeindebezogener Netzwerkförderung". In: Keupp H, Röhrle B (Hsg) Soziale Netzwerke. Campus, Frankfurt New York
34. Ziegler R (1987) Netzwerkanalyse: Methapher, Methode oder strukturales Forschungsprogramm für die Sozialwissenschaften? Z Klin Psychol 16(4)

Anschrift des Verfassers: MMag. Dr. M. Raisch, Studienzentrum Klagenfurt, pro mente infirmis Kärnten, Sterneckstraße 15, A-9020 Klagenfurt, Österreich.

Erfahrungen mit dem Integrierten Psychologischen Therapieprogramm (IPT) in der Behandlung von chronisch schizophrenen Patienten

W. Springer, H. Schofnegger und Th. Platz

Psychiatrische Abteilung, Landeskrankenhaus Klagenfurt, Österreich

Zusammenfassung

Der vorliegende Erfahrungsbericht bringt eine Darstellung relevanter Therapieeffekte aus der Sicht der Therapeuten und Patienten bei einer Gruppe von 5 chronisch schizophrenen Patienten, die im Jahre 1987/88 an der Psychiatrischen Abteilung des LKH Klagenfurt für 8 Monate mit dem Teilprogramm „Verbale Kommunikation" des Integrierten Psychologischen Therapieprogrammes (IPT) trainiert wurden. Aus der Sicht der Autoren konnten deutliche Verbesserungen im Bereich der verbalen Kommunikation festgestellt werden, wie ein verbesserter sprachlicher Ausdruck, vermehrter Blickkontakt, verbessertes Hinhören und Eingehen auf Aussagen des Partners und verbesserte Fähigkeiten bei der Aufrechterhaltung von Gesprächen mit mehreren Personen. Die Patienten äußerten sich übereinstimmend positiv über das durchgeführte Therapieprogramm und schilderten Verbesserungen in speziellen Kommunikationsbereichen. So berichteten sie über eine erhöhte Bereitschaft zu Gesprächen mit anderen Patienten sowie über eine zunehmende Sicherheit, eigenständig Kontakte anzuknüpfen. Auch die Fähigkeit sich in einer Gruppe mit mehreren Gesprächspartnern zu unterhalten, nahm zu.

Schlüsselwörter: Schizophrenie, Integriertes Psychologisches Therapieprogramm, Verhaltenstherapie, Kommunikationstraining.

Summary

Experiences with the Integrated Psychological Therapy Programme (IPT) in the treatment of chronic schizophrenic patients. The present report contains a presentation of relevant therapie effects as seen by therapists as well as the patients, concerning a group of 5 chronic schizophrenic patients who participated in a communication training programme. This training programme is a subprogramme of the integrated psychological therapy programme (IPT) and was carried out over the course of 8 months at the psychiatric unit of the LKH-Klagenfurt (country hospital) in the years 1987/88.

As seen by the authors' remarkable improvements in the area of verbal communication could be registered, especially improvements in verbal expression, eye-contact, empathy for other patients' speech. Skills in maintaining a conversation with a number of people could be improved.

The training-programme was positively evaluated by the patients. The patients reorted an increase of verbal communication with other patients as well as an increase of their selfconfidence when they tried to get in contact with other people at the unit.

Keywords: Schizophrenia, integrated psychological therapy programme, behaviour therapy, communication training.

Theoretischer Hintergrund

Brenner und Mitarbeiter gehen davon aus, daß für die Therapie und Rückfallprophylaxe schizophrener Menschen nur ein sogenanntes multimodales Behandlungskonzept erfolgversprechend sein kann. Dazu zählen neben der optimalen Versorgung mit Neuroleptika, die in der Verkürzung und Milderung akuter psychotischer Phasen und in der Rückfallprophylaxe einen wichtigen Platz einnehmen, besonders psychotherapeutische Maßnahmen, Milieu- und Soziotherapie sowie Angehörigenarbeit. Gerade die Verhaltenskonsequenzen bei schizophrenen Erkrankungen wie z. B. sozialer Rückzug, verminderte Belastbarkeit, Minussymptomatik und kognitive Defizite lassen sich durch psychotherapeutische Intervention beeinflussen [11]. In einigen Evaluationsstudien zu Brenners Therapieprogramm wurden eindeutig günstige Therapieresultate bei Gruppen mit mittelchronisch schizophrenen Patienten nachgewiesen [3, 7, 8, 9]. Dieses Trainingsprogramm baut auf integrativen Schizophreniekonzepten auf [1, 4, 6, 10, 12]. Im Mittelpunkt steht das Vulnerabilitäts-Streß-Modell, wonach die schizophrene Verletzbarkeit von Zubin als Schwellensenkung des Individiums gegenüber sozialen Reizen definiert wird. Eine schizophrene Episode tritt nach dieser Konzeption dann auf, wenn ein vulnerabler Mensch Belastungen ausgesetzt wird, die seine Bewältigungsmöglichkeiten überschreiten. Nach Roder et al. [11] wird die akute schizophrene Episode als Zusammenbruch des psychischen Apparates in einer Überforderungssituation verstanden. Ist die Vulnerabilität stark ausgeprägt, genügen geringfügige Belastungen, um eine schizophrene Episode auszulösen, bei geringer Ausprägung der Vulnerabilität tritt eine psychotische Episode lediglich bei starken Belastungen auf. Hier haben Stressoren eine auslösende Funktion, wobei neben akuten und chronisch wirksame Faktoren, etwa die vorherrschende emotionale Atmosphäre, ungünstige Auswirkungen haben können. Wesentliche Berücksichtigung bei der inhaltlichen Ausgestaltung der Therapiestufen fanden auch experimentialpsychologisch fundierte Erkenntnisse über schizophrene Störungen, als auch psychologische Modelle der Informationsverarbeitung. Darunter werden Prozesse der Zuordnung, Verknüpfung und Bewertung von Informationen zusammengefaßt, die dem Erleben und Verhalten zugrunde liegen [2, 11]. Bei schizophrenen Patienten treten in vielen Bereichen des Informationsverarbeitungsprozesses spezifische Störungen auf. Brenner postulierte weiterhin ein sogenanntes Pervasivitätsmodell, [2] wobei er von einer hierarchischen Betrachtung der Verhaltensorganisation ausgeht. Dies impliziert, daß relativ molekulare Funktionen in zunehmend komplexeres molares Verhalten integriert sind. Um also komplexere interaktive Verhaltensweisen ausführen zu können, müssen zuerst entsprechende attentional bzw. perzeptive und kognitive Grundfunktionen (wie Konzentration, Merkfähigkeit, Abstraktionsfähigkeit, Konzeptbildung u. a.) eingeübt werden. Gemäß diesem Ansatz haben schizophrene Patienten Defizite auf verschiedenen Funktionsebenen (attentional/perzeptive Ebene, kognitive Ebene, mikrosoziale und makrosoziale Ebene), die in einer hierarchischen Beziehung zueinander stehen. Die Defizite auf molekularen Ebenen führen schließlich zu Funktionsstörungen auf molaren Ebenen (Abb. 1).

Zusätzlich müssen zur Erklärung defizienten Verhaltens bei Schizophrenen noch Umwelt und/oder Organismusvariablen herangezogen werden, die in einem Interaktionsverhältnis zu jeder

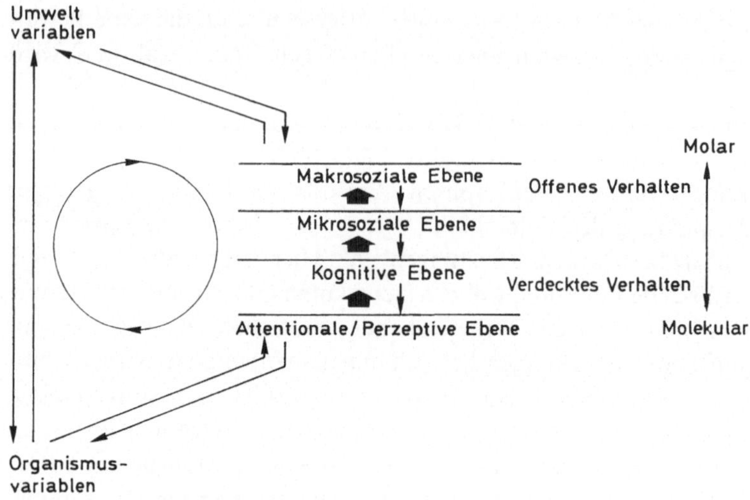

Abb. 1. Schematische Darstellung der hierarchischen Entwicklung und Organisation defizienten Verhaltens [1]

einzelnen Funktionsebene stehen und auch miteinander in Wechselbeziehung treten [3, 11]. Vor diesem theoretischen Hintergrund stellt das IPT ein systematisches Therapieprogramm zur integrierten Therapie kognitiver, kommunikativer sowie sozialer Störungen dar. Über 5 Unterprogramme hinweg wurde ein allmählicher Übergang von mehr kognitiv orientierten Übungsinhalten zu mehr auf soziale Fertigkeiten bezogene Inhalte gewählt (Abb. 2).

Im gesamten Therapieprogramm werden kognitive Grundfunktionen, wie etwa selektive Aufmerksamkeit über längere Zeitspannen, Aufrechterhalten einer gezielten Reaktionsbereitschaft usf. ständig geübt.

Im Speziellen geht es beim ersten Unterprogramm „Kognitive Differenzierung" um das Training von Funktionen, wie Merkfähigkeit, Abstraktionsfähigkeit, Konzeptbildung, Bildung sowie Verwertung von assoziativ gebildeten Begriffshierarchien. Das zweite Unterprogramm „Soziale Wahrnehmung" zielt vor allem auf Störungen im Ablauf der Prozesse der Reizerkennung und

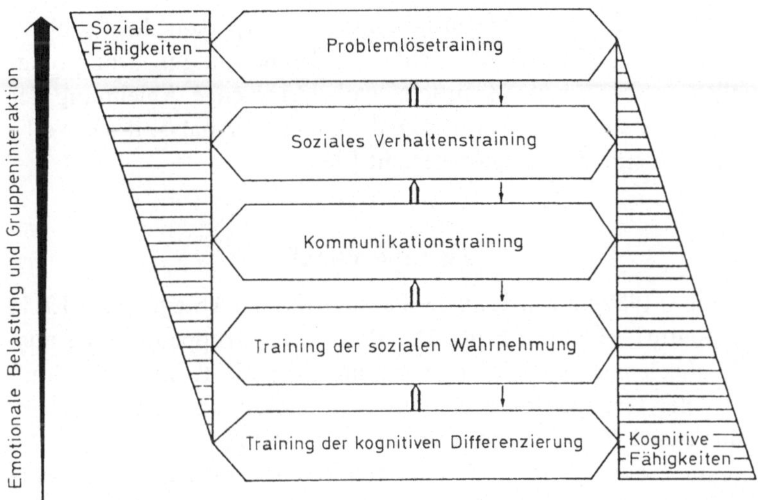

Abb. 2. Schematische Darstellung der Therapieprogramme [2]

Reizinterpretation bei der Wahrnehmung und Einschätzung sozialer Interaktionen ab.

Im dritten Unterprogramm „Verbale Kommunikation" sind die Ziele: Achten auf Beiträge anderer Gruppenmitglieder, das Erfassen der Gedankengänge anderer unter Absehen von den eigenen, das Herstellen von Verbindungen zwischen eigenen und fremden Gedankengängen sowie das Training assoziativer semantischer Prozesse der Sprachproduktion.

Im vierten Unterprogramm „Soziale Fertigkeiten" werden auf Basis der aus dem Rollenspiel und dem Selbstbehauptungstraining bekannten Techniken spezielle Abänderungen vorgenommen, wie etwa eine ausführliche kognitive Vorstrukturierung und Ausarbeitung, wobei zunächst ausschließlich informative, erst später motivationale Verstärkung Anwendung findet. Weiters soll eine diskrete Beeinflussung interner Prozesse, etwa der Selbstwahrnehmung und Selbstbewertung bewirkt werden.

250 W. Springer et al.

Ziel des fünften Unterprogrammes „Interpersonelles Problemlösen" ist es, effektive Möglichkeiten der Bewältigung von potentiellen Stressoren zu vermitteln, wobei eine enge Anlehnung der
therapeutischen Einzelschritte an die kognitive Analyse des Erwerbs
von Problemlösestrategien besteht [3].

Therapieablauf

Im Jahre 1987/88 wurde an der Psychiatrischen Abteilung des LKH
Klagenfurt, (Leitung Prim. Dr. Platz), ein Gruppentraining ausschließlich mit dem Unterprogramm „Verbale Kommunikation"
mit einer Gruppe von schizophrenen Langzeitpatienten durchgeführt (nach ICD 295 schizophrene Psychosen).

Am Training nahmen 5 Patienten teil, die zu dieser Zeit mehrmalig bzw. langjährige stationäre Aufenthalte (Erkrankungsdauer
3 — 15 Jahre) aufwiesen. Die Patienten verfügten über einen IQ-
Wert von 86 bis 109 nach dem Reduzierten Wechsler Intelligenztest.
Das Alter bewegte sich zwischen 20 — 40 Jahren. Alle Patienten
befanden sich in stationärer Behandlung, wurden mit Neuroleptika
behandelt und besuchten die Ergotherapie im Hause.

Das Training stand unter der Leitung von zwei für das IPT
ausgebildeten Psychologen. Zwei weitere Psychologen nahmen abwechselnd als Co-Therapeuten bzw. auch als Gruppenleiter an dem
Training teil. Im Team wurden die Entwicklungen in der Gruppe
sowie das Trainerverhalten reflektiert. Während der Durchführung
des Therapieprogrammes waren die Therapeuten um eine zeitliche
und personelle Konstanz, um eine einfache, übersichtliche Informationsvermittlung, sowie um einen eindeutigen Kommunikationsstil bemüht [5].

In einem Zeitraum von 8 Monaten wurden alle vorgesehenen
Stufen des „Verbalen Kommunikationstrainings" absolviert. Die
Gruppensitzungen fanden zweimal die Woche statt und dauerten
durchschnittlich 1 Stunde. Das Training wurde von 4 Patienten
abgeschlossen. Ein Patient unterbrach nach 3 Monaten das Training, als er aus dem LKH austrat.

Aufbau des Kommunikationstrainings

Entsprechend den theoretischen Überlegungen zu Sprechauffällig-
keiten schizophrener Menschen zielt dieses Unterprogramm auf
das Einüben dreier grundlegender kommunikativer Fertigkeiten ab:

- Hinhören: Auf Beiträge von Gesprächspartnern soll geachtet
  werden.
- Verstehen: Inhaltlich sollen die Beiträge ankommen, also
  verstanden werden.
- Eingehen: Zu diesen Beiträgen kann adäquat Stellung genommen werden.

Diese drei elementaren Fertigkeiten, die Voraussetzung für umfangreiche verbale Kommunikationsprozesse sind, üben die Patienten über 5 Therapiestufen ein:

- Stufe 1: Wörtliche Wiedergabe vorgegebener Sätze
- Stufe 2: Sinngemässe Wiedergabe selbstformulierter Sätze
- Stufe 3: Selbstformulierte W-Fragen mit Antwort
- Stufe 4: Gruppe befragt ein oder zwei Gruppenmitglieder
  über ein bestimmtes Thema
- Stufe 5: Freie Kommunikation

Die Inhalte der 5 Therapiestufen werden nacheinander in der
Gruppe geübt und stellen an die Teilnehmer zunehmend schwie-
rigere Anforderungen. Die ersten Stufen sind bezüglich Material
hoch strukturiert; in den weiteren Therapiestufen tritt die Struk-
turiertheit immer mehr in den Hintergrund, um die Patienten in
realitätsnahen Kommunikationsprozessen einzuüben.

Ergebnisse

Zur Beurteilung der Therapieergebnisse nahmen abschließend alle
Gruppenteilnehmer, Patienten und Therapeuten Stellung. Zusätzlich wurde von den Patienten noch ein von uns erstellter Fragebogen
zu therapierelevanten Fragen ausgefüllt.

Therapeutenfeedback

Aus der Sicht der Therapeuten konnten deutliche Verbesserungen im Bereich der verbalen Kommunikation festgestellt werden. Die zu Anfang des Trainings festgestellten Probleme, wie auffälliges Danebenreden, die mangelnde Fähigkeit aufeinander einzugehen, Schwierigkeiten, ein Gespräch über längere Zeit in Gang zu halten, dies besonders, wenn mehrere Personen beteiligt waren, konnten im Verlauf des Trainings gut bewältigt werden. Die Gruppenteilnehmer lernten mit der Zeit, sehr emphatisch und persönlich im Gespräch aufeinander einzugehen. Verbesserungen konnten im sprachlichen Ausdruck, was Lautstärke und Deutlichkeit angeht, erreicht werden. Ebenso wurde auf den Blickkontakt im Gespräch Wert gelegt. Letztlich wirkte das Training auch im Sinne einer Selbstbestätigung für die Teilnehmer, die die Erfahrung machen konnten, Probleme bewältigen zu können, deren Lösung sie sich zuvor selbst nicht zugetraut hätten. Im Ganzen wurde das Training mit den IPT von den teilnehmenden Patienten positiv bewertet.

Patientenfeedback

Es wurde von allen Patienten übereinstimmend ein positiver Therapieeffekt herausgestellt. Verbesserungen wurden in einzelnen Bereichen der Kommunikation berichtet, wie z.B. eine allgemeine erhöhte Bereitschaft für Gespräche, Verbesserungen beim Stellen und Beantworten von Fragen, sowie die Fähigkeit, sich mit mehreren Personen zu unterhalten.

Einschränkungen gab es bezogen auf eine Patientin, die über zeitweilig auftretende Ängste im Sozialbereich berichtete, sowie bezüglich der teilweise geschilderten Schwierigkeiten bei der Generalisierung der in der Therapie gewonnenen Kommunikationsfähigkeiten und außerhalb der Station stattfindenden Gesprächssituationen.

Diskussion

Ausgehend von den oben dargestellten Ergebnissen erscheint es uns wichtig, auf das Problem der Generalisierbarkeit hinzuweisen. Die

Durchführung des Gruppenprogramms garantiert noch nicht einen optimalen Transfer von in der Gruppe trainierten Kommunikationsfertigkeiten auf reale externe Lebenssituationen. Hier ist es notwendig, den „in-vivo-Transfer" mittels Hausübungen und vermehrten praktischen Übungen zu forcieren.

Wesentlich erscheint uns auch, daß das Therapieprogramm in ein geeignetes multimodales Behandlungskonzept eingebunden wird. Um die Wirksamkeit des Programms zu erhöhen, ist eine Koordination mit einer gleichzeitigen entsprechenden Neuroleptikamedikation sowie sozio- und psychotherapeutischen Maßnahmen erforderlich.

Das Programm eignet sich dann aus unserer Sicht gut für die Arbeit mit Patienten mit Minussymptomatik, da es als hochstrukturiertes und emotional wenig belastendes Gruppenverfahren besonders in der Lage ist, eine angstfreie Atmosphäre zu erzeugen und damit günstige Rahmenbedingungen schafft, um Patienten mit starken Rückzugstendenzen und großem Angstpotential im Rahmen einer Gruppe zu aktivieren.

Das Programm erwies sich als gut handhabbar und praxisgerecht und konnte sowohl Patienten als auch Therapeuten immer wieder für die gemeinsame Arbeit motivieren.

Literatur

1. Böker W, Brenner HD (Hrsg) (1986) Bewältigung der Schizophrenie, Multidimensionale Konzepte, psychosoziale und kognitive Therapien, Angehörigenarbeit und autoprotektive Anstrengungen. Huber, Bern Stuttgart Toronto
2. Brenner HD (1986) Zur Bedeutung von Basisstörungen für Behandlung und Rehabilitation. In: Böker W, et al (Hrsg) Bewältigung der Schizophrenie, Multidimensionale Konzepte, psychosoziale und kognitive Therapien, Angehörigenarbeit und autoprotektive Anstrengungen. Huber, Bern Stuttgart Toronto
3. Brenner HD, Hodel B, Kube G, Roder V (1987) Kognitive Therapie bei Schizophrenen: Problemanalyse und empirische Ergebnisse. Nervenarzt 58: 72–83
4. Brenner HD, Rey ER, Stramke WG (Hrsg) (1983) Empirische Schizophrenieforschung. Huber, Bern Stuttgart Toronto
5. Buchkremer G, Windgassen K (1987) Leitlinien des psychotherapeu-

tischen Umgangs mit schizophrenen Patienten. Was ist den verschiedenen Schulen und Methoden gemeinsam? Psychother Med Psychol 37: 407–412

6. Ciompi L (1982) Affektlogik über die Struktur der Psyche und ihre Entwicklung. Klett-Cotta, Stuttgart
7. Hermanutz M, Gestrich J (1987) Kognitives Training mit Schizophrenen: Beschreibung des Trainings und Ergebnisse einer kontrollierten Therapiestudie. Nervenarzt 58: 91–96
8. Kraemer S, Sulz KHD, Schmid R, Lässle R (1987) Kognitive Therapie bei standardversorgten schizophrenen Patienten. Nervenarzt 58: 34–90
9. Mussgay L, Olbrich R (1988) Trainingsprogramme in der Behandlung kognitiver Defizite Schizophrener. Z Klin Psychol 17: 341–353
10. Olbrich R (1987) Die Verletzbarkeit des Schizophrenen. J Zubins Konzept der Vulnerabilität. Nervenarzt 58: 65–71
11. Roder V, Brenner HD, Kienzle N, Hodel B (1988) Integriertes Psychologisches Therapieprogramm für schizophrene Patienten (IPT). Psychologie Verlags Union, München Weinheim
12. Zubin J (1986) Mögliche Implikationen der Vulnerabilitätshypothese für das psychosoziale Management der Schizophrenie. In: Böker W, et al (Hrsg) Bewältigung der Schizophrenie, Multidimensionale Konzepte, psychosoziale und kognitive Therapien, Angehörigenarbeit und autoprotektive Anstrengungen. Huber, Bern Stuttgart Toronto

Anschrift der Verfasser: Dr. H. Schofnegger, Psychiatrische Abteilung des LKH-Klagenfurt, St. Veiterstraße 47, A-9020 Klagenfurt, Österreich.

Entwicklung der Psychiatrie in der Tschechoslowakei — historische Grundlagen und der gegenwärtige Stand

J. Beran

Lehrstuhl für Psychiatrie, Institut für ärztliche und pharmazeutische Weiterbildung, Praha, Tschechoslowakei

Zusammenfassung

Die Historie der Psychiatrie in der Tschechoslowakei hängt mit der Einrichtung großer psychiatrischer Anstalten auf dem Wendepunkt des 19. und 20. Jahrhunderts zusammen. Während dieser Zeit kam es nicht nur zu Änderungen der Struktur der psychiatrischen Einrichtungen, wo sich der Schwerpunkt von den anstaltsmässigen Formen der Therapie zur ambulanten Praxis verschob, sondern wir können auch Änderungen in der Vertretung der einzelnen psychiatrischen Diagnosen feststellen.

In das Milieu der Psychiatrischen Anstalten wurde der Geist der vergangenen totalitären Gesellschaft übertragen. Hier, wie auch in der übrigen Gesellschaft, war die hierarchische Verteilung der zwischenmenschlichen Beziehungen, nämlich Autorität, Hyperprotektivität und repressives Verhalten vorherrschend.

Deshalb also gelangt die Psychiatrie jetzt in den Blickwinkel der Gesellschaft und wird öffentlich kritisiert.

Schlüsselwörter: Psychiatrie und Gesellschaft, Historie der Psychiatrie, totalitäre Gesellschaft.

Summary

The development of psychiatry in Czechoslovakia - its historical fundamentals and present state. The fundamentals of psychiatry in Czechoslovakia are linked with the foundation of big psychiatric hospitals at the turn of the 19 and 20 centuries. In course of time there were not only organizational changes in the structure of facilities. Changes in the distribution of psychiatric diagnoses can be noticed too.

The spirit of the previous totalitarian society penetrated into psychiatric hospitals (e.g. hierarchic arrangement, autoritarianism, hyperprotective and repressive attitudes).

Therefore psychiatry is now in the highlight of our society.

Keywords: Psychiatrie and society, totalitarian society, history of psychiatry.

Die Historie der Psychiatrie in der Tschechoslowakei — namentlich in Böhmen und Mähren — hängt mit der Errichtung großer psychiatrischer Anstalten auf dem Wendepunkt des 19. und 20. Jahrhunderts zusammen (Tabelle 1). Manche dieser Anstalten entstanden in aufgelassenen Klöstern oder in Schlössern. In manchen Fällen wurden sie aber auch neu gebaut. Ihre Verteilung auf dem Gebiet Böhmens und Mährens sind verhältnismässig ungleich. Es ist interessant, daß die Mehrzahl dieser Anstalten bis jetzt noch dem gegebenen Zweck dient und so bleibt manchem Patienten nichts anderes übrig, als die Entfernung von 100 bis 200 km, bevor sie in die betreffende Anstalt gelangen, zu überwinden.

Jede Anstalt nimmt nur Patienten aus einem genau definierten Gebiet auf.

Die angeführten Anstalten sind für einige hundert bis mehr als eintausend Patienten bestimmt. Die Anstalt in Bohnice bei Prag

Tabelle 1. Übersicht größerer Psychiatrischer Anstalten in Böhmen und Mähren

	gegründet
Brunn-Cernovice	1863
Pilsen-Dobrany	1880 (Pavillons)
Horni Berkovice	1881 (Schloss)
Oparany	1887 (Kloster)
Troppau (in Mähren)	1889
Kosmonosy	1887 (Kloster)
Bohnice bei Prag	1909 (Pavillons)
Kromeriz (Mähren)	1909 (Pavillons)

Tabelle 2. Übersicht über die Entwicklung der Psychiatrischen Anstalten 1988 (laut Dušek [1])

Jahr	Anzahl der Einrichtungen/ Anstalten	Bettenanzahl	Bettenanzahl pro Arzt	Dauer der Heilung/Tage
1919	11	9,347	114	211
1937	15	15,101	131	224
1948	11	10,748	108	159
1953	14	11,994	42	228
1960	23	16,098	60	222
1965	31	16,598	48	158
1970	31	16,497	42	133
1975	32	16,518	38	126
1980	31	16,722	36	121
1985	31	16,723	34	109

wurde für 1800 Patienten gebaut und bildete eine selbständige Einheit mit eigener Landwirtschaft und einer Reihe von Gebäuden mit Wohnungen für Angestellte.

Als konkretes Beispiel führe ich einige Angaben aus der Gegenwart, über eine der mährischen Anstalten an. Diese Anstalt inTroppau disponiert jetzt mit 1246 Betten, jährlich passieren 4500 Patienten die Anstalt und die Durchschnittsheilungsdauer ist unter der Grenze von 90 Tagen [2].

In der Slowakei wurden keine ähnlich großen Anstalten in der Vergangenheit errichtet, aber es entstanden dort Neuropsychiatrische Abteilungen in Krankenhäusern. Nach dem 2. Weltkrieg wurde der Errichtung von kleineren psychiatrischen Abteilungen, in allgemeinen Krankenhäusern, der Vorrang gegeben. In manchen Städten entstanden auch psychiatrische Kliniken (z. B. in Pilsen, Olmütz, Königrätz, Martin u. ä.). Seit den 60er Jahren steigt auch bedeutend die Anzahl der psychiatrischen Ambulanzen und mit Ende der 70er Jahre entstanden mehrere Tagessanatorien in der Psychiatrie (Tabelle 2).

Während dieser Zeit kam es nicht nur zu Änderungen der Struktur der psychiatrischen Einrichtungen, wo sich der Schwerpunkt von den anstaltsmässigen Formen der Therapie zur ambulanten Praxis verschob, sondern wir können auch Änderungen in der Vertretung der einzelnen psychiatrischen Diagnosen feststellen, zu denen es während der letzten Jahrzehnte kam. Die Anzahl der Patienten, die mit einer Neurose aufgenommen wurden, sinkt. Diese Patienten gelangen dank somatischer Beschwerden öfters in andere, nicht psychiatrische Abteilungen der Krankenhäuser. Es scheint aber, daß Patienten mit frühzeitigen Störungen der Persönlichkeitsentwicklung, so wie es die sogenannten präödipalen Störungen sind, häufiger werden.

Der Prozentsatz derer, die in Anstalten für Alkoholismus und Alkoholpsychosen aufgenommen werden, steigt sowohl bei den Männern als auch bei den Frauen deutlich.

Wesentlich steigt auch die Anzahl der Frauen, die von Analgetika und Anxiolytika abhängig sind.

Die Psychiatrie ersetzt sehr oft andere Formen der Hilfe für alte Menschen. Die Zahl der über 65-jährigen, die aufgenommen werden, ist hoch.

Es ist sehr interessant, daß auch in das Milieu der psychiatrischen Anstalten der Geist der vergangenen totalitären Gesellschaft übertragen wurde. Genauso wie in der ganzen Gesellschaft, war auch hier die hierarchische Verteilung der zwischenmenschlichen Beziehungen, das heißt, große Autorität, Hyperprotektivität und repressives Verhalten auf der Seite der Krankenschwestern und der Ärzte, markanter.

Dies fördert sicher nicht das Vertrauen zwischen den Patienten und den Krankenschwestern (den Ärzten) und hatte einen negativen Einfluß auch auf die Entfaltung der therapeutischen Beziehungen. Ähnlich wie in der ganzen totalitären Gesellschaft, existierten auch hier eine verhältnismässig markante Verteilung auf Patienten („sie") und Personal („wir").

In diesem Kontext ist es verständlich, daß es zu keiner größeren Verbreitung der therapeutischen Kommunität, gegründet auf den von Maxwell Jones formulierten Grundsätzen, gekommen ist. Nach meiner Meinung ist es deshalb paradox, daß eben die sogenannte sozialistische Gesellschaft, die kollektiven Gesichtspunkte des menschlichen Lebens proklamierte. In der Realität der totalitären Gesellschaft, übertragen auch hinter den Mauern der psychiatrischen Anstalten, konnten sich die Grundsätze der therapeutischen Kommunität schwer in größerem Maße durchsetzen. Es gehört doch dazu die Forderung einer Mitentscheidung und Mitverantwortung, die mit der Symmetrie der Beziehungen zwischen den Patienten und dem Personal verbunden ist. Diese Grundsätze entsprechen kaum dem Geiste der totalitären Gesellschaft.

Die Psychiatrie gelangt also deshalb jetzt in den Blickwinkel der Öffentlichkeit und wird wegen vieler Mängel im Zutritt zu den Patienten kritisiert. Laufende Änderungen in unserer Gesellschaft werden sie sicher bedeutend beeinflussen. Es wird ein Gesetz über psychische Gesundheit, das auch den Schutz der Rechte der psychisch Kranken beinhalten wird, vorbereitet.

Zur Verwirklichung positiver Änderungen wird auch sicher das beitragen, daß die therapeutische Doktrine der Psychiatrie nicht mehr durch den Materialismus auf dem die marxistische Theorie aufgebaut ist, gebunden sein muß. Eine Zusage der Änderungen ist eigentlich auch die Aufnahme der Kontakte mit der WPA (World Psychiatric Association).

Im Mai 1990 erarbeitete eine Expertengruppe des Gesundheitsministeriums in Prag einen „Vorschlag zur Reform der Gesundheitsfürsorge " [3].

Ich möchte Sie hier kurz mit dem Inhalt bekannt machen, damit Sie wenigstens eine teilweise Vorstellung über die zukünftige Orientierung unseres Gesundheitswesens gewinnen können. Das Ziel dieser Reform ist die „Erneuerung und Unterstützung der Volksgesundheit" (Verlängerung der Durchschnittslänge des Lebens, Reduzierung des Krankheitszustandes und der Invalidisierung).

Eines der grundlegenden Prinzipien der Reform ist ein freier Dialog zwischen den Bürgern und den Medizinern, also eine Geltungsmachung der Grundsätze der Demokratisierung und Humanisierung der Medizin. Außer der standardmäßigen Gesundheitsfürsorge wird eine Existenz der nichtstandartmäßigen Dienste vorausgesetzt. Es kommt zu einer ganzen Reihe von legislativen, ökonomischen und organisationsmäßigen Änderung (z. B. es wird wiederum die Ärztekammer errichtet, es wird ein System der Krankenkassenversicherung eingeführt und die Gesundheitseinrichtungen werden in das Eigentum der Gemeinde überführt).

Auf dem Gebiet der Fürsorge um geistige Gesundheit wird eine erhöhte Kompetenz der Mitarbeiter der primären Fürsorge (primary care) bei der Lösung der psychosozialen und psychosomatischen Problematik der Patienten vorausgesetzt.

In der Psychiatrie geht es um eine Gründung kleiner psychiatrischer Abteilungen in Krankenhäusern, um die Einführung von verschiedenen Formen einer partiellen Hospitalisation (z. B. Krisenzentren). Es sollte zu einer wirklichen Funktionsverbindung der intra- und extramuralen psychiatrischen Pflege mit Beratungs- und sozialer Fürsorge kommen.

Die Reform sollte zur Humanisierung der Psychiatrie, zur Begrenzung der repressiven Elemente im Zutritt zu geistig Kranken, zur teilweisen Demedizinierung der Fürsorge um manche problematischen Kategorien (wie z. B. Alkoholiker oder Toxikomaner) führen. Man rechnet mit der Aktivität der selbsthelfenden Bewegungen und Nichtregierungsorganisationen. Anders als bisher sollte der größte Teil der psychiatrischen Klientel in Instituten (Anstalten) der sozialen Fürsorge übergehen.

Literatur

1. Dušek K (1988) Intenzivni péče v psychiatrii (Intensivpflege in der Psychiatrie). Avicenum, Praha
2. Chvila L Hrag (1989) 100 let Psychiatriche léčebny v Opavê (100 Jahre der psychiatrischen Anstalt in Troppau). Kunz, Opava
3. Kollektiv (1990) Navrh reformy péôe o zdravi (Vorschlag zur Reform der Gesundheitsfürsorge). MZSV Praha

Anschrift des Verfassers: Dr. J. Beran, Lehrstuhl für Psychiatrie, Insititut für ärztliche und pharmazeutische Weiterbildung, Ùstavni 91, 181 02 Praha 8, Tschechoslowakei.

Zur Delinquenzrate Schizophrener

R. Haller

Krankenhaus der Stiftung Maria Ebene, Frastanz, Österreich

Zusammenfassung

Erhebungen zur Gesamtkriminalität psychisch Gestörter, insbesondere Schizophrener, sind selten. In vorliegender Untersuchung, die als Pilotstudie zu verstehen ist, werden aus sämtlichen psychiatrischen Gutachten, die in einer 5-Jahresperiode in einem 320.000 Einwohnern abdeckenden Landesgerichtssprengel erfaßt worden sind, Trends bezüglich Delinquenzrisiko Schizophrener in verschiedenen Straftaten-Kategorien aufgezeigt. Schizophreniekranke sind demnach bei Tötungsdelikten gegenüber der strafmündigen Normalpopulation überrepräsentiert, bei sonstigen Delikten gegen Leib und Leben und gegen das fremde Vermögen deutlich unterrepräsentiert.

Schlüsselwörter: Schizophrenie-Delinquenzrisiko.

Summary

Rate of delinquenz in schizophrenic patients. General (overall) surveys concerning delinquency in mentally distarbed (ill) persons, schizophrenics in particular, are rare. In the following pilot study, trend concerning the risks of schizophrenic patients becoming delinquent will be demonstrated in various criminal offense categories. Data was collected from several medical opinions over a period of 5 years and from a population of 32,000. Schizophrenic patients were shown to be overrepresented in the homicide category in comparison to the normal population and underrepresented in the criminial offense categories having to do with life and limb or other people's property.

Keywords: Schizophrenia-risk of delinquency.

Einleitung

Verbrechen Schizophrener erregen nicht nur großes öffentliches Interesse, sondern stellen hinsichtlich Häufigkeit, Auftretensbedingungen, Kausalitätsgefüge, Unterbringungs- und Verhinderungsmöglichkeiten ein großes allgemeinpsychiatrisches, bezüglich der Einschätzung der Zurechnungsfähigkeit bzw. der strafrechtlichen Wertung und der Erstellung der Zukunftsprognose der Täter ein besonderes forensisch-psychiatrisches Problem dar. Geisteskranke gelten auch heute noch in der Bevölkerung als überdurchschnittlich gefährlich, was nicht zuletzt Folge der spektakulären Einzelfallbeschreibungen in der kasuistisch-typologischen Periode der forensischen Psychiatrie und der in älteren Lehrbüchern immer wieder anzutreffenden Meinung über das hohe Gewalttätigkeitsrisiko psychisch Gestörter ist. Andererseits ist eine generelle Neigung, Kriminalität wie jedes sozial inadäquates Verhalten von vornherein als abnorm im Sinn von „psychisch krank" zu qualifizieren, festzustellen [8].

Die Delinquenzrate Schizophrener wird recht unterschiedlich angegeben, wobei allerdings zu berücksichtigen ist, daß erst seit Beginn des 20. Jahrhunderts durch empirische Studien versucht wird, die kasuistisch-typologischen Spekulationen durch Inzidenz- und Prävalenzermittlungen der gewalttätigen Geisteskranken zu ersetzen. Während Willmanns die Zahl der schizophrenen Mörder und Totschläger sehr hoch einschätzt [16], kam Aschaffenburg nach Studienreisen durch psychiatrische Anstalten in mehreren europäischen Ländern zur Feststellung: „...daß auf je 50.000 Einwohner eines Landes durchschnittlich höchstens 1 Kranker als wirklich gefährlich betrachtet werden darf" [1]. Rixen nahm 1921 nach umfangreichen Analysen von Gutachtensmaterial und Verurteiltenstatistiken eine Durchschnittsrate von 40 gefährlichen Kranken auf eine Million Einwohner an, womit seine Schätzungen — ebenso wie jene von Aschaffenburg — recht gut mit den methodologisch verbesserten Untersuchungen jüngeren Datums übereinstimmen. Die ersten — allerdings nicht genügend repräsentativen — Studien bezogen sich auf Gutachtens- und Patientenkollektive

Tabelle 1. Anteil psychotischer Täter in Gutachtenskollektiven

Autor	Jahr der Untersuchung	Gesamtzahl der Gutachten	Zahl der Tötungen	Anteil der Psychotischen Täter (bei den Tötungen)
Maier	1931	1247	121	12,5%
Brack-Kletzhändler	1954	1018	55	5,4%
Wanner	1954	2482	265	10,6%
Bochnik et al.	1965	376	53	16,1%
Müller und Hadamik	1966	675	74	10,9%
Lanzkorn	1963		150	40%
Tanay	1969		53	13,2%

psychiatrischer Krankenhäuser und auf untergebrachte geistesgestörte Straftäter (Tabelle 1). So fand Maier unter 1.247 Strafgutachten, die in der psychiatrischen Klinik Zürich im Zeitraum 1905 bis 1925 erstellt worden waren, 967 Geistesschwache, Geisteskranke und Psychopathen, darunter 121 Fälle mit Straftaten „gegen Leben und Gesundheit mit verminderter oder aufgehobener Zurechnungsfähigkeit" [10]. Wanner ermittelte unter 2.482 psychiatrischen Gutachten der Heil- und Pflegeanstalt Münsingen/Schweiz aus den Jahren 1896 bis 1952 bei 10,6% Gewalttaten gegen Leib und Leben [15]. Bochnik et al. stellten bei 16,1% der von 1946 bis 1961 an der psychiatrischen Universitätsklinik Hamburg begutachteten Straftäter mit Tötungs- und Gewaltdelikten schwerere psychische Störungen fest [2]. Müller und Hadamik untersuchten 1966 alle im Rheinland nach § 42 des damaligen Deutschen Strafgesetzbuches untergebrachten Personen und fanden bei 11,8% Gewalttätigkeitsdelikte unter den Diagnosen Geistesschwäche, Geisteskrankheiten und Psychopathien [11].

Unter den prospektiven Studien zum Gewaltrisiko psychisch Kranker sei jene von Rappeport und Lassen aus den Jahren 1965 und 1966 genannt, in der alle in einem Jahr aus den psychiatrischen Krankenhäusern des US-Staates Maryland entlassenen Patienten bezüglich der Häufigkeit von Festnahmen wegen Mordes, Todschlag, Notzucht, Raubes und ernsthaften Angriffen anderer Art während zweier 5-Jahresperioden jeweils vor und nach der Krankenhausentlassung untersucht und mit den analogen Zahlen der Allgemeinbevölkerung des Staates Maryland verglichen wurden; es ergab sich nur für das Delikt Raub bei den aus psychiatrischen Anstalten entlassenen Männern eine höhere Haftinzidenzrate als in der Durchschnittsbevölkerung, während die übrige Kriminalität den Trend der männlichen Gesamtbevölkerung wiedergibt. Bei den Frauen war lediglich die Haftinzidenzrate wegen ernsthafter Angriffe erhöht [13].

Die wichtigste Untersuchung aus der epidemiologischen Periode zur Gewalttätigkeit psychisch Kranker ist jene von Böker und Häfner, in welcher alle untergebrachten geisteskranken und schwachsinnigen Gewalttäter aus den Jahren 1955 bis 1964 im gesamten

Gebiet der Bundesrepublik Deutschland untersucht wurden. Eines der überraschenden Ergebnisse war, daß die relative Wahrscheinlichkeit, eine Gewalttat zu begehen, für Geisteskranke kaum höher liegt, als für die Gesamtheit der strafmündigen Bevölkerung. Das krankheitsspezifische Risiko innerhalb einer Zehnjahresperiode liegt demnach für die Gruppe der Schizophrenien in der Größenordnung von 5 auf 10.000, für Schwachsinnige und affektive Psychosen von 6 auf 100.000 Neuerkrankungen. Schizophrene Gewalttäter seien meist männlichen Geschlechts, von jüngerem bis mittlerem Lebensalter, unverheiratet, beruflich und sozial keinesfalls schlechter angepaßt als nicht gewalttätige Schizophrene [3].

Die Gruppe der Schizophrenen macht im — allerdings zum Teil nicht repräsentativen — Gutachtensmaterial mit strafrechtlichen Fragestellungen, die auch die außerhalb der Gewaltkriminalität liegende Delinquenz berücksichtigen, einen bei ca. 10% liegenden Anteil aus. Langenlüddecke fand bei 9.2% von 450 Begutachteten die Diagnose Schizophrenie, Hader fand bei 6,3% seiner 860, Knoop bei 6,0% seiner 480 Gutachtensfälle Schizophrenien [9]. Hengesch stellte in einer Gesamtstichprobe von 737 Begutachtungen, die im Homburger Dokumentationssystem erfaßt sind, eine endogene Psychose (ICD. Nr. 195 bis 198) fest [6].

Nachdem sich die bisherigen Untersuchungen vornehmlich auf das Gewalttatenrisiko von Psychotikern beziehen, war es Anliegen der gestarteten Untersuchung, eine Ermittlung bezüglich der Gesamtkriminalität psychisch Gestörter durchzuführen. Die nachfolgende Erhebung ist als Pilotstudie zur Erfassung der Gesamtkriminalität psychisch Gestörter in einer 7-Jahresperiode zu verstehen, wobei einzelne methodologische Probleme (z. B. die Erfassung der Mehrfachdelinquenten) erst bei Vorliegen der Gesamtstudie eingrenzbar sein werden.

Material und Methodik

Grundlagen der Erhebung waren alle psychiatrischen Gutachten, die im Zusammenhang mit sämtlichen vom 01.01.1984 bis 31.12.1988 im Landesgerichtsprengel Feldkirch, ident mit dem Bundesland Vorarlberg, verübten Straftaten angefordert worden sind. Ferner wurden die Kriminalstatistiken des Landesgendarmeriekommandos für Vorarlberg und die Beobachtungsberichte der Staatsanwaltschaft Feldkirch über die genannten Jahre zur Erfassung der Gesamtkriminalität herangezogen. Sämtliche Gutachten wurden anhand des gemäß dem Österreichischen Strafgesetzbuch modifizierten forensisch-psychiatrischen Dokumentationssystem (FPDS) nach Nedopil und Grassl [12] nach dem Stand Juli 1988 standardisiert, was anhand der sehr ausführlichen, homogenen Gutachten auch für die früheren Jahre retrospektiv möglich gewesen ist. Bei fast allen, in ambulanter oder stationärer psychiatrischer Behandlung gestandenen Patienten konnte zudem auf entsprechende Arztbriefe und Krankengeschichten zurückgegriffen werden.

Als nicht ausschließbare Fehlerquellen erwiesen sich die von Straftat zu Straftat variierende Dunkelziffer, der unterschiedlich hohe Aufklärungsquotient und die unterschiedliche Handhabung der Gutachtenseinholung von behördlicher bzw. juristischer Seite. Das Problem des Dunkelfeldes (also der Summe jener Delikte, die den Strafverfolgungsbehörden nicht bekannt werden und deshalb in der Kriminalstatistik auch gar nich erscheinen) wird gegenüber der aus Abb. 1 ersichtlichen Dunkelzifferdefinition nach Schwind (1975) bei der Erfassung psychisch kranker Straftäter dadruch vergrößert, daß das Vorliegen einer psychischen Störung von Seiten der Strafverfolgungsbehörden bzw. der Verteidigung nicht erkannt oder trotz unübersehbarer Hinweise auf die Einholung eines Gutachtens verzichtet wird. Durch Vorabsprachen und Schulungen der den Täter befragenden Instanzen (Gendarmerie-, Polizei-, Kriminalbeamte, Staatsanwälte, Untersuchungs- und Verhandlungsrichter) ließ sich diese Fehlerquelle minimieren, aber nicht restlos ausschalten.

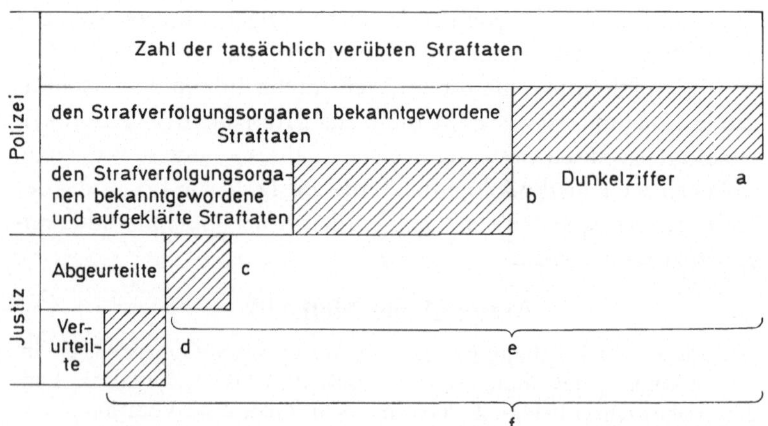

Abb. 1. Dunkelzifferdefinition nach Schwind et al. (1975)

Die 17 Hauptdeliktskategorien wurden in 5 große Gruppen zusammengefaßt, und zwar in Straftaten gegen Leib und Leben, gegen das Eigentum, gegen die Sittlichkeit, gegen die Suchtgiftbestimmungen sowie andere. Bei Mehrfachstraftätern fand jeweils nur der Hauptvorwurf Berücksichtigung. Im Rahmen der vorliegenden Untersuchung wird ausschließlich auf die Diagnostik nach ICD 9 zurückgegriffen und eine Einteilung in 6 Hauptkategorien (endogene Psychosen, organische Psychosen, Neurosen und Persönlichkeitstörungen, Mißbrauch und Sucht, Oliophrenien und andere) vorgenommen.

Das Delinquenzrisiko der psychisch Gestörten wurde für die Gesamtgruppe und für die einzelnen Untergruppen nach dem Multiplikationstheorem der Wahrscheinlichkeit berechnet und mit dem Delinquenzrisiko der Allgemeinbevölkerung verglichen. Die Inzidenz- bzw. Prävalenzraten psychischer Störungen und Krankheiten wurden vorliegenden mitteleuropäischen Studien, insbesondere den grundlegenden Arbeiten von Hinterhuber [7] sowie Dilling et al. [5], die den Verhältnissen im Beobachtungsgebiet entsprechen, entnommen. Da den verfügbaren Kriminalstatistiken lediglich die Anzahl der Straftaten und nicht der Täter zu entnehmen ist, läßt sich in diesem Setting nur die Delinquenzrate, nicht das (personelle) Täterrisiko von psychisch Gestörten im Verhältnis zu jener der Normalpopulation ermitteln.

Ergebnisse

Vom 01.01.1984 bis 31.12.1988 wurden innerhalb der Grenzen des Bundeslandes Vorarlberg 14.383 strafbare Handlungen gegen Leib und Leben (Mord, fahrlässige Tötung, Körperverletzung, Gefährdung der körperlichen Sicherheit, Raufhandel) angezeigt und zu 96,42% aufgeklärt (Tabelle 2, 3). Bei 65 Fällen aus dieser Tätergruppe wurden psychiatrische Gutachten angefordert, in welchen bei 56 Fällen Hinweise auf eine vorliegende psychische Störung ermittelt wurden. 10 mal wurde eine Schizophrenie diagnostiziert.

Von den 50.320 Delikten gegen das Vermögen wurden lediglich 53,9% der Fälle aufgeklärt, wobei nur bei 123 Täter eine psychiatrische Begutachtung veranlaßt worden ist. Diese niedrige Zahl beweist, daß hinter der ohnehin mit einer sehr hohen Dunkelziffer behafteten Eigentumsdelinquenz in der Regel kein krankhaftes Motiv vermutet wird und das Einbruch, Diebstahl und Betrug nicht als typische Delikte von Geistesgestörten gelten, es möglicherweise auch gar nicht sind.

Tabelle 2. Angezeigte Straftaten und Aufklärungsquoten vom 1. 1. 1984 bis 31. 12. 1988

Straftaten	1984		1985		1986		1987		1988	
	n	Aq	n	Aq	n	Aq	n	Aq	n	Aq
Leib/Leben	3060	96,7	2943	96,2	2815	96,5	2753	96,8	2812	95,9
Vermögen	10531	48,6	9892	54,1	10904	56,3	10174	60,1	8819	50,4
Sittlichkeit	189	85,7	160	85,0	175	86,9	192	90,6	151	76,8
Brandlegung	65	64,6	50	78,0	55	58,2	40	67,5	50	54,0
Suchtgift	334	100,0	279	100,0	84	100,0	469	99,1	431	100,0

n Gesamtzahl; *Aq* Aufklärungsquote

Tabelle 3. Anteil der psychisch Gestörten bzw. Schizophrenen an der Gesamtdelinquenz 1984–1988

Straftaten	n	Aufklärungsquoten	psych. Gestörte (gesamt)		Schizophrene	
			n	%	n	%
Leib/Leben	14383	96,42	56	0,389	10	0.070
Vermögen	50320	53,9	109	0,217	13	0,027
Sittlichkeit	867	85,0	39	4,498	2	0,231
Brandlegung	260	64,46	21	8,077	1	0,385
Suchtgift	1797	99,82	38	2,115	1	0,0556

Von den 867 zur Anzeige gekommenen Sittlichkeitsdelikten wurden 85% aufgeklärt. 55 identifizierte Täter wurden einer psychiatrischen Untersuchung zugeführt, welche bei 39 Fällen eine relevante psychische Störung erkennen ließ; lediglich zweimal wurde eine Schizophrenie diagnostiziert.

Von den 260 Brandlegungsdelikten wurden 64,46% aufgeklärt, in 23 Fällen ein Gutachten angefordert, davon wurde bei 21 Fällen eine ICD 9 Diagnose, einmal im Sinne einer Schizophrenie, gestellt.

In der Kategorie Suchtgiftdelinquenz, die mit einer besonders hohen Dunkelziffer behaftet ist, wurden 1.797 Verbrechen und Vergehen gerichtlich verfolgt. In 48 Fällen wurde eine Begutachtung beantragt, bei 42 ein relevanter psychopathologischer Befund erhoben, wobei eindeutige Drogenpsychosen nicht der Gruppe der endogenen zugeordnet, sondern ausnahmslos unter der ICD. Nr. 292 verschlüsselt wurden.

In der Deliktverteilung auf die Schizophrenieuntergruppen (Tabelle 4) dominieren auf der Deliktseite jene gegen Leib und Leben, auf der diagnostischen Unterteilung die paranoide Form (ICD. Nr. 295.2), die latente Schizophrenie (295.5) und die schizoaffektiven Psychosen (295.7), letztere erwartungsgemäß mehr bei der Vermögensdelinquenz.

Bei der Berechnung des Delinquenzrisikos (Tabelle 5) zeigt sich, daß Schizophrenie in den Deliktsgruppen Sittlichkeit und Brandlegung keinen Unterschied zur Normalbevölkerung aufweisen. Das Risiko eines Vermögensdeliktes ist für Schizophrene hoch signifikant niedriger als für die strafmündige Normalpopulation. Das ebenfalls deutlich erniedrigte Delinquenzrisiko bei Delikten gegen Leib und Leben ergibt sich nur, wenn auch die leichten Körperverletzungen und die Fahrlässigkeitsdelikte mitberücksichtigt werden. Werden hingegen die schwersten Formen der Gewalttätigkeit gegen Leib und Leben, nämlich die Tötungen, gesondert berücksichtigt, so ergibt sich für Schizophrene ein gegenüber der strafmündigen Normalpopulation ein hochsignifikant erhöhtes Risiko.

Tabelle 4. Deliktverteilung auf die Schizophrenieuntergruppen

ICD-9 NUMMER 295.

	0	1	2	3	4	5	6	7	8	9	Zusammen
Leib/Leben	1			5	1	2		1			10
Vermögen		1		1		1	1	4			8
Sittlichkeit		1				1					2
Brand				1							1
Suchtgift											0
Andere	1			3				2			6

Tabelle 5. Delinquenzrisiko

	Strafmündige Normalpopulation	Psych. Gestörte	Schizophrene
Leib/Leben	0,11986	0,000311**	0,002778**
Vermögen	0,041933	0,000606**	0,003611**
Sittlichkeit	0,000723	0,000217*	0,000556
Brandlegung	0,000217	0,000117	0,000277
Tötung	0,000025	0,000111**	0,001667**

*signifikante Abweichung; **hochsignifikante Abweichung

Diskussion

Während es eine Reihe von Untersuchungen zum Gewalttätigkeitsrisiko Geistesgestörter gibt, sind Erhebungen zur Gesamtdelinquenzrate psychisch Kranker infolge mannigfacher methodologischer Probleme selten. Die vorliegenden Erhebungen, die auf einem relativ hohem Erfassungsgrad kriminell gewordener Menschen mit psychischen Störungen beruhen, zeigen bei der Gruppe der Schizophrenen 3 klare Trends auf:

Erstens entspricht das Delinquenzrisiko bei Sittlichkeits- und Brandlegungstatbeständen dem der strafmündigen Normalpopulation. Zweitens verüben Schizophrene wesentlich weniger Straftaten gegen Leib und Leben sowie gegen fremdes Vermögen als es dem Bevölkerungsdurchschnitt entspricht. In der Kategorie „Leib/ Leben" beruht der niedrige Gefährdungsquotient von Schizophreniekranken auf der Tatsache der Miteinbeziehung von leichten und fahrlässigen Körperverletzungen. Gerade letztere ereignen sich häufig in einem sozialen Kontext, in denen Schizophrene unterrepräsentiert sind, z. B. im Berufsleben oder in der aktiven Straßenverkehrsteilnahme. Diese Unterrepräsentation bleibt auch dann bestehen, wenn man berücksichtigt, daß aus der Fahrlässigkeits- und Straßenverkehrsdelinquenz nur jene Täter zur Begutachtung kommen, bei denen ein die Zurechnungsfähigkeit in Frage stellender konstellativer Faktor, meist Alkohol-, Medikamenten- oder Drogeneinfluß, gegeben war.

Die hochsignifikante Unterrepräsentiertheit Schizophrener bei den Vermögenstatbeständen ist auch dadurch bedingt, daß psychisch Kranke und Behinderte, die kleinere Eigentumsdelikte begangen haben, offensichtlich weniger zur Anzeige gebracht werden, als gesunde Täter, daß Schizophrene krankheitsbedingt häufig in Anstalten leben, in denen derartige Delikte krankenhaus-intern geregelt werden, und daß Psychotische auch außerhalb der Anstalt naturgemäß mehreren (betreuungsbedingten) sozialen Kontrollen unterliegen als Gesunde.

Zum Dritten zeigt sich − und dies stimmt mit früheren Untersuchungen überein − daß Schizophrene gegenüber der strafmündigen Normalpopulation ein erhöhtes Risiko bei Fremdtötungen aufweisen. Die hier gegebene hochsignifikante Abweichung bleibt auch dann bestehen, wenn man berücksichtigt, daß schizophrene Täter wahrscheinlich leichter zu ermitteln sind, da sie oft von vornherein schon eher unter Verdacht geraten, daß sie die Taten häufig ohne wesentliche Sicherungs- und Verbergungstendenzen verüben, da sie meist im engeren Bezugsfeld der Opfer zu finden sind (Tötung von Angehörigen ist bei Schizophrenen überrepräsentiert!) und da sie sich nach unseren Erkenntnissen auch häufiger nach der Tat stellen. Daß hier die paranoide Form (ICD. Nr. 295.3) eindeutig im Vordergrund steht, überrascht nicht. Von großer Wichtigkeit hinsichtlich Tatverhinderung, Beurteilung der Zurechnungsfähigkeit und der Zukunftsprognose ist jedoch die Tatsache, daß auch bei symptomarmen Formen der Schizophrenie (ICD. Nr. 295.0, 295.5) ein hohes Risiko besteht.

Literatur

1. Aschaffenburg G (1912) Die Sicherung der Gesellschaft gegen gemeingefährliche Geisteskranke. Guttenberg, Berlin
2. Bochnik H, et al (1965) Tat, Täter, Zurechnungsfähigkeit. Multifunktionelle Analysen psychiatrisch-kriminologischer Erfahrung. Enke, Stuttgart
3. Böker W, Häfner H (1973) Gewalttaten Geistesgestörter. Springer, Berlin Heidelberg New York
4. Bumke O (1912) Gerichtliche Psychiatrie. In: Aschaffenburg G (Hrsg) Handbuch der Psychiatrie. Deuticke, Leipzig Wien
5. Dilling H, Weyerer S, Castell R (1984) Psychische Erkrankungen in der Bevölkerung. Enke, Stuttgart
6. Hengesch G (1988) Ergebnisse der Homburger Dokumentation. Forensia 9 (3): 131–138
7. Hinterhuber H (1982) Epidemiologie psychiatrischer Erkrankungen. Enke, Stuttgart
8. Jaeckel M, Wieser S (1967) Studien zu „unsichtbaren Schranke" bei psychisch Kranken. Soc Psychiat 2: 100–106
9. Knoop I (1974) Psychiatrische Gutachten im Strafverfahren. Erfahrungen an der Universitäts-Nervenklinik Köln. Med Diss
10. Meyer HW (1935) Psychopathologie und Strafrecht. Abh Psychiatr Neurol 61: 93–117
11. Müller HW, Hadamik W (1966) Die Unterbringung psychisch ab-

normer Rechtsbrecher. Abt. Gesundheitspflege. Landschaftsverband Rheinland, Köln. Nervenarzt 37: 67–69
12. Nedopil N, Grabl (1988) Das Forensisch-Psychiatrische Dokumentationssystem (FPDS). Forensia 9 (3): 139–147
13. Rappeport JR, Lassen G (1965) Dangerousuess. Arrest rate comparisons of dischared patients and the general population. Am J Psychiatry 121: 776–783
14. Rixen P (1921) Die gemeingefährlichen Geisteskranken im Strafrecht, Strafvollzug und in der Irrenpflege. Monographien aus dem Gesamtgebiet der Psychiatrie und Neurologie, Bd 24. Springer, Berlin
15. Wanner D (1954) Schizophrenie und Kriminalität. Mschr Krim 37: 1–33
16. Wilmanns K (1940) Über Morde im Prodromalstadium der Schizophrenie. Z Neur 170: 583–662

Anschrift des Verfassers: Prim. Dr. R. Haller, Krankenhaus der Stiftung Maria Ebene, A-6820 Frastanz, Österreich.

Die Diagnose Schizophrenie bei §21,2-Untergebrachten im Maßnahmenvollzug

W. Berner

Psychiatrische Universitätsklinik, Wien, Österreich

Zusammenfassung

Eine aktuelle Übersicht der derzeit am Mittersteig nach §21,2-Untergebrachten zeigt, daß bei vier Fällen (10 Prozent) aus der Anamnese die Rahmendiagnose Schizophrenie zu stellen war, wobei in zwei Fällen auch derzeit das Vollbild einer schizophrenen Psychose besteht, in einem weiteren Fall ein chronisches Wahnsyndrom im Sinne der Paranoia und im vierten Fall eine manisch depressive Erkrankung (hier war die anamnestisch erhobene Diagnose zu revidieren). Probleme der Begutachtung und Behandlung werden angedeutet.

Schlüsselwörter: Schizophrenie, Maßnahmenvollzug, Begutachtung.

Summary

The diagnosis of schizophrenia. A review of commitments at Mittersteig shows, that, with four patients of 35, given the diagnosis schizophrenia in anamnesis, in two cases a full-page of schizophrenic psychosis is to state at present. In one case we made the diagnosis - chronic delusion - within the meaning of paranoia. And in the fourth case we had to revise the initial diagnosis to -mayor depressive disorder. Problems in treatment and medical opinion were shown.

Keywords: Schizophrenia, medical opinion.

Einleitung

Bei den 35 derzeit in der Justizanstalt Mittersteig nach §21 Abs. 2 untergebrachten Personen handelt es sich in 4 Fällen um Personen, bei denen die Rahmendiagnose Schizophrenie zu stellen wäre. Bei einem Patienten diagnostizierten wir einen schizophrenen Prozeß, die beiden anderen hatten schizophrene Phasen in ihrer Katamnese aufzuweisen, bei ihrem Delikt bestand ein Zustandsbild, das von den Gutachtern als schizoide, bzw. schizotypische Persönlichkeitsstörung aufgefaßt wurde, jedoch nicht als ein die Zurechnungsfähigkeit ausschließendes Krankheitsbild. In beiden Fällen weicht meine persönliche Meinung von der der Gutachter ab und auch deshalb möchte ich diese beiden Fälle hier zur Diskussion stellen.

Erwähnt sei, daß bei dem vierten Patienten aus unserem derzeitigen Kollektiv der Maßnahmenbetreuten in der Vorgeschichte die Verdachtsdiagnose „incipiente Psychose" gestellt wurde, wir aber jetzt nach dem Verlauf doch zur Diagnose einer manisch-depressiven Erkrankung gelangten. Auch hier kam es nicht zum Ausschluß der Zurechnungsfähigkeit, sodaß man sich für die Unterbringung in der Maßnahmenanstalt entschied. In etwa 10% der nach dem Maßnahmenrecht Untergebrachten besteht also zumindest die Verdachtsdiagnose einer Schizophrenie, wobei in 2 Fällen die Diagnose vollkommen eindeutig ist, in einem weiteren eine manisch-depressive Erkrankung aus dem Verlauf zu diagnostizieren war und im 4. Fall ein chronisches Wahnsyndrom, das, zumindest was den Realitätsbezug betrifft, in gleicher Weise zu den Psychosen zu rechnen wäre, wie die anderen erwähnten Erkrankungen. Meiner Auffassung nach wären zumindest 3 der hier genannten 4 Fälle vor 1975 für zurechnungsunfähig erklärt und vermutlich psychiatrisch hospitalisiert worden. Das sind immerhin noch etwa 8% unserer Maßnahmenpatienten. Die Frage, inwieferne sich durch die Rechtslage seit 1975 eine therapeutische oder sicherheitspolitische Verbesserung ergeben hat, möchte ich am Ende meines Vortages dem Auditorium zur Diskussion stellen.

Ich beginne mit dem Fall 4, bei dem letztendlich die Diagnose manisch-depressive Erkrankung gestellt wurde und der nur am Rande zumTagungsthema gehört. Der 35-jährige ist familiär belastet, da ein Bruder des Vaters durch Suizid endete, Großmutter und Tante mütterlicherseits mit unbekannter Diagnose psychiatrisch hospitalisiert waren. Im 22. Lebensjahr kam es zu einem

Tabelle 1. Schizophrenieverdacht bei § 21 Abs. 2-Untergebrachten im Massnahmenvollzug

	Patient			
	1	2	3	4
Alter bei Aufnahme	31 a	24 a	25 a	36 a
Diagnosen vor dem Delikt	Soziopathie, leichter Schwachsinn, Alkoholismus (7 a vorher)	Hebephrenie (5 a vorher)	2 × Schizophrenie (3 + 2 a vorher)	Alc. chron., Persönlichkeitsstörung, incipiente Psychose (3 a vorher)
Delikt	Brandstiftung Päderastie	Mordversuch	Vatermord	aggress. Attacken im Zorn
Diagnose im Verlauf der Behandlung	schizophrener Prozeß	chron. Wahnsyndrom	paranoide Schizophrenie	bipolar Manisch/Dep.
ICD-10-Code	F 20.1.1	F 22.0	F 20.2	F 31.7

Knick in der Leistungsfähigkeit, der 1981 zu einer ersten Hospitalisierung mit den Verdacht auf incipienten Morbus Bleuler führte. Der seit dem 18. Lebensjahr Drogenabhängige wirkte affektiv verflacht und persönlichkeitsmäßig sehr auffällig. Retrospektiv wirken die damals uneinfühlbaren Aggressionsdurchbrüche aus heutiger Sicht eher zornmanisch, bei gleich starken phobisch-paranoiden Verbergungstendenzen. Wegen ähnlicher Zornausbrüche und Aggressionshandlungen im Rausch kam es bis 1985 zu 4 psychiatrischen Hospitalisierungen und schließlich 1985, nach Verletzung eines Mitbewohners in der psychiatrischen Wohngemeinschaft, zu einer Freiheitsstrafe von 15 Monaten und Einweisung nach § 21 Abs. 2, die bis jetzt nicht aufgehoben werden konnte. 1989 wurde uns der Patient zur Rehabilitation aus Göllersdorf zutransferiert, ist auf Lithium eingestellt und bedarf doch dauernder fachärztlicher Betreuung um drohende manische Exacerbationen abzufangen.

Beim Fall 1 handelt es sich um einen bei der Aufnahme 31-jährigen 16 × Vorbestraften, der wegen einer Kombination von Brandstiftung und impulsiven päderastischen Handlungen zu 6 Jahren Freiheitsentzug und Maßnahmenunterbringung verurteilt wurde. Der damalige Gutachter diagnostizierte eine Persönlichkeitsstörung im Sinne „labiler Haltlosigkeit" und „neurotisch regressiver Tendenzen" bei leichtem Schwachsinn. Ein zweites Gutachten bestätigte die Diagnose des ersten.

Bei Behandlungsbeginn in der Justizanstalt Mittersteig traten allerdings schon bald psychotische Beeinflussungserlebnisse auf — seine Tonsillen würden in das Gehirn hinaufwandern und ihn am Denken hindern — sowie Denk- und Affektstörungen, die eine Dauermedikation mit Neuroleptika seit dem Jahre 1985 notwendig machten. Bei Unterbrechung der Neuroleptika-Therapie kam es sofort wieder zu paranoiden Ideen und Denkstörungen im Sinne des Faselns. Aus unserer heutigen Sicht waren die kriminellen Handlunges des ansonsten Verwahrlosten bereits Ausdruck eines psychotischen Prozeßgeschehens, das durch begleitenden Alkoholismus nicht eindeutig zu diagnostizieren war, auch nicht während der einzigen kurzfristigen psychiatrischen Hospitalisierung in Salzburg, 7 Jahre vor der Aufnahme, wo der Patient wegen Brandstiftung aufgenommen werden mußte. Die Rehabilitation dieses Patienten unterscheidet sich in nichts von ähnlich gelagerten Fällen der Justizanstalt Göllersdorf. Es bleibt fraglich, ob dieser Patient bei früherem Erkennen seiner psychotisch produktiven Symptome nicht doch für zurechnungsunfähig erklärt worden wäre. Wahrscheinlich wären aber dann bei seiner Entlassungsvorbereitung die gleichen Probleme aufgetreten, mit denen wir heute zu kämpfen haben.

Besonders problematisch scheinen mir die folgenden beiden Fälle, bei denen die Feststellung der Zurechnungsunfähigkeit während ihres Prozeßes wahrscheinlich eine andere Behandlung und Entlassungsstrategie ergeben hätte.

Beim Patienten 2 handelt es sich um einen bei der Aufnahme 24-jährigen, gehemmt und verschlossen wirkenden Hilfsarbeiter, der kaum zu geordneten Arbeiten fähig war. Er wurde wegen eines motivisch äußerst unklaren Überfalls auf eine Trafikantin, bei dem er versuchte, die Frau mit dem Messer zu töten, zu 13 Jahre Freiheitsstrafe und Maßnahmenunterbringung verurteilt. Es bestanden keine Vorstrafen. Der aus sehr engen Wohnverhältnissen Stammende hatte immer schon Schulschwierigkeiten und wirkte auf alle, die ihn kannten, merkwürdig verschlossen. 6 Jahre vor dem Delikt, im 18. Lebensjahr, plante er mit einem Freund zusammen eine „Schwarze Messe" und suchte für diese Zeremonie Opfer. Er hatte damals die Vorstellung durch Einsatz seines eigenen Lebens, oder des Lebens eines anderen, mit dem Teufel einen Pakt zu schließen zu können, der im Wohlstand und Ansehen verschaffte. Aus einem ähnlichen Grund kam es 1980 zu einem Selbstmordversuch mit den Tabletten seiner Mutter, der zu einer Hospitalisierung in einem psychiatrischen Krankenhaus führte. Damals wurde der Verdacht einer abgelaufenen schizophrenen Erkrankung geäußert, jedoch konnte nur die Affektverflachung diagnostiziert werden. Die nächsten 5 Jahre bis zum Delikt nahm der Patient durchgehend Neuroleptika. Der Patient erklärte, daß er das Delikt nicht begangen habe um an Geld heranzukommen, sondern aus Haß auf die anderen Menschen, denen es viel besser gehe als ihm. Der Untersuchte wirkt äußerst ich-bezogen, beziehungsgestört, auch in der Darstellung seiner Eltern bleibt er blass und flach.

Während eines ersten Freigangversuches, etwa 5 Jahre nach der Hospitalisierung, versuchte er sofort einen ähnlichen Angriff auf eine Verkäuferin in einem Wollgeschäft und ist vollkommen unfähig den über ihn gekommenen impulsiven Affekt zu erklären. In der Therapie gelingt es der weiblichen Therapeutin nicht eine wirkliche Beziehung aufzubauen, der Patient wirkt sehr verschlossen und äußert eine Reihe transvestitischer sexueller Phantasien.

Ich nehme an, daß man diesen Patienten früher, wenn auch nicht als schizophren, so doch zumindest psychotisch wahnhaft eingestuft hätte. Für mich handelt es sich um einen Patienten mit einer schweren Perversion auf dem Niveau einer Psychose, die große Ähnlichkeit mit einer schizophrenen Psychose hat und aus diesem Grund als zurechnungsunfähig beurteilt werden müßte.

Der Patient 3, den ich heute darstellen möchte, ist zumindest meinem Vorredner, Herrn Haller, sehr genau bekannt, er hat ihn nämlich als schizotypische Persönlichkeitsstörung diagnostiziert, obwohl zwei Vorhospitalisierungen unter der Diagnose Schizophrenie in der psychiatrischen Anstalt Valduna dem Delikt — Tötung des Vaters mit einer Pumpgun — vorangegangen waren.

Es handelt sich um einen 24-jährigen Jazzmusiker aus einer mit psychischen Krankheiten schwer belasteten Familie. Sowohl die Mutter, als auch die Großmutter des Patienten, waren vielfach wegen chronischer Schizophrenie hospitalisiert. Ein Bruder mußte ebenfalls von kurzem unter der Diagnose Schizophrenie hospitalisiert werden, der ermordete Vater dürfte nach Angaben seiner Angehörigen unter Stimmungsschwankungen, zumindest im Sinne der Zykloidie, gelitten haben. Auch er hatte eine Hospitalisierung wegen Suiziddrohungen hinter sich. Die erste Hospitalisierung des Patienten erfolgte etwa 3 Jahre vor dem Delikt unter der Diagnose Schizophrenie und dauerte damals über 4 Monate an. Er hatte durch viele Stunden hindurch versucht, seine Mutter zu vergewaltigen; aus der wahnhaften Überzeugung heraus daß nur dies zu seiner „Erwachsenwerdung" führen könne. Weiters kann die damalige Krankengeschichte zwar keine Denkstörungen, jedoch eine deutliche Wesensänderung und Aufbau eines Wahngebäudes diagnostizieren, das auf der Behauptung gründet, daß die Eltern den Kindern zu dienen hätten und Erziehung eine Vergewaltigung sei, aus der man sich sexuell befreien müsse. Auch der Versuch, vor dem Bruder ganz unmotiviert onanieren zu müssen, erschien persönlichkeitsfremd. Der Patient hatte auch damals die Ansicht, daß er eine andere Frau nur dann lieben könne, wenn er zuerst Geschlechtsverkehr mit seiner Mutter gehabt hätte, nur dann könne er die Trennung von seiner Mutter innerlich vollziehen.

Eine zweite psychiatrische Hospitalisierung erfolgte ein Jahr später nach einer ersten Attacke auf den Vater mit einem kleinen Messer, wobei der Patient neben einer Reihe recht gutklingender Rationalisierungen im Sinne des überautoritären Verhaltens des Vaters, als Ursache für seine Tat, vor allen Dingen die Beschuldigung des Vaters, er sei krank, als Motiv gehabt haben dürfte. Wahnhaft blieb der Patient dabei, daß sein Aggressionsdurchbruch gegen den Vater notwendig und richtig gewesen sei. Von einer Zwangsanhaltung im psychiatrischen Krankenhaus wurde unter bestimmten Bedingungen, wie engmaschige nervenärztliche Betreuung — die der Patient natürlich nie einhielt — abgesehen. Zum Tötungsdelikt kam es in einer Situation, in der der Patient durch die Befürchtung, eine außereheliche Freundschaft der Mutter würde zum endgültigen Zerfall der Familie führen, äußerst irritiert war. Er versuchte den Vater in einer Auseinandersetzung davon zu überzeugen, daß er für den Zusammenbruch der Familie verantwortlich sei und sich um die Mutter kümmern müsse. Der Vater zeigte sich aber äußerst desinteressiert und wollte nur über Musik reden. Aus diesem Grund entschloss sich der Patient in einer Gefühlsaufwallung zu der jahrelang immer wieder hinausgezögerten Tat. In späteren Jahren verarbeitete er das Delikt vollkommen im Sinne des schon vorher bestandenen Wahns einer notwendigen Energieübertragung von Eltern auf Kinder - bereute nichts, sondern war nur davon überzeugt, daß er den Vater nicht von der Seite, sondern von vorne erschießen hätte müssen, um dem Sterbenden in die Augen schauend noch Energie von ihm entziehen zu können. Am 20. 7. 1989, also 2 Jahre nach der Tat, kam es zu einer etwa 1 Monat anhaltenden schweren psychotischen Exacerbation, während der der Untersuchte telepathische Informationen empfing, die ihm voraussagten, daß es seiner Mutter schlecht gehen werde und er selbst bei einem Autounfall sterben werde müssen, wobei ein vor ihm fahrender Lastwagen Metallrohre verlieren würde, die sich durch die Windschutzscheibe seines Autos in seine Brust bohren müßten. Während dieser Zeit traten auch deutliche Denkstörungen im Sinne des Gedankenabreißens auf. Das Gespräch wurde immer wieder unterbrochen, da der Patient auf Morsezeichen hören mußte, die ihm zugesandt wurden. Nach einem Monat neuroleptischer Therapie klang das Zustandsbild wieder ab.

Das Delikt würde ich selbst ebenfalls im Zusammenhang mit einer solchen Exacerbation sehen, die nicht leicht erkennbar war, da ja alle Angehörigen selbst genug Grund hatten, psychotische Symptome zu verleugnen. Besonders auffällig in der Anamnese des Delikts scheint mir die Angabe eines impressiven Wahrnehmungsmodus, wie er oft in der Beginnphase schizophrener Exacerbationen beschrieben wird. Der Patient war geräuschempflindlich und äußerst schreckhaft und hatte den Eindruck, daß das Auffliegen von Straßentauben oder Möwen, wenn er in ihre Nähe kam, im Sinne der Anmutung etwas besonderes zu bedeuten hätte. Aus diesem Grund schiene es mir richtiger, diesen Patienten als zurechnungsunfähig zu beurteilen.

Abgesehen von der juridischen Relevanz dieser Fragestellung grenzpsychotischer und psychotischer Fälle im Maßnahmenvollzug, ergibt sich auch ein therapeutisches Problem. Die geschilderten Fälle schienen tatsächlich für das, auf Psychotherapie von Persönlichkeitsstörungen eingerichtete Setting im wesentlichen geeignet. Sie benötigen zwar antipsychotische Medikation, diese konnte auf freiwilliger Basis gegeben werden und wurde von den Patienten gut toleriert. Es gibt allerdings Fälle, in denen dies viel schwerer möglich ist und Zwangshospitalisierung bzw. medikamentöse Zwangstherapie erforderlich wird. Das sich daraus ergebende psychiatrisch-organisatorische und grundsätzlich rechtliche Problem sollte an anderer Stelle ausführlich erörtert werden.

Es sei nur am Rande vermerkt, daß ähnlich gelagerte Fälle wegen ihrer mangelnden Krankheitseinsicht nach relativ kurzen Strafen durch Jahre hindurch im Maßnahmenvollzug bleiben und dann zwischen Göllersdorf, Mittersteig, Pav. 23 und Normalvollzug hin und hertransferiert werden.

Anschrift des Verfassers: Dr. W. Berner, Psychiatrische Universitätsklinik, Währinger Gürtel 18-20, A-1097 Wien, Österreich

Schwierigkeiten bei der forensisch-psychiatrischen Beurteilung der Paranoia

H. Prokop und **L. Prokop**

Innsbruck, Österreich

Zusammenfassung

Noch immer wird die quantitative Psychiatrie vollkommen vernachlässigt. Diese verdient jedoch gerade im Bereich paranoider Zustandsbilder besondere Beachtung. Mit der Grund-Diagnose Paranoia werden weitgehend unterschiedliche Zustandsbilder in einen Topf geworfen. Sie umfaßt eine Vielzahl von verschiedenartigen, ja zum Teil sehr divergenten Zuständen. Mit dieser gravierenden Problematik muß sich die forensische Psychiatrie unaufhörlich auseinandersetzen.

Schlüsselwörter: Paranoia, forensische Psychiatrie.

Summary

Difficulties in the forensic-psychiatric assessment of paranoia. Quantitative psychiatry continues to be totally neglected. Particular attention to this field should especially be given in the area concerning paranoid states. Varying clinical pictures are all grouped together under the basic diagnosis paranoia. This diagnosis covers many different and quite divergent conditions. It remains the responsibility of forensic psychiatry to continously deal with this serious problem.

Keywords: Paranoia, forensic psychiatry.

Die Begriffe Paranoia und Psychopathie zählen zu den unscharfen, verschwommenen diagnostischen Beschreibungen in der Psychiatrie. Sie umfassen eine Vielzahl von verschiedenartigen, ja zum Teil sehr divergenten Zuständen. Es werden jedenfalls mit der Grund-

Diagnose Paranoia weitgehend unterschiedliche Zustandsbilder in einen Topf geworfen.

Die Diagnose unterliegt noch dazu sehr subjektivem Ermessen. Schließlich wird oft die Bezeichnung paranoid, wenn auch vielleicht nicht in gleichem Maße wie die Psychopathie, als ein Werturteil aufgefaßt. „Paranoid" ist ein Krankheitsbegriff, wird aber leider allzu häufig, geradezu als Schimpfwort mißbraucht.

Mit dieser gravierenden Problematik muß sich auch die forensische Psychiatrie unaufhörlich auseinandersetzen. Vielleicht hält der Krankheitsbegriff „Paranoia" im Kraepelin'schen Sinn nicht mehr ausreichend. Es genügt meiner Ansicht nach auch nicht, die Unterteilung in Paranoia einerseits und in paranoide Entwicklung im Rahmen einer Psychopathie andererseits, vorzunehmen. In der Diagnose: „Paranoide Entwicklung im Rahmen einer Psychopathie" werden gleich zwei unscharfe Krankheitsbegriffe zusammengeworfen.

Ganz allgemein halte ich aber auch weiterhin die Erstellung einer möglichst hieb- und stichfesten Diagnose für unentbehrlich. In den psychiatrischen Krankengeschichten der letzten Jahre läßt sich nämlich — der destruktive Einfluß der Freud'schen Psychoanalyse in diesem Bereich dürfte nicht gleichgültig sein — eine Auflösung klarer diagnostischer Festlegungen erkennen. Eine vage Beschreibung des Zustandsbildes langt meiner Ansicht nach nicht aus. Es muß zumindest eine zutreffende Beschreibung, sowohl die Persönlichkeitsartung, als auch die Milieu-Situation, ausreichend umfassen.

Im Bereiche paranoider Zustandsbilder muß die leider noch immer vollkommen vernachlässigte quantitative Psychiatrie zwingend, jedenfalls in ganz besonderem Maße, Berücksichtigung finden. Vielleicht wäre hier im Bereiche der Paranoia einer der ersten Ansatzpunkte, eine vernünftige, quantitative Psychiatrie zu entwickeln. Dieses Problem belastet den forensischen Psychiater gerade bei der Beurteilung paranoider Zustände. Der Richter verlangt nämlich in der Regel meistens eine Schwarz-Weiß-Malerei. Graue Zwischentöne, die Unklarheit schaffen, sind wenig erwünscht.

Schließlich kann man sich auch nicht der Verantwortung, eine möglichst treffende Prognose zu erstatten, entziehen. Man kann sich nicht darum drücken. Die Prognose im allgemeinen bzw. die Gefährlichkeits-Prognose im speziellen Sinne, erscheint mir noch wichtiger, als die, das augenblickliche Zustandsbild beschreibende Diagnose. Der wirkliche Gradmesser für die Qualität eines guten Psychiaters mit umfangreicher Berufserfahrung wird — zumindest in der Gerichtspsychiatrie — seine Fähigkeit bilden, richtige Prognosen abgeben zu können.

Zunächst beim Einfachsten beginnend, gelingt es meist mühelos, eine forensisch-psychiatrische Beurteilung über eine durch Verfolgungsideen gekennzeichnete Paranoia abgeben zu können. Wenn der Paranoiker meint, immerwährenden Bosheitsakten, Sachbeschädigungen, verächtlichem Verhalten und Provokationen ausgesetzt zu sein, und er schließlich aus Ärger und Verbitterung dann aggressive Äußerungen abgibt oder auch aggressive Handlungsweisen begeht, um die vermutlichen Stänkerer zu bestrafen, fällt die Beurteilung nicht schwer. Man tut sich jedenfalls leicht, den diagnostischen Tatbestand einer echten Psychose feststellen zu können. Auch eine Therapiefähigkeit ist ja meistens noch gegeben, wenn der Psychiater mit seiner im Beruf geübten Geduld und Zugewandtheit mit dem Patienten spricht.

Schwieriger kann schon die Abgrenzung einer Paranoia von einer paranoiden Schizophrenie fallen. Man muß nur an den berühmten Fall des von Gaupp veröffentlichten und begutachteten Hauptschullehrers Wagner denken.

Keinesfalls ließe eine gleichartige Beurteilung die „senile Paranoia" zu. Die diagnostische Grundlage ist hier jedenfalls nicht mit der Paranoia im mittleren Lebensalter identisch. Man kann fast sagen, daß die Behauptungen dieser Patienten, bestohlen, betrogen, in ihrem Eigentum geschädigt zu werden, bei betagten Menschen, je nach dem tatsächlichen Alterungsgrad, spätestens jenseits des 85. Lebensjahres, fast „üblich" sind oder zumindest weitaus häufiger vorkommen als fehlen.

Dieser Bestehlungswahn im Alter äußert sich auch kaum mehr in Aggressionen. Die Angst, die Hilflosigkeit, die Resignation überwiegen so, daß die forensischen Komplikationen höchstens durch

Anzeigen, deren mangelnde Stichhaltigkeit mit dem ersten Blick offenbar wird, zutage treten.

Die paranoide Tönung der geistigen Altersvorgänge ist nahezu zum menschlichen Wesen gehörend, gewissermaßen ein durchaus verständlicher Altersabwehrmechanismus. Neben der Einfalt in der Beurteilung seiner Mitmenschen, die man oft bei älteren Menschen so häufig findet und die auch deren Schutz vor Ausbeutung verlangt, findet sich dann oft gleichzeitig das paranoid-getönte Mißtrauen des älteren Menschen.

Ähnliche Bewertungen verdienen die Spielarten krankhafter Eifersucht. Auch hier darf man mit der Etikette „Paranoia" nur sehr sorgsam umgehen. Vielleicht kann man hier gleich grundsätzlich anfügen, daß man die Bewertung paranoider Verhaltensweisen, denen man einen Krankheitswert zubilligt, außerordentlich bedächtig und zögernd einsetzen sollte.

Nicht jede krankhaft anmutende Eifersucht darf bereits mit dem Stempel „Eifersuchtsparanoia" versehen werden. Viele der „Eifersuchtskranken", die in der Strafdelinquenz keine geringe Rolle spielen, lassen sich in keine der drei Schubladen
a) Echte Eifersuchtsparanoia,
b) Eifersuchtsparanoia als Alkoholpsychose,
c) Senile Eifersuchtsparanoia
zwängen.

In einer Anzahl von durchaus renommierten Psychiatrie-Lehrbüchern ist Freud's Meinung, daß die Paranoia tiefenpsychologisch auf einer latenten Homosexualität beruht, enthalten. Diese Auffassung vertrat Freud bekanntlich in Band acht seines Gesamtwerkes in seiner Abhandlung „Psychoanalytische Bemerkungen über einen autobiographisch beschriebenen Fall von Paranoia (Dementia paranoides)".

Freud's Grundlage bildete die vom sächsischen Senatspräsidenten Dr. jur. Daniel Paul Schreber 1903 veröffentlichte Autobiographie „Denkwürdigkeit eines Nervenkranken". Freud hatte allerdings nicht auf die Familienstruktur und den sozialen Hintergrund von Dr. Schreber Bezug genommen. Er vertrat die Meinung,

Schreber's Verfolgungswahn sei eben auf „verdrängte homosexuelle Regungen" zurückzuführen.

Schwierigkeiten bereitet auch die Abgrenzung des sogenannten Prophetenwahns von überwertigen Ideen, die keineswegs als krankhaft im engeren Sinne eingestuft werden müssen. Hier hat man oft mit Sektengründern oder Persönlichkeiten, die philosophische Systeme oder neue Therapiemethoden entwickeln (hier überwiegen allerdings die Betrüger) oder mit manchen Anhängern der „Esoterik" zu tun. Man muß sich dann ausführlich mit deren Gedankensystemen auseinandersetzen und sich diese darstellen lassen, deren Schriften lesen, um schließlich eine hieb- und stichfeste Abgrenzung zur Paranoia vornehmen zu können.

Zwei Fälle mögen dies dokumentieren:

Ein 40jähriger Mann, der verheiratet war und im deutschen Bundesland Baden zwei Kinder besaß, kam nach Innsbruck. Er sah über dem Glungezer eine rosafarbene Himmelsstimmung. Dies war für ihn eine Botschaft, die ihm sagte, er habe eine religiöse Sendung durchzuführen. Er sei nun Apostel. Forensisch-psychiatrisch ging es nun darum, festzustellen, ob eine Psychose vorliege oder nicht. Wenn nicht, dann wäre er nämlich verpflichtet gewesen, die Alimente für seine Kinder weiterhin zahlen zu müssen. Er selbst aber bekundete nachdrücklich die Ansicht, daß er dies nicht müsse. Auch die Apostel von Jesus Christus hätten ihre Familie ja auch verlassen und hätten keine Alimente zahlen müssen.

Seine subjektiven Beweise waren aber so durchsichtig, daß es mir keine Mühe bereitete, eine Psychose ausschließen zu können.

Ein Mittelschullehrer, der die Beschäftigung mit Esoterik als seinen Lebensinhalt betrachtete, mißbrauchte seinen Unterricht vorwiegend dazu, um seine „esoterische Einsicht über Weltsysteme und über die Wiedergeburt" seinen Schülern zu offenbaren. Es kam zu Schwierigkeiten mit Vorgesetzten, Schulbehörde und Eltern. Es ging nun darum, ob er krank sei oder nicht, und ob er den Beruf noch weiter ausüben dürfe oder nicht.

Es war auch in diesem Falle unerläßlich, alle seine Schriften − ein Buch erscheint im Druck − durchzulesen, um sich eine tragfähige Meinung bilden zu können.

Ein anderer Kollege meinte, es liege eine Schizophrenie vor und er dürfe daher den Beruf nicht ausüben.

Auch ich hatte Bedenken hinsichtlich der Berufsausübung, kam aber zu der Meinung, daß man dennoch die Etikette „schizophrene Psychose" nicht verwenden dürfe.

Zweifellos am schwierigsten fällt die Beurteilung der krankhaften Querulanz. Die bewährte Einteilung Dietrich's in Ehe-Querulanten, Karriere-Querulanten, Renten-Querulanten, Kollektiv-Querulanten und Prozeß-Querulanten ist sicher hervorragend brauchbar.

Der Gutachter ist aber gezwungen, eine schmale Gratwanderung durchzuführen. Er soll und muß sich einerseits hüten, dem Begutachtenden Unrecht zuzufügen, indem er ihn zu einem „Querulanten" stempelt, dessen Freiheit nun beschnitten wird. Dann wäre ja auch die Bestellung eines Sachwalters geradezu unvermeidlich. Andererseits soll und muß er auch für den notwendigen Schutz des „Querulanten", damit nicht dessen Vermögen bedroht wird, Sorge tragen.

Die berechtigte ärztliche Hilfestellung wird dann in der Regel vom echten Querulanten nicht verstanden oder gar bedankt. Im Gegenteil, der Gutachter wird vom Begutachteten — oft unterstützt von dessen Anwalt — in die Rolle des Sündenbockes gedrängt. Er wird in der Öffentlichkeit denunziert und herabgesetzt. Er muß sich mit Beschwerden, die bei der Ärztekammer, beim Justizministerium und bei der Universität eingereicht werden, auseinandersetzen.

Diese Institutionen verlangen dann oft — um ihrer Pflicht genüge zu tun — ausführliche schriftliche Stellungnahmen vom Gutachter. Die Begutachteten scheuen sich auch häufig nicht, die Massenmedien zu mobilisieren.

Dem Kranken wird nun, nachdem er den Freibrief der Unzurechnungsfähigkeit erhalten hat, „Narrenfreiheit" zugebilligt. Der Psychiater ist aber an seine ärztliche Schweigepflicht gebunden und muß sich, entsprechend unserer derzeitigen in Österreich herrschenden Gesellschaftsordnung, ziemlich viel gefallen lassen.

Die Aggressionen richten sich dann häufig gegen Richter und Psychiater, die für diesen Freibrief verantwortlich sind.

So nimmt einen nicht wunder, daß es zu einer Inflation der Querulanz mit grotesken Ausweitungen kommen kann.

Wie oft ist man aus ärztlichen oder einfach aus menschlichen Erwägungen als Gutachter geneigt, die Aufhebung einer Sachwalterschaft bei einer Querulanz von eindeutigem Krankheitswert empfehlen zu dürfen. Die meisten Empfehlungen von anderen Gutachtern oder auch die Empfehlung in eigenen Gutachten erweisen

sich dann jedoch als unrichtig. Schon in kurzer Zeit setzt wieder
die krankhafte Querulanz ein, so daß entweder das wohlmeinende
Gutachten widerrufen werden muß oder ein neuerlicher
Gutachtensauftrag einlangt.

Gefälligkeitsbestätigungen von praktischen Ärzten oder auch
von Fachärzten erschweren ein notwendiges Verfahren. Die un-
entbehrlichen Gutachten über eine derartige krankhafte Querulanz
kommen oft erst nach sehr langer Frist zustande, weil sich der zu
Untersuchende der Befundaufnahme immer wieder entzieht und
bei Gericht Gefälligkeitsbestätigungen vorlegt, jeden Gutachter ablehnt, das Gericht für befangen erachtet, oder wenn es schon gar
nicht anders geht, den Schutz der Klinik aufsucht, wo er von wohl-
meinenden Ärzten die nächste Gefälligkeitsbestätigung erhält.

Die Unbeeinflußbarkeit des Paranoikers, seine Unzulänglichkeit
sowie die mangelnde therapeutische Beeinflußbarkeit sind die Crux
der forensischen Psychiatrie schlechthin. Die Wahrheitsfindung
wird erschwert. Der Querulant geht nach dem „Alles oder nichts-
Gesetz“ vor. Der Gutachter kann sich aber der diagnostischen
Beurteilung nicht entziehen. Er muß aber auch dann festhalten an
dem Grundsatz „Fortiter in re suaviter in modo“.

Es bleibt dem Gutachter keineswegs erspart, Gutachten und
Diagnose oft viele Seiten lang begründen zu müssen.

Noch dazu kommt, daß Paranoiker über eine meist überdurchschnittlich hohe Intelligenz verfügen. Entweder ist diese Intelligenz
schon angeboren, oder durch ständige Übung in den Eingaben und
durch Studium der Gesetze geschult. So bleibt bei diesen Querulanten oft die hervorragende Intelligenz bis in das hohe Lebensalter
intakt. Bemerkenswert ist auch, daß trotz dieser schwierigen Ei-
genschaften des Querulanten, dessen familiäre Bindungen − wenigstens nach meiner Erfahrung − oft sehr gut intakt sind. Die
Ehen sind überdurchschnittlich stabil. Der Umstand, daß die Gattin
in den Rechtsstreit mit einbezogen wird und dann erfolgreich mit-
kämpft, das Verfahren verzögert, Fallen stellt und mit Schwierigkeiten bereitet, ist geradezu ein das Eheband festigender Faktor.

Aus der Vielzahl der paranoiden Zustände ergibt sich, daß gerade bei deren Beurteilung eine vieljährige gründliche Berufserfah-

rung, aber auch Lebenserfahrung, erforderlich sind. Der notwendige Zeitaufwand für ein schlüssiges Gutachten bei Querulanten darf niemals beschnitten werden. Ein ausreichender Zeitaufwand muß auch für den, vom Begutachteten gewünschten Kontakt zum begutachtenden Arzt zur Verfügung stehen, wodurch sich wenigstens mitunter das Tragen der mit der Begutachtung verbundenen Konsequenzen etwas erleichtern läßt.

Die Prognose muß stets nüchtern und sachlich bleiben. Überall im Gutachtenswesen hat der Gutachter höhere Gesichtspunkte zu vertreten und wird damit vielleicht auch − im platonischen Sinne − einer Aufgabe als Arzt in höherem Sinne dienen müssen. Wie in der gesamten Medizin, muß auch der Gutachter sein Bemühen um die Wahrheit, die Diagnose und Prognose in den Mittelpunkt stellen und dem Satz der Innsbrucker Aula „In veritate libertas" gerecht werden.

Anschrift der Verfasser: Univ.-Prof. Dr. med. H. Prokop, Pradlerstraße 81, A-6020 Innsbruck, Österreich.

Die Bedeutung
der diagnostischen Differenzierung
des Borderline-Syndroms im Hinblick
auf die Beurteilung der Schuldfähigkeit

R. Neumann, F. Lieder, H. Rössler, G. Müller,
H. Oberbauer und L. Prokop

Forensisch-psychiatrische Arbeitsgruppe,
Psychiatrische Universitätsklinik, Innsbruck, Österreich

Zusammenfassung

Der Borderline-Begriff wird anhand verschiedener Forschungsrichtungen dargestellt. Sodann wird das diagnostische Vorgehen mittels DSM III aufgezeigt. Von diesen Voraussetzungen ausgehend wird die Schuldfähigkeit im Rahmen des Borderline-Syndroms erörtert.

Schlüsselwörter: Borderline-Syndrom, Diagnose, Beurteilung der Schuldfähigkeit.

Summary

The significance of the diagnostic distinction of the borderline syndrome with regard to assessment of culpability. The borderline syndrome is presented from different standpoints of view in scientific research. The diagnostic procedure using the DSM III is described. Based on these prerequilites, the culpability of patients with borderline syndromes is discussed.

Keywords: Borderline syndrome, diagnosis, assessment of culpability.

Einleitung

Der amerikanische Psychiater und Psychoanalytiker Knight [11] meinte im Jahre 1953, daß ähnlich dem Hysteriker zu Freuds Zeiten der Borderline-Fall als Problempatient unserer Zeit zu werten ist. In einer Entwicklung von klar ausgeprägten Psychosen und Neurosen weg zu uncharakteristischen Zwischenbildern hat der Borderline-Begriff auch im deutschen Sprachraum an Bedeutung gewonnen.

Trotz heterogener Begriffe wie „Borderline-Persönlichkeit", „Borderline-Neurose", „Borderline-Psychose", „Borderline-Syndrom" etc. und trotz verschiedenster Borderline-Konzepte soll versucht werden, anhand neuer Ansätze in der diagnostischen Forschung die Bedeutung der Borderline-Diagnose forensisch-psychiatrisch zu diskutieren.

Symptomatologie des Borderline-Syndroms

Heute ist man der Ansicht, daß Borderline-Patienten eine stabile Form der Persönlichkeitsorganisation repräsentieren, die zwischen neurotischen und dem primitiveren psychotischen Integrationsebenen vermitteln. Sie zeigen zahlreiche neurotische Symptome, Persönlichkeitsstörungen und passagere psychotische Episoden. Sexuell verhalten sich diese Patienten meist freizügig und häufig pervers. Die Persönlichkeitsorganisation neigt zu impulsiven und infantilen Ausbrüchen und es besteht ein dringendes Bedürfnis, Triebe zu befriedigen. Häufig wenden sich Patienten mit dieser Störung dem Alkohol oder Drogen zu.

Die innere Struktur der Borderline-Persönlichkeit enthüllt die Schwäche der Ich-Struktur, die Spaltung, das Splitting, stellt den typischen Abwehrmechanismus dar. Eine Integration von gleichzeitig guten und schlechten internalisierten Objekten ist ebensowenig möglich wie die Neutralisierung aggressiver Triebkomponenten, sodaß die Folgen dieses Splittings für einen anhaltenden Ich-Defekt oder eine anhaltende Ich-Schwäche sorgen.

Die Therapie eines Borderline-Patienten gestaltet sich schwierig, da seine Frustrationsschwelle niedrig, die narzißtischen Erwartungen und Ansprüche hoch sind und die Intensität und die chaotische Natur der Übertragungssituation zum plötzlichen Abbruch der Therapie führen kann. Die Grundvoraussetzung bei der Behandlung von Borderline-Patienten ist die Stabilität und Solidität der Beziehung zwischen Therapeut und Patient. Vielleicht ist bei Borderline-Patienten die Beendigung der Therapie der wichtigste und schwierigste Teil der Therapie — im eigentlichen Sinne enden diese Therapien meistens nie.

Entwicklung und derzeitiger Stand der Borderline-Forschung

Bereits Kraepelin [12] beschrieb am Beginn dieses Jahrhunderts ein Grenzgebiet zwischen psychischer Gesundheit, bestimmten Persönlichkeitsstörungen und den Psychosen des schizophrenen Formenkreises. Damit wurde ein bis heute gültiger Rahmen für die Borderline-Störungen abgesteckt.

1938 verwendete der Psychoanalytiker Stern [15] erstmals das Wort „Borderline" für eine Gruppe von Borderline-Neurosen. In den folgenden vorwiegend psychoanalytisch orientierten Publikationen wurden Borderline-Störungen an der Grenze zur Normalität zu den Neurosen, den psychogenen Psychosen und zur Psychopathie angesiedelt.

In Anknüpfung an die Auffassung Bleulers von der latenten Schizophrenie hatte das Konzept der pseudoneurotischen Schizophrenie von Hoch und Polatin [6, 7] einen erheblichen Einfluß auf die weitere Borderline-Forschung. Die pseudoneurotische Schizophrenie wurde von den Autoren als untypische Form der Schizophrenie beschrieben, die im Rahmen einer Psychoneurose auftritt.

Knight [11] interpretierte Borderline-Störungen als klinische Zustände mit enger Beziehung zur Schizophrenie, wobei die Borderline-Diagnose eine vorübergehende Krankheitsepisode im Leben des Patienten bezeichnete. Im Gegensatz dazu sehen frühere und spätere Borderline-Konzepte das Borderline-Syndrom als überdauernde psychostrukturelle bedingte Persönlichkeitsstörung an.

In der gegenwärtigen Borderline-Forschung sind 3 Ansätze zu erkennen:
1. die Borderline-Persönlichkeitsstörung;
2. die Borderline-Schizophrenie;
3. die Borderline-Persönlichkeitsorganisation.

1. Die Borderline-Persönlichkeitsstörung

Gunderson und Mitarbeiter [3, 4, 5] entwickelten das semistrukturierte „diagnostische Interview für Borderline-Patienten" (DIB), wobei 7 wesentliche Kriterien für die Diagnose von Borderline-Störungen imponieren:

1. geringes Beschäftigungsniveau
2. Impulsivität
3. manipulierende Suizidhandlungen
4. verstärkte Aggressivität
5. milde psychotische Erlebnisse
6. starke Kontaktbedürftigkeit
7. gestörte enge Beziehungen

Mit Hilfe des DIB konnten Borderline-Patienten von schizophrenen, neurotisch-depressiven und gemischten Kontrollgruppen differenziert werden. Aus ihren Ergebnissen folgerten die Autoren, daß es ein umschriebenes Borderline-Syndrom gebe, und daß es sich dabei um eine Persönlichkeitsstörung handle. 1975 haben Gunderson und Mitarbeiter [2] in Verlaufsstudien die Stabilität der Borderline-Persönlichkeitsstörung und die Beziehungen der Borderline-Patienten zu den Schizophrenien untersucht. Die Borderline-Gruppe bot ähnlich ungünstige Prognose- und Ausgangsmerkmale wie die Schizophrenen, von denen sie sich jedoch gut trennen ließ.

In den letzten 15 Jahren ist es mehreren Forschungsgruppen gelungen, mit den verschiedensten Untersuchungsinstrumenten Borderline-Patienten von anderen diagnostischen Gruppen abzutrennen, so von Schizophrenien, von Neurosen und von „Non-Borderline-Persönlichkeitsstörungen".

2. Die Borderline-Schizophrenie

Anknüpfend an die Beschreibungen der pseudoneurotischen Schizophrenie von Hoch und Polatin [6, 7] entwickelte die Gruppe von Kety, Rosenthal und Wender [9] 1968 im Rahmen der dänischen Adoptionsstudie den Begriff des schizophrenen Spektrums und als Bestandteil davon das Konzept der Borderline-Schizophrenie.

Khouri et al. [10] entwickelten 1980 den „symptome schedule for the diagnosis of borderline schizophrenia" (SSDBS). Aufgrund der 8 folgenden Symptombereiche konnte eine gute Trennung zwischen Borderline-Schizophrenien und Neurosen/Persönlichkeitsstörungen erzielt werden:

1. unspezifische akustische Halluzinationen
2. Depersonalisationserscheinungen
3. Derealisationserscheinungen
4. formale und inhaltliche Denkstörungen
5. Beziehungsgedanken
6. Verfolgungsgedanken
7. intensive Beschäftigung mit perverser Sexualität
8. selbst zugefügte Verletzungen ohne suizidale Depression.

3. Die Borderline-Persönlichkeitsorganisation

Seit 1967 wurde fortlaufend von Kernberg [8] die Analyse der Borderline-Persönlichkeitsorganisation erarbeitet. Kernberg sieht das Borderline-Syndrom in einem Bereich zwischen Persönlichkeitsstörungen/Neurosen einerseits und den großen Psychosen andererseits.

Drei kategoriale Ebenen werden in seinem Konzept berücksichtigt:

1. eine symptomatologische Ebene, die gekennzeichnet ist durch chronische diffuse freiflottierende Ängste, polysymptomatische Neurosen, Leibhalluzinationen, hysterische Dämmerzustände, polymorphe perverse Sexualität und Zwangssymptome. Alle psychoseverdächtigen Störungen sind passager, sodaß die Realitätsprüfung nach geraumer Zeit wieder hergestellt ist.

Auf der 2. Ebene liefert Kernberg eine Theorie für die Genese der Borderline-Persönlichkeit unter Berücksichtigung psychoanalytischer Konstrukte und auf der 3. psychostrukturellen Ebene werden Struktur und Funktionsweisen der Borderline-Persönlichkeitsorganisation dargelegt. Die Borderline-Persönlichkeitsorganisation soll sich von neurotischen und psychotischen Ebenen der Persönlichkeitsorganisation durch den Grad der Identitätsintegration, das

Niveau der Abwehrmechanismen und die Fähigkeit zur Realitätsprüfung unterscheiden. Unter den spezifischen Abwehrformen erhält das „Splitting" eine besondere Bedeutung.

In jüngster Zeit werden auch Hinweise auf Beziehungen der Borderline-Syndrome zu den affektiven Psychosen untersucht. 1980 ist es Stone [16] geglückt, das Borderline-Syndrom in ein dreidimensionales System einzuordnen, wobei der genetische Konstitutionstyp, die Adaptationsebene der psychischen Funktionen und die persönlichkeitstypologische Klassifizierung berücksichtigt werden soll.

Die Diagnose des Borderline-Syndroms mittels DSM III

Der dualen Entwicklung der Borderline-Forschung in Richtung Borderline-Persönlichkeitsstörung und Borderline-Schizophrenie wird unseres Erachtens das neue DSM III dadurch gerecht, daß 2 Gruppen von Borderline-Störungen berücksichtigt werden. Einerseits handelt es sich um die schizotypische Persönlichkeitsstörung, die sich an das Konzept der Borderline-Schizophrenie von Kety, Rosenthal und Wender [9] anlehnt, andererseits um die Borderline-Persönlichkeitsstörung, die sich im wesentlichen auf die Konzepte von Gunderson [3, 4, 5] und Kernberg [8] stützt.

Tabelle 1. Diagnostische Kriterien für den Borderline-Bereich im DSM III

I. Schizotype Persönlichkeitsstörung

A) Es müssen mindestens 4 der folgenden Merkmale vorhanden sein:
  1. Magisches Denken.
  2. Beziehungsideen.
  3. Soziale Isolierung.
  4. Wiederholte Illusionen.
  5. Ausgefallene Sprache.
  6. Inadäquater Rapport.
  7. Argwohn oder Beeinträchtigungsideen.
  8. Ungerechtfertigte soziale Befürchtungen.

B) Die Kriterien für Schizophrenie (im Sinne des DSM III) dürfen nicht erfüllt sein.

Tabelle 2. Diagnostische Kriterien für den Borderline-Bereich im DSM III

II. Borderline-Persönlichkeitsstörung

A) Es müssen mindestens 5 der folgenden Merkmale vorhanden sein:

1. Impulsivität oder Unberechenbarkeit.
2. Instabile und intensive zwischenmenschliche Beziehungen.
3. Unangemessener, intensiver Zorn.
4. Identitätsunsicherheiten.
5. Affektive Instabilität.
6. Wird mit dem Alleinsein sehr schlecht fertig.
7. Körperliche Selbstbeschädigungshandlungen.
8. Chronische Gefühle von Leere oder Langeweile.

B) Falls der Patient unter 18 Jahre ist, dürfen die Kriterien für die Kategorie der „Störung der Identität" (nach dem DSM III) nicht erfüllt sein.

In Tabelle 1 und 2 werden die diagnostischen Kriterien für den Borderline-Bereich im DSM III im Sinne der schizotypischen Persönlichkeitsstörung und der Borderline-Persönlichkeitsstörung aufgeführt.

Die Beurteilung der Schuldfähigkeit im Rahmen eines Borderline-Syndroms

Es konnte aufgezeigt werden, daß es sich bei dem Borderline-Syndrom um ein eigenständiges Krankheitsbild handelt, das sich differentialdiagnostisch von dem abgrenzen läßt, was in der traditionellen psychiatrischen Diagnostik als Psychose, Neurose oder Persönlichkeitsstörung angesehen wird. Die nosologische Eigenständigkeit des Borderline-Syndroms hängt jedoch stark von den ätiopathogenetischen Vorstellungen ab, die man von dieser Störung hat. Für die forensisch-psychiatrische Begutachtung ist − unabhängig von den angenommenen Entstehungsbedingungen − entscheidend, ob das zu beurteilende Verhalten innerhalb einer psychotisch geprägten Episode liegt und wie groß das Ausmaß der in den Intervallen bestehenden Persönlichkeitsstörung ist.

Der § 11 STGB lautet: Wer zur Zeit der Tat wegen einer Geisteskrankheit, wegen Schwachsinn, wegen einer tiefgreifenden Bewußtseinsstörung oder wegen einer anderen schweren, einer dieser Zustände gleichwertigen seelischen Störung unfähig ist, das Unrecht seiner Tat einzusehen oder nach dieser Einsicht zu handeln, handelt nicht schuldhaft.

Das Strafrecht sieht für die Negation oder die erhebliche Einschränkung der ansonsten unterstellten Schuldfähigkeit ein zweistufiges Verfahren vor. Zunächst muß entschieden werden, ob psychopathologische Kriterien für die Diagnostizierung eines Borderline-Syndroms vorliegen. In Anlehnung an DSM III, wo die beiden Unterformen des Borderline-Bereichs in der Gruppe der Persönlichkeitsstörungen abgehandelt werden, könnte man gemäß des Gesetzestextes das Borderline-Syndrom als „eine andere schwere, einem dieser Zustände gleichwertige seelische Störung" interpretieren.

Die 2. Stufe der Beurteilung erfordert die Prüfung, ob durch diese psychopathologische Konstellation die Einsichtsfähigkeit oder die Fähigkeit zum einsichtgemäßen Handeln in Bezug auf eine bestimmte Tat aufgehoben war.

Die Aufgabe des Sachverständigen besteht darin, die sozialen Auswirkungen des diagnostizierten Borderline-Syndroms zu erläutern. Die an der Diagnose anknüpfenden erfahrungswissenschaftlichen Erkenntnisse über Einschränkungen zur eigenständigen Lebensgestaltung und Sozialanpassung im allgemeinen und über Einschränkungen des Realitätsbezuges im besonderen müssen zunächst abstrakt dargelegt und dann mit konkreten Tatsachen aus der Verhaltensanalyse, insbesondere der Biographie des Täters, belegt werden.

Borderline-Syndrome stellen klassischerweise „Grenzfälle" dar zwischen psychotischer und „noch nicht psychotischer" psychopathologischer Veränderung und Einschränkung des Realitätsbezugs. Diese „Grenzfälle" sind nach dem juristischen Grundsatz der Zugunsten-Entscheidung im Zweifelsfalle zu exkulpieren.

Wir haben darauf hingewiesen, daß die nosologische Eigenständigkeit des Borderline-Syndroms sehr stark von ätiopathogenetischen Vorstellungen abhängt. So sehr die Entstehungsbedingungen des Borderline-Syndroms interessieren und für die diagnostische Differenzierung von Bedeutung sind, so spielen sie jedoch für die forensisch-psychopathologische Beurteilung der Schuldfähigkeit eine untergeordnete Rolle. Bei der spezialpräventiven forensischen Beurteilung jedoch gewinnen die Entstehungsbedingungen des Borderline-Syndroms an Aktualität, wenn man bedenkt, daß in Studien nachgewiesen werden konnte, daß die Prognose des Borderline-Syndroms den Erkrankungen aus dem schizophrenen Formenkreis gleichzusetzen ist und bekanntermaßen therapeutische Bemühungen beim Borderline-Syndrom vielschichtiger Natur sind und eigentlich nie enden.

Literatur

1. Bleuler E (1911) Dementia praecox oder Gruppe der Schizophrenien. In: Aschaffenburg G (Hrsg) Handbuch der Psychiatrie. Deuticke, Leipzig Wien
2. Gunderson JG, Carpenter WT, Strauss JS (1975) Borderline and schizophrenic patients: a comparative study. Am J Psychiatry 132: 1257–1264
3. Gunderson JG, Singer MT (1975) Defining borderline patients: an overview. Am J Psychiatry 132: 1 10
4. Gunderson JG (1977) Characteristics of borderlines. In: Hartocollis P (ed) Borderline personality disorders. The concept, the syndrome, the patient. International Universities Press, New York, pp 173–192
5. Gunderson JG, Kolb JE (1978) Discriminating features of borderline patients. Am J Psychiatry 135: 792–796
6. Hoch P, Polatin R (1949) Pseudoneurotic forms of schizophrenia. Psychiatr Q 23: 248–276
7. Hoch PH, Catell JP, Strahl MO, Pennes HH (1962) The course and outcome of pseudoneurotic schizophrenia. Am J Psychiatry 119: 106–115
8. Kernberg OF (1975) Borderline conditions and pathological narcissism. Jason Aronson, New York [Deutsch: (1978) Borderline-Störungen und pathologischer Narzißmus. Suhrkamp, Frankfurt]
9. Kety SS, Rosenthal D, Wender PH, Schulsinger F (1968) The types and prevalence of mental illness in the biological and adoptive families of adopted schizophrenics. In: Rosenthal D, Kety SS (eds) The transmission of schizophrenia. Pergamon Press, New York, pp 245–362
10. Khouri PhJ, Haier RJ, Rieder RO, Rosenthal D (1980) A symptom

schedule for the diagnosis of borderline schizophrenia. A first report. Br J Psychiatry 137: 140–167
11. Knight RP (1953) Borderline states. Bull Menninger Clin 17: 1–12
12. Kraepelin E (1903/1909) Psychiatrie. Ein Lehrbuch für Studierende und Ärzte, 7. Aufl. 1903/4, 8. Aufl. 1909/15. Barth, Leipzig
13. Rosenthal D, Wender PH, Kety SS, Schulsinger F (1971) The adopted-away offspring of schizophrenics. Am J Psychiatry 128: 307–310
14. Rosenthal D (1978) The schizophrenia spectrum disorders: implications for psychiatric diagnosis. In: Akiskal HS, Webb WL (eds) Psychiatric diagnoses: exploration of biological predictors. Spectrum Publications, New York, pp 167–176
15. Stern A (1938) Psychoanalytic investigation of and therapy in the borderline group of neuroses. Psychoanal Q 7: 467–489
16. Stone MH (1980) The borderline syndromes: constitution, personality, and adaptation. McGraw-Hill, New York

Anschrift der Verfasser: Dr. R. Neumann, Psychiatrische Universitätsklinik, Anichstraße 35, A-6020 Innsbruck, Österreich.

Viktimologische Aspekte bei schizophrenen Gewalttätern

O. Scrinzi

em. Vorstand der Psychiatrischen Abteilung,
Landeskrankenhaus Klagenfurt, Österreich

Zusammenfassung

Die Bedeutung von aggressiven strafbaren Handlungen Schizophrener
kann folgendermaßen zusammengefaßt werden:
  1. tatbegünstigende oder auslösende Opfer-Täterbeziehung
  2. Verhalten von Bezugspersonen hat kriminogene Bedeutung
  3. Geisteskranke weisen wie Gesunde Handlungslogik auf
  4. Aufklärung der Gesellschaft über Umgang mit Geisteskranken
  5. Die Exkulpation schizophrener Täter sollte nicht ihre lebenslange
     Unterbringung und damit soziale Isolierung nach sich ziehen.

Schlüsselwörter: Schizophrene Gewalttäter, Opfer-Täterbeziehung.

Summary

Victimological aspects in schizophrenic criminal offenders. An evaluation
of aggressive criminal actions carried out by schizophrenic patients may
be summarized as follows:
  1. Victim-criminal relationships which encourage or trigger a criminal
     act
  2. Conduct of persons standing in close relationship to the patient may
     influence criminal behaviour
  3. The mentally ill display the same ability to act in a logical way as
     healthy individuals
  4. Informing society (the public) on how to deal with the mentally ill
  5. The exculpation of schizophrenic offenders should not bring about
     life long commitment with resulting social isolation.

Keywords: Schizophrenic violent criminals, victim-criminal relationship.

Die gerichtspsychiatrische Tätigkeit vollzieht sich im Rahmen eines Täterstrafrechtes, in dessen Mittelpunkt die Schuldfähigkeit steht. Die Zurechenbarkeit einer Tat setzt also den sich frei bestimmenden Menschen voraus, der insoferne Herr über sein Handeln sei, als er die Entscheidung zur Begehung oder Unterlassung einer strafbaren Handlung „frei" treffen könne. Diese Annahme gründet auf einer strafphilosophischen Überzeugung; die daraus abgeleitete Strafrechtsmaxime beruht auf einer strafpolitischen Konvention. Für dieses indeterminische Handlungsmodell ist ein naturwissenschaftlicher Beweis — mindestens bislang — trotz zahlreicher Erkenntnis- oder Handlungstheorien nicht erbracht. Diese steuern bestenfalls Hilfen zum besseren Verständnis des Handlungsablaufes und seiner motivischen Zusammenhänge bei. Warum in der konkreten Tatsituation ein Mensch so und nicht anders gehandelt hat, wird nie schlüssig zu begründen sein [9].

Das liberum arbitrium unterstellen wir dem sogenannten normalen Menschen. Es entspricht einem weiteren Übereinkommen zwischen Strafjustiz und Forensik, daß die freie Willensbestimmung durch Geisteskrankheit prinzipiell aufgehoben werde. Mit dem folgenden Versuch, die Bedeutung der Opfer-Täterbeziehung bei schizophrenen Gewalttätern zu untersuchen, soll keineswegs die Debatte darüber wieder eröffnet werden, ob es bei psychotischen Straftätern eine „partielle" Zurechnungsfähigkeit geben kann. Wenn es, wie wir an Hand von 178 einschlägigen Strafgutachten der letzten 10 Jahre zu beweisen versuchen wollen, ein tatauslösendes oder tatbegünstigendes Verhalten der Opfer schizophrener Täter gibt, hätte dies für die Prophylaxe einerseits und für die (Kriminalitäts-)Prognose andererseits große praktische Bedeutung.

Kraepelin, der vor über 100 Jahren von der „Unheimlichkeit und Unberechenbarkeit" der Geisteskranken sprach, hat zugleich darauf hingewiesen, daß „die ungeeignete Behandlung wesentlich dazu beiträgt, ihre Gefährlichkeit immer mehr zu steigern". Mit der Einführung des „Vulnerabilitätsbegriffes" in die Psychosenlehre, wurde die Interaktion zwischen Krankem und gesunder Umwelt in eine neue Dimension gehoben. Die in diesem Zusammenhang zu stellende Frage lautet, welche psychologischen oder psychopathologischen Verhaltensmuster lassen sich herausstellen; gibt es auch für den geisteskranken Täter eine nachvollzieh- oder wenigstens einsehbarc Handlungslogik? Einerseits gehen wir davon aus, daß Psychose den inneren Sinnenzusammenhang des Kranken so fundamental zerstöre, daß wir eben generelle Zurechnungsfähigkeit postulieren; zum anderen suchen wir im Motivprozeß opferbezogene Zusammenhänge.

Wenngleich der Sachverständige aus methodischen Gründen und um der richterlichen Fragestellung zu entsprechen, zwischen Einsichts- (Diskretions-) und Handlungs- (Dispositions-) Fähigkeit zu unterscheiden pflegt, wissen wir, daß der erkenntnis- und handlungstheoretische Apsekt des Handlungsvollzuges nicht trennbar ist (Mitterauer und Laubichler haben jüngst wieder darauf hingewiesen). Auch bei den Straftaten Geisteskranker müssen wir von der dreigeteilten (Polyontologischen) Wirklichkeit von Täter-Opfer-Umwelt ausgehen, auch wenn das von Mitterauer entwickelte Computer-Modell vorerst nur einen theoretischen Erklärungsansatz des Handlungsentschlusses liefert.

Wenn D. Simons „Tötungsdelikte als Folge mißlungener Problemlösungen" (dies der Titel seines 1988 erschienenen Buches, [10]) deutet, andernorts von verminderter Konfliktlösungskapazität als Grund delinquenten Tuns gesprochen wird, so ist es einsichtig, daß derartige Interpretationen noch wesentlich strikter für die Delinquenz von Psychotikern Geltung haben müßten. Diese werden, vor allem mit fortschreitender Krankheit konfliktträchtiger. Ihre Akzeptanz in Familie und Gesellschaft nimmt ab, ihre personsgebundenen Schwierigkeiten in gleichen Maße zu. Daher weisen die eher seltenen kriminellen Karrieren Geisteskranker das gleiche Progressionsmuster der normalen Straftäter auf. Witter spricht davon, daß die Tatmuster schließlich in ein „sinnloses wenig motiviertes Handeln" übergehen [16].

Dem „destruktiven Einfall" und der „libidinösen Lust am Zerstören" begegnen wir bei gesunden und kranken Tätern [11]. Auch das von Stransky beschriebene „Initialdelikt" ist nicht ausschließlich durch seine motivische Uneinfühlbarkeit sondern auch durch das Herausfallen aus dem biographisch erwarteten Verhalten gekennzeichnet.

Auch wenn schwere Aggressionsdelikte sich durch „Motivlosigkeit oder Motivarmut" auszuzeichnen scheinen, meint Witter, blieben Strukturen und Grundprobleme der Ausgangspersönlichkeit deutlich erkennbar [16]. Der Altmeister der Forensik, Gruhle schrieb seinerzeit, es gebe kein Verbrechen, welches man nicht verstehen könne. Goethe ist sogar einen Schritt weitergegangen, wenn er meinte, er kenne keines (Verbrechen), dessen er sich nicht selber fähig gefühlt hätte.

Ein fehlendes, d. h. genau genommen, ein in der Exploration nicht aufdeckbares Motiv ist ebensowenig wie ein uneinfühlbares ein sicheres Kriterium zur Beurteilung der psychischen Qualität des Täters. Wie schon De Boor [2] in seiner Monographie über motivisch unklare Delikte ausgeführt hat, sind solche eher selten — und zwar in beiden Tätergruppen. Schuldfähigkeit ist nicht gleichzusetzen mit Einsehbarkeit des Tatmotives und umgekehrt. Wir sollten uns auch bei der Beurteilung eines psychotischen Täters von der Mahnung Jaspers leiten lassen: „Einen Menschen zu begreifen, fordert die Anschauung seines Lebens von der Geburt bis zum Tode".

Stumpfl hat darauf hingewiesen, daß schizophrene Entwicklungen „von Beginn an mit der gesamten Persönlichkeitsentwicklung" verbunden sind und zitiert in Zusammenhang damit, M. Bleuler: „Wenn man Schizophrene genau kennt, läßt sich jede wahnhafte Vorstellung, jede gedankliche Entgleisung, jede Halluzination, jede Gedächtnisillusion, jede stereotype und jede abnorme Gefühlsregung mit entsprechenden normalpsychologischen Erscheinungen aus gesunden Tagen in Zusammenhang bringen [13]." Dies gilt auch, wie die neuere Paranoia-Forschung herausgefunden hat, für den sogenannten autochthonen Wahn. Im Zusammenhang mit viktimologischen Überlegungen kommt dem deshalb besondere Bedeutung zu, weil paranoide Schizophrene als besonders gefährlich gelten müssen und ihre Gewalttaten sich durch außergewöhnliche Brutalität auszeichnen können.

H. Stierlin [15] hat sich in einer 1956 vorgelegten Arbeit mit gewalttätigen Patienten in deutschen Kliniken und psychiatrischen Anstalten beschäftigt. Unter seinen 773 Fällen aggressiver Patienten waren 59,6% dem schizophrenen Formenkreis zuzurechnen. Natürlich handelt es sich dabei um eine negative Auslese, doch dominieren schizophrene Täter auch bei extramuralen Straftaten Geisteskranker, wenn wir Alkoholtäter ausklammern.

Hinsichtlich der Motivation kam es zur folgenden Verteilung:

- Impulshandlungen 418 (54%)
- Geplante Aggressionen 53 (7%)
- Geplante Aggressionen u. Auslöser 14 (2%)
- Kein Motiv erkennbar 107 (14%)

Es scheint 35 Jahre später bemerkenswert, daß Stierlin schon damals zum Abbau dieser Aggressivität die „non restraint"-Behandlung vorschlug.

Aus diesen Zahlen auf eine besondere Delinquenzanfälligkeit Geisteskranker zu schließen, wäre völlig falsch. D. Simons [10] weist darauf hin, daß Mord und Totschlag insgesamt seltene Ereignisse seien und nur 2,4% der Gesamtkriminalität ausmachen; die Anzahl geisteskranker Täter entspreche ihrem Bevölkerungsanteil. Bemerkenswert scheint der Hinweis, daß ein Drittel ihrer Tötungsdelikte erst nach dem ersten Krankenhausaufenthalt begangen wurden. Eine viktimologische Besonderheit aller Tötungsdelikte, daß etwa drei Viertel der Opfer dem näheren Verwandten- und Bekanntenkreis angehören, gilt auch bei psychotischen Tätern, wobei die Selbsttötung nach vollbrachter Tat bei ihnen seltener als im Durchschnitt zu sein scheint.

Higachi fand (1960) bei Tötungsdelikten gegen Aszendenten und Deszendenten überwiegend die Hauptschuld beim Opfer; bei Geschwistertötungen zu 50%. I. Diesinger spricht von 53% Provokationen durch das spätere Opfer. Diese allgemeine viktimologischen Tatmerkmale können wir auf Grund der eigenen Fälle auch bei Psychotikern bestätigen. Das Zusammenwirken von Verständnislosigkeit, das Verdrängen der Krankheit durch die Angehörigen, die allzu leichtfertige Androhung der Krankenhauseinweisung in Verbindung mit erhöhter Vulnerabilität und kommunikativer Schwäche kann schließlich die Katastrophe herbeiführen.

Tabelle 1. Gesamtzahl der Fälle 1979 − 89 (Gesamtzahl: 178, normale Täter: 152, Exkulpierungen: 26)

1. Tötungsdelikte und schwere Körperverletzung in Tötungsabsicht	64	50	14
2. Erweiterter Suicidversuch	5	2	3
3. Tötung des Neugeborenen	4	3	1
4. Notzucht	38	37	1
5. Schändung	33	29	4
6. Sexuelle Deviationen	32	29	3
Gesamtzahl	178	152	26
Prozente	(100)	(85)	(15)

Die in dieser Tabelle errechneten Prozentzahlen lassen natürlich keinen Schluß auf die Verteilung zwischen gesunden und kranken Tätern in den angeführten Deliktsgruppen zu, weil sie sich aus dem Zufall der Sachverständigenbestellung ergeben haben. Bemerkenswert für unsere Fragestellung erscheint, daß unter den begutachteten 93 Triebtätern nur ein Schizophrener aufscheint. Ebenso war an den vier Fällen von Tötung Neugeborener nur einmal eine Schizophrene beteiligt. Zur Geschlechtsverteilung bei den (mißglückten) erweiterten Suizidversuchen wäre zu bemerken, daß in 10 Jahren kein überlebender männlicher Täter angefallen ist, weil diese Täter nach Tötung des Opfers meist mit Suizid enden. Bei den fünf Täterinnen wurden drei wegen endomorpher Depression exkulpiert.

Die jeweilige Beziehung zwischen Opfer und Täter weist ein ähnliches Verteilungsmuster wie zwischen Normalen und Psychotischen auf.

Tabelle 2. Opfer-Täter-Beziehung bei Tötungsdelikten

Tötungsopfer	Normale Täter	Exkulpierte Täter
Intimpartner	17	3
Familienangehörige	14	10
Fremde	18	5

Tabelle 3. Diagnoseverteilung bei 18 exkulpierten Tätern

Schizophrenie und schizoaffektive Pschose	8
Endomorphe Depression	4
Paranoide Zustandsbilder	2
Alkohol-Paranoia	1
Drogenrausch	1
Volltrunkenheit	2

Aus den schon genannten Gründen kommt der Verteilung viktimologischer Aspekte bei unseren gesunden Tätern keine statistische Bedeutung zu. Die Intimpartnertötungen waren überwiegend Affektdelikte, die als sogenannte „Trennungsdelikte" einzuordnen wären. Bei den Tötungsdelikten an Angehörigen dominierten Matricide durch Jugendliche und Heranwachsende. Die Tötungsdelinquenz bei Fremdopfern verteilte sich zwischen Rationaltaten (Raub) und Affekttaten, wobei Alkoholisierung von Opfern und Tätern häufig im Spiele war.

Unter den 18 exkulpierten Tätern (Tötung und Tötungsversuch) fanden sich 8 Schizophrene, was 45% entspricht.

Auf die motivischen und viktiomologischen Aspekte kann wegen der geringen Zahlen nur kasuistisch eingegangen werden. Unter den zehn dargestellten Fällen ist Fall 8 kein Schizophrener, schien jedoch im Vergleich zu Fall 7 besonders interessant.

Fall 1

C. W., verwitwet, Näherin, zur Zeit der Tat 56 Jahre alt, tötet nach einer Auseinandersetzung ihre Mutter durch mehrere wuchtige Hammerschläge gegen den Kopf. W. war 30 Jahre vor der Tat wegen einer akuten schizophrenen Psychose erstmals und bis zur Tat weitere achtmal aufgenommen. Sie fiel schon immer durch Streitsucht und Rechthaberei auf. Im akuten Schub meist psychomotorisch sehr erregt, zerfahren, verbal aggressiv, paranoid; auch in der Remission ohne Krankheitseinsicht. Umgekehrt hatte die Mutter die Krankheit der Tochter nie erfaßt. Der Tochter-Mutter-Konflikt aus der Sicht der Täterin: sie sei von der Mutter schon als 15jährige mißhandelt und mit einer Schere verletzt worden; sie habe sie neunmal unbegründet in die Anstalt gesteckt, sich in die Kindererziehung eingemischt; sie sei Schuld am Erstickungstod ihrer Tochter und Enkelin, weil diese wegen mangelnder Aufsicht durch das Opfer bei einem Zimmerbrand erstickt seien; sie habe sie mit einer Überdosis Leponex vergiften wollen. Unmittelbar nach der Tat äußert sich die Patientin, das sei die Rache für alles gewesen, es tue ihr nicht leid, sie sei lieber im Gefängnis als in der Psychiatrie. Unmittelbar tatauslösend war die Ankündigung der Mutter, sie in die Psychiatrie zu stecken.

In der 10-jährigen Nachbeobachtung keine ernsteren Aggressionshandlungen.

Epikrise

Der Mutter-Tochterkonflikt mit erheblichem Schuldanteil der Mutter; der Tat selber gehen Vorgestalten in Form von Drohungen und leichten Aggressionen voraus. Am Vortag der Tat wurde dem Einweisungsantrag nicht entsprochen, weil man das konfliktuöse Verhältnis seit Jahren kannte und als üblichen Familienstreit wertete. Exkulpierung und Unterbringung gem. § 21/1 StGB.

Fall 2

H. T., 28 Jahre alt, ledig, ohne Beruf, tötet mit Hackenschlägen seinen Vater und versucht, die dazwischentretende Mutter gleichfalls zu töten. Diese überlebt mit schweren Kopfverletzungen. T. wurde, da beide Eltern berufstätig waren, von der Großmutter erzogen. Er besuchte das Gymnasium auswärts und begann ein Medizinstudium, das er nach 10 erfolglosen Semestern abbrach. Die Anamnese ergibt, daß bald nach der Matura ein Lebens- und Leistungsknick einsetzte. Es wurde schließlich an einer Klinik eine Hephrenie diagnostiziert. T. lebt dann mit den Eltern, verrichtete untergeordnete Tätigkeiten und führt eine sonderlinghafte, unauffällige Existenz. Vom Vater wurde er immer wieder als Versager hingestellt, vor Fremden herabgesetzt, auch als Erwachsener noch geohrfeigt, statt einer systematischen Behandlung wurde die Krankheit verdrängt.

Bei der ersten Untersuchung meint der Patient, es hätten sich allmählich Vorstellungen entwickelt, er müsse seinem Vater etwas antun, um sich zu befreien. Die Mutter habe er nicht töten wollen, gegen sie habe er keinen Haß gehabt, wollte aber nicht, daß sie allein weiterlebe. Nächste Verwandte bestätigen, daß er in introvertierter Isolation lebte, der Vater wiederholt angedeutet habe, es wäre besser, er brächte sich um.

Wenige Stunden vor der eigentlichen Tat würgte er im Zuge eines Wortwechsels den Vater. Dieser wollte die Polizei rufen, wurde von der Mutter des Patienten davon abgebracht. Zwei Stunden später erfolgte die Tat. Eigeninterpretation des Patienten: Stimmen hätten ihn aufgefordert, sich durch die Tötung des Vaters zu befreien. Exkulpierung und Unterbringung gem. § 21/1. In der 10-jährigen Nachbeobachtung aggressionsfrei, häufig zur Mutter beurlaubt, zum Teil offene Unterbringung.

Epikrise

Klassischer Vater-Sohn-Konflikt; mangelnde emotionale Bindung an beide Elternteile. Jahrelange „vergiftende Haltung" des Vaters; Verdrängung der Krankheitsrealität statt Behandlung; mit der Tötung der negativen Bezugsperson ist das Aggressionspotential erschöpft; mißlungene Konfliktlösung infolge hebephrener Persönlichkeitsstörung.

Fall 3

G. W., 23 Jahre, ledig, Student, tötet mit mehreren Messerstichen seine Mutter. Dem zu Hilfe kommenden Vater versetzt er gleichfalls mehrere Stiche. Kurz nach der Tat meint der Patient: die Mutter habe ihn gehaßt; als kleines Kind viel verprügelt; sie sei an sich ein guter Mensch, aber manchmal spinne sie komplett. (Sie war auch in stationärer psychiatrischer Behandlung.) Er habe oft das Elternhaus verlassen wollen, es dann aber nicht getan. Vor 2 Jahren habe er schon einmal durchgedreht und hätte fast seine Mutter umgebracht. Damals wollte ihn seine Mutter „sterilisieren", weil sie Kontakte zu Mädchen verhindert habe. Damals hätten ihm zwei ehemalige Mitschüler eingesagt: „Du mußt die Mutter umbringen, damit Du erlöst bist". Auf die Frage, ob er sich schuldig fühle: „Der Mord ist nicht in Krankheit geschehen. Ich habe das bewußt und echt miterlebt; der Entschluß muß mir eingeflößt worden sein." Den Vater habe er immer geliebt, den habe er nur in Notwehr verletzt.

Der Vater meint, W. sei von der Mutter streng gehalten und wie ein Kind behandelt worden; er habe sich aber nie beklagt. Die Schwester bestätigt, daß die Mutter den Patienten isoliert und sich gegen seine Partnerschaftsversuche gestellt habe. Er habe sich aber auch ihr gegenüber nie beklagt. Seit 1 1/2 Jahren beobachtete sie Beziehungs- und Verfolungsideen. Am Vortag der Tat sei der Patient plötzlich in der Firma des Vaters erschienen und habe von Schwierigkeiten mit der Mutter berichtet. Er habe den Eindruck gemacht, als ob er sich von seiner Mutter verfolgt fühle. Trotz einer schon über 1 Jahr gehenden Wesensänderung, Suizidideen, Leistungsversagen erfolgt keine weitere Behandlung. 5 Wochen nach der Tat interpretiert W: als Bedingung für die Aufnahme ins Paradies sei die Tötung seiner Mutter verlangt worden. Er habe in einem „neurotischen Rausch" gehandelt; um sich davon zu befreien, habe er töten müssen. Um das Unrecht seiner Tat auszulöschen, habe er sich selber das Leben zu nehmen versucht. Er begreife jetzt seine Handlungsweise, könne sie sich aber nicht erklären. Exkulpierung und Unterbringung gem. § 21/1.

Epikrise

Mißglückte Mutter-Sohn-Beziehung ohne Fähigkeit, sich aus der negativ getönten Mutterbindung zu lösen; die Schwierigkeiten, eine Partnerbeziehung aufzubauen, werden durch das dominante Verhalten der Mutter erhöht und zunehmend wahnhaft verformt. Die notwendige Behandlung wird unterlassen, das Faktum der Erkrankung von den Eltern verdrängt; vom praktischen Arzt trotz alarmierender Vorgestalten die Gefährlichkeit nicht erfaßt, der appellative Charakter der Zuflucht beim Vater mißverstanden. Es handelt sich um eine überwiegend paranoide Schizophrenie.

Fall 4

Ph. R., 50 Jahre, geschieden, Pensionist, tötet seine Lebensgefährtin, indem er ihr nach einer wörtlichen Auseinandersetzung den Hals durchschneidet. Er wird kurz nach der Tat in verwirrtem Zustand als Geisterfahrer auf der Autobahn gestoppt und erst später als Täter erkannt. Seine schizophrene Erkrankung ist seit 15 Jahren durch wiederholte stationäre Aufenthalte dokumentiert. Er wurde vom Verfasser mehrfach begutachtet und wegen Zurechnungsunfähigkeit wiederholt exkulpiert. Anläßlich einer Brandstiftung vor 9 Jahren, wobei trotz des akuten psychotischen Zustandes ein komplexes Motivationsfeld aufdeckbar war, wurde auf seine Gefährlichkeit hingewiesen. R. ist mit 17 Jahren erstmals straffällig geworden. Seine später von ihm geschiedene Gattin hat er einmal zu erwürgen versucht. Zu seiner Delinquenz erklärte er anläßlich einer Aufnahme: er sei „aus Lust an strafbaren Taten" kriminell geworden. Seit zwei Jahren unterhält er mit der alleinstehenden älteren Frau ein Verhältnis, zieht ein halbes Jahr vor der Tat in ihre Wohnung. Da er von ihr verlangte, sexuelle Praktiken ablehnt, kommt es zur Trennung. Er hat durch zwei Jahre in einem dem Opfer gehörigen Haus Reparaturarbeiten gemacht und bekommt dort ein Wohnrecht und eine Beschäftigung als Hausmeister zugesagt. Er sollte außerdem am Pachtertrag beteiligt werden. Die Frau will ihn loswerden, es kommt immer wieder zu Streitigkeiten, er wird grob beschimpft und zum Verschwinden aufgefordert. Nach einer heftigen Auseinandersetzung wenige Stunden vor der Tat sucht R. einen nahegelegenen Friedhof auf, legt auf einem Grabe Armaturen, die er im Haus der Frau abmontiert hatte, ab, begibt sich zurück, nimmt ein Essen ein und tötet die liegende Frau durch Durchtrennung des Halses. Eine Selbstanzeige scheitert durch das Mißverständnis eines Wohnungsnachbarn. Der SV schlägt Anwendung des § 11 StGB und Unterbringung vor. Der Prozeß steht noch aus.

Epikrise

Kriminelle Karriere eines Schizophrenen, der schon vor dem ersten manifesten Krankheitsschub straffällig geworden war. Nach Krankheitsausbruch qualitative Steigerung der Delinquenz. Ein Trennungskonflikt wird durch Tötung des Intimpartners beendet. Es besteht Krankheitseinsicht.

Fall 5

M. O., 27 Jahre, ledig, Invalidenrentner, leidet seit vier Jahren vor der Tat an einer progredient verlaufenden hebephrenen Pfropfpsychose. Akute paranoid-halluzinatorische Schübe machen immer wieder stationäre Aufnahmen erforderlich. Nach dem 4. Schub tötet er seine mit ihm zusammenlebende Mutter, welche seinerzeit wegen einer Puerperalpsychose aufgenommen war. Es entwickelt sich ein ausgesprochenes Konfliktfeld. O. selber meint zur Tat: er sei immer zurückgestellt, der Bruder bevorzugt worden. Am Tattag wollte er von der Mutter Geld zum Kauf von Alkohol und Zigaretten. Die Mutter habe abgelehnt. Stimmen hätten ihm gesagt, er solle sie abstechen. Er versetzte ihr, die keine Gegenwehr zeigte, zahlreiche Stiche und erklärte dazu, das sei die Vergeltung gewesen, weil sie ihn jeden Tag einen Teufel genannt habe. Exkulpierung nach § 11 StGB und Unterbringung gem. § 21/1.

Epikrise

Kontaktgestörter Täter mit Aggressionsneigung in der Vorgeschichte. Im konfliktbeladenen Zusammenleben mit einer insuffizienten Mutter wird diese zur negativen Bezugsperson. Eine Wunschversagung löst die mit großer Brutalität durchgeführte Tat aus. Der Haß wird in imperative Halluzinationen projeziert.

Fall 6

H. M., 33 Jahre, ledig, Hilfsarbeiter, lebt mit dem Opfer seit 4 Jahren zusammen, heiratet etwa zwei Jahre vor der Tat. Fünf Jahre vor dem nunmehrigen Mordversuch an der Ehefrau (durch schwere Stichverletzungen) bei einer BAK von 2,0 Promille, war er wegen Notzucht zu einer einjährigen Freiheitsstrafe verurteilt worden. Er wird als eifersüchtig geschildert; eine frühere Beziehung war daran gescheitert. Die Tat erfolgte nach sieben eher kurzdauernden Krankenhausaufnahmen wegen Suicidversuchen, depressiv-paranoiden Zuständen. Vier Wochen vor der Tat ruft M. bei der Polizei an: er werde von Zuhältern verfolgt, man wolle seine Frau auf den Strich schicken. Der Amtsarzt weist ihn in die Psychiatrie ein. Eine Anhaltung wird nicht durchgeführt. Die Frau macht ihm Vorhaltungen wegen seines Trinkens; droht mit Scheidung. M. wird zu einem Besuch mit Übernachtungserlaubnis beurlaubt. Die Frau verweigert ihm das Schlafen im gemeinsamen Schlafzimmer. Aus einem gefundenen Abschiedsbrief geht hervor, daß die Tat als erweiterter Suicid geplant war:

kein anderer soll die Frau haben. Die Tat wird heimtückisch durchgeführt, ohne unmittelbar vorhergehenden Streit. Exkulpierung nach § 11 StGB und Unterbringung gem. § 21/1.

Epikrise

Die Tat imponiert oberflächlich als Affekttat (Trennungsdelikt) bei pathologischer Eifersucht. Diese wurde aber im Zuge einer Psychose wahnhaft umgearbeitet: Zuhälter sind im Spiel, die Frau wird erpreßt, sie spielt mit, der Hausmeister wird bestochen; Türschlösser ausgewechselt; schwarze Autos kontrollieren die Wohnstraße; er wendet sich um Schutz an die Polizei. Tatauslösend dürfte die Scheidungsdrohung und die Verweigerung des Geschlechtsverkehrs in der Nacht vor der Tat gewirkt haben.

Fall 7

L. H., zur Tatzeit 22jähriger Hilfsarbeiter, seit zwei Jahren Unfallsrentner, sticht eine ihm unbekannte Krankenschwester vor dem Krankenhaus nieder. Unmittelbar nach der Tat erklärt er dazu: er habe auf das ganze Krankenhauspersonal einen Haß; dort hätten ihn Schwestern verspottet; eine Beziehung mit einer Schwesternschülerin sei auseinander gegangen; alle Schwestern seien Schweine und Huren. Er habe einen Leichenwagen gesehen, worauf ihn bedrohliche Stimmen durch die Stadt gejagt hätte und er schließlich zugestochen habe. H. wird in die Psychiatrie eingewiesen, wo der weitere Verlauf mit langanhaltenden akustischen Halluzinationen die Diagnose einer Schizophrenie bestätigt. Exkulpierung nach § 11 StGB und Unterbringung gem. § 21/1. Keine weiteren Aggressionen während der 10jährigen Nachbeobachtung.

Epikrise

Fall H. könnte als typisches Initialdelikt gewertet werden. Wir finden aber durchaus normalpsychologische Wurzeln der Tat und einen biographischen Zusammenhang.

Fall 8

J. S., 17 Jahre, Tischlerlehrling; aus unauffälliger Familie stammend, unbescholten und mit bisher völlig angepaßter Entwicklung, stößt der Siebzehnjährige während eines Zusammenseins mit anderen Jugendlichen ohne jeden erkennbaren Grund einem Mädchen in der Runde ein Messer in die Brust. Er entfernt sich ruhig, erzählt den Vorfall einem Freund und stellt sich der Polizei. Ein einfühlbares Motiv läßt sich nicht aufdecken; für eine psychotische Störung ergibt die Untersuchung keinen Anhaltspunkt. Ein

Schuldausschließungsgrund mangels Reife wird nicht angenommen. Das weitere Schicksal des Täters ist nicht bekannt.

Epikrise

Die Frage eines Initialdeliktes muß offen bleiben und die Tat als motivisch unklares Delikt eingeordnet werden. Beim psychotischen Täter des Falles 8, der äußerlich ganz ähnlich verlief, war dagegen ein motivischer Zusammenhang durchaus einsichtig.

Fall 9

G. B., 43 Jahre, geschieden, Journalist, tötet den Nachtportier eines Hotels mit sieben Stichen. B. aus guter Familie, hochbegabt, gerät früh in die Drogenszene. Zum Zeitpunkt der Tat weist er eine typische Drogenkarriere auf, welche in eine permanente Beschaffungsdelinquenz mündet. Abgebrochenes Studium, verschiedene künstlerische Ambitionen, publizistische Tätigkeiten werden immer wieder durch stationäre Aufenthalte in psychiatrischen Kliniken und Anstalten und durch eine Serie von Diebstählen und räuberischen Diebstählen unterbrochen. In den letzten Jahren hat er sich auf Hotel- und Bordelldiebstähle spezialisiert. Neben Haschisch nimmt er große Mengen Antapentan (als Captagon-Ersatz) und kommt bis auf 100 Tabletten am Tag. Neben der Polytoxikomanie wird vor etwa 15 Jahren die Diagnose einer schizophrenen bzw. schizoaffektiven Psychose gestellt. Er hat Suicidversuche hinter sich, darunter einen Sprung aus dem 4. Stock der Wohnung seiner Mutter, gegen die er einmal eine ernste Aggressionshandlung setzte. Er wurde wiederholt exkulpiert, gem. § 21/1 untergebracht und aus der Unterbringung wenige Wochen vor der Tat wegen nicht mehr bestehender Gefährlichkeit bedingt entlassen. Die Tat selber wurde in einem Zustand exogener Psychose begangen, imponierte als Raubmord, obwohl die überwiegenden Umstände gegen einen solchen sprachen. Nach der rasch einsetzenden Remission gibt der Täter an: er habe als Siebzehnjähriger sich mit Van Gogh beschäftigt und den Wunsch gehabt, schizophren zu werden. Sofort nach der Tat sei ihm sein Tun bewußt geworden. Er habe in den letzten fünf Jahren von Diebstahl und räuberischem Diebstahl gelebt, nie jedoch die Absicht gehabt, dies um den Preis einer Tötung zu tun. Rückblickend sei die Tat ein intellektueller Akt gewesen, der eine weit zurückreichende und über seine Person hinausweisende Vorgeschichte habe. Das Subjektive der Tat sei aus seiner revolutionären Gefühlswelt zu erklären; Raubabsichten habe er nie gehabt; er möchte aber der Polizei die Raubversion nicht nehmen. Er habe immer gewußt, daß er im Stande sei zu töten, habe das aber „leider mit niemanden besprochen". Es gebe keine „rationalen Motive für die Tat"; wenn er am Vortag von Lustmord und der Ähnlichkeit des Opfers mit seinem Vater gesprochen habe, die ihn zur Tat getrieben hätten, sei diese Interpretation unrichtig. Zu seiner der Polizei gegebenen Version, daß alle Hotelportiere in Österreich Spitzel und Zuträger fremder Mächte seien, müsse er sagen, daß ihm der Getötete hiefür nicht die geringste Annahme geliefert habe. B. wird exkulpiert und gem. § 21/1 StGB untergebracht.

Epikrise

Das Bemerkenswerte an dieser Tat, bei welcher infolge Überschichtung exo- und endogen psychotischer Elemente die Motivation gewissermaßen Verwerfungen aufweist, scheint die Selbstanalyse durch den Täter. Sie bestätigt die Auffassung Jaspers', daß menschliches Handeln nur im gesamtbiographischen Kontext verstanden werden kann und anderseits Bleuler's Ansicht, daß alle psychotischen Produktionen auf „normalpsychologische Wurzeln" zurückgeführt werden können.

Viktimologisch war eine vom Täter abgelehnte repressive Gesellschaft der tatbegünstigende Hintergrund. Brutalität und Kälte bei der Durchführung (sieben Stiche gegen ein wehrloses Opfer heimtückisch von hinten geführt) erinnern an Hinrichtungen, wie sie unter Umständen revolutionäre Fanatiker begehen. Ein mittel- oder unmittelbar provokatives Verhalten des Opfers ließ sich in diesem Falle nicht nachweisen.

Zusammenfassung

Wir möchten unsere Erfahrungen bei der Beurteilung von aggressiven strafbaren Handlungen Schizophrener unter Berücksichtigung der Opfer-Täter-Beziehung wie folgt zusammenfassen:

1. In vielen Fällen gibt es auch bei schizophrenen Tätern eine tatbegünstigende oder -auslösende Opfer-Täter-Beziehung, welche vor allem bei Affekttaten sich von denen „normaler" Täter kaum unterscheidet.

2. In Anbetracht der besonderen Vulnerabilität der Grundpersönlichkeit Schizophrener und ihrer gestörten Kommunikationsfähigkeit kommt dem Verhalten von Bezugspersonen eine besondere kriminogene Bedeutung zu.

3. Auch Geisteskranke haben eine „Handlungslogik", die wie bei Gesunden aus kognitiven und emotionalen Quellen gespeist wird. Ihre Konfliktsituationen unterscheiden sich von denen Gesunder kaum; sie liegen wie diese überwiegend im Partner- und Verwandtenbereich.

4. Aufklärung der Gesellschaft über den Umgang mit Geisteskranken im allgemeinen und die Einbeziehung des personalen Umfeldes der Kranken in den Behandlungsplan sind für die Vorbeugung gegen Delinquenz außerordentlich wichtig.

5. Die Exkulpation schizophrener Täter nach Tötungsdelikten, sollte nicht gewissermaßen als Generalprävention ihre lebenslange Unterbringung und damit Ausgliederung aus der Gesellschaft nach sich ziehen. Die Aufdeckung des „Schuldanteiles" des Opfers und das Ausscheiden der negativen Bezugsperson erlauben eine differenzierte Prognosestellung und entsprechende rehabilitative Maßnahmen.

Anmerkung des Verfassers: In über vierzigjähriger gerichtsärztlicher Tätigkeit in einem mittelgroßen Landesgerichtssprengel haben wir bei über 70 begutachteten Tötungs- und schweren Körperverletzungsdelikten Geisteskranker keine schwere Wiederholungstat erlebt.

Literatur

1. Bochnik HJ, Legewie H, Otto P, Wüster G (1965) Tat, Täter, Zurechnungsfähigkeit. Enke, Stuttgart
2. De Boor W (1959) Über motivisch unklare Delikte. Springer, Berlin Heidelberg, S 172–188
3. Goppinger H (1983) Der Täter in seinen sozialen Bezügen. Springer, Berling Heidelberg New York
4. Haddenbrock S (1985) Kritische Bemerkungen zum Beitrag von B. Mitterauer. Forensia 6 (2/3): 149–152
5. Myazawa K (1974) Zum gegenwärtigen Stand der viktimologischen Forschung in Japan: Kriminologische Gegenwartsfragen. Enke, Stuttgart, S 503–563
6. Mitterauer B (1985) Die Logik der Handlungsfreiheit. Springer, Berlin Heidelberg New York, S 125–149
7. Mannheim H (1974) Vergleichende Kriminologie, Bd 2. Enke, Stuttgart, S 503–563
8. Rode J, Scheld (1986) Sozialprognose bei Tötungsdelikten. Springer, Berlin Heidelberg New York, S 21–23
9. Schneider K (1961) Die Beurteilung der Zurechnungsfähigkeit, 4. Aufl. Thieme, Stuttgart
10. Simons D (1988) Tötungsdelikte als Folge mißlungener Problemlösungen. Verlag für angewandte Psychologie, Stuttgart, S 36–47
11. Stumpfl FJ (1961) Motiv und Schuld. Deutike, S 36–47

12. Stumpfl FJ (1975) Kriminalität, Pathorhythmie, Wahn. Springer, Berlin Heidelberg, S 118–144
13. Steigleder E (1968) Mörder und Totschläger. Enke, Stuttgart, S 12–20
14. Stierlin H (1956) Der gewalttätige Patient. Karger, Basel

Anschrift des Verfassers: Prim. Dr. O. Scrinzi, Raderweg 21, A-9062 Moosburg, Österreich

Sicherstellung der Nachbehandlung schizophrener Rechtsbrecher und Gefährlichkeitsprognose

G. Harrer und **Ch. Frank**

Institut für Forensische Psychiatrie, Universität Salzburg, Österreich

Zusammenfassung

Die bei bestimmten paranoid-schizophrenen Rechtsbrechern mitunter sehr hohe potentielle Selbst- und Fremdgefährlichkeit läßt sich in den meisten Fällen durch eine Langzeit-Therapie mit Depot-Neuroleptika soweit minimieren, daß eine bedingte Entlassung aus den freiheitsentziehenden vorbeugenden Maßnahmen vorgeschlagen werden kann. Doch die Bedeutung der für die weitere Prognose ganz entscheidenden Frage, ob und wie eine lückenlose Durchführung der Nachbehandlung gewährleistet werden kann, wird dabei von seiten des Gerichts nur zu leicht verkannt.

Eine Möglichkeit, die notwendige konsequente Betreuung zu garantieren, erscheint uns in der Bestellung eines dem Gericht gegenüber verantwortlichen Sachwalters zu bestehen. Die sich dabei ergebenden Schwierigkeiten werden erörtert.

Schlüsselwörter: Schizophrene Rechtsbrecher, Gefährlichkeitsprognose, Behandlungsgarantie durch Sachwalterbestellung.

Summary

The schizophrenic criminal: after-care guaranty and prediction of violence. The sometimes quite high potential dangerousness of paranoic-schizophrenic criminals toward self and others can in most cases be minimized by a long-term therapy with depot neuroleptics to such an extent, that a conditional release from imprisonment measures might be suggested. However, the most important question for a future prognosis, whether a

                          G. Harrer und Ch. Frank

complete follow-up treatment can be enforced seems all too easily neglected by the court.

One possibility to guarantee the necessary consistent care seems to be the appointment of a legal adviser, who is responsible to the court. The difficulties arising from this solution are pointed to.

Keywords: Schizophrenic criminals, prediction of violence, after-care guaranty by legal advisers.

Die Gefährlichkeit Geistesgestörter — d. h. die relative Wahrscheinlichkeit, eine Gewalttat zu begehen — ist, wie aus den umfangreichen Untersuchungen von Böker und Häfner [1] hervorgeht, nur unwesentlich höher als die Gefährlichkeit der strafmündigen Bevölkerung insgesamt. Geht man indes von den psychiatrischen Diagnosen aus, ergeben sich erhebliche Unterschiede. So liegt zum Beispiel das von den genannten Autoren errechnete Gewalttäterrisiko für Schizophrene um etwa eine Zehnerpotenz höher als bei den beiden forensisch ebenfalls relevanten Krankheitsgruppen „Affektive Psychosen" und „Schwachsinn".

Bei einer Zehnjahres-Inzidenz ergibt sich für die Gesamtgruppe der Schizophrenen ein Anteil von fünf Gewalttätern unter zehntausend an Schizophrenie Erkrankten. Diese Zahl mag gering erscheinen. Allerdings dürften innerhalb der Gruppe der Schizophrenien vor allem die paranoiden und die paranoid-wahnkranken Schizophrenen als gefährlicher einzustufen sein als Kranke, die anderen Schizophrenieformen zuzuordnen sind.

Wohl jedem forensisch-psychiatrischen Sachverständigen sind wahnkranke Schizophrene in Erinnerung, die unter dem Einfluß imperativer Stimmen oder im Rahmen psychotischer Angstzustände gewalttätig wurden und sich selbst oder andere schwer gefährdeten. Bei diesen Kranken ergibt sich dann meist bei jeder Exacerbation des psychotischen Zustandsbildes bzw. bei jedem Krankheitsrezidiv ein neuerliches hohes Selbst- oder Fremdgefährdungsrisiko.

Nach allgemeinen Erfahrungen und wohl auch nach herrschender psychiatrischer Lehrmeinung stellt die Langzeitbehandlung mit Neuroleptika — vor allem in Verbindung mit sozio- und psychotherapeutischen Maßnahmen — die wirksamste und sicherste Möglichkeit einer Rezidiv-Prophylaxe und Symptom-Suppression dar. Durch die Anwendung injizierbarer Depot-Neuroleptika gelingt es auch, die sonst bestehenden Probleme einer mangelnden Compliance zufriedenstellend zu bewältigen.

Mit einer wirksamen und verläßlichen Symptom-Suppression bzw. Rezidiv-Prophylaxe wird es bei den meisten dieser Risiko-Patienten gelingen, damit auch ihr Selbst- und Gemeingefährlichkeitsrisiko zu minimieren. Dies bedeutet, daß Kranke, die ohne Behandlung als gefährlich eingestuft werden müßten, unter der Therapie mit Depot-Neuroleptika nun als wesentlich weniger gefährlich beurteilt werden können. Für geistig abnorme Rechtsbrecher, über die eine Unterbringung gem. § 21 (1) oder (2) StGB verhängt wurde, heißt dies: Ohne sichergestellte Behandlung müßten sie — wegen Fortbestehens der Gefährlichkeit — in der Sonderanstalt verbleiben; bei gesicherter Therapie könnte das Gericht jedoch die bedingte Entlassung verfügen. Für die betroffenen Kranken gewinnt die Alternative „Entlassung aus den freiheitsentziehenden Maßnahmen oder nicht" noch weiter an Gewicht, da dieser für die diesbezügliche Entscheidung relevante Zustand latenter oder potentieller Gefährlichkeit ohne Behandlung nach der Entlassung in der Regel viele Jahre unverändert bestehen bleibt. Auch bei jahrelanger Fortführung der Maßnahmen allein wird das grundsätzliche spätere Risiko im Falle eines Rezidivs kaum verringert.

Folgt das Gericht dem Gutachten des Sachverständigen, daß bei entsprechender Nachbehandlung „die Gefährlichkeit, gegen die sich die vorbeugende Maßnahme richtet, nicht mehr besteht", so hat es gem. § 47 (2) StGB die bedingte Entlassung zu verfügen. Der entscheidenden Frage, auf welche Weise die sachgerechte Nachbehandlung erfolgen soll und vor allem, wie ihre Durchführung sichergestellt ist, wird dabei u. E. erfahrungsgemäß nicht die erforderliche Bedeutung beigemessen.

Es wird nämlich völlig verkannt, daß es eine Vielzahl von meist nicht vorhersehbaren Möglichkeiten gibt, die zu einer Unterbrechung oder vorzeitigen Beendigung einer neuroleptischen Behandlung führen können. Ein Psychose-Rezidiv bei schubhaftem Verlauf oder eine akute Exacerbation der psychotischen Symptomatik in chronischen Fällen mit konsekutiver höchstgradiger Selbst- oder Fremdgefährlichkeit erscheint dann oft fast schon vorprogrammiert.

In krasser Unterschätzung des Gefährlichkeitsrisikos, das sich durch eine Unterbrechung der neuroleptischen Behandlung ergibt, begnügt sich der Richter meist mit der Absichtserklärung des Patienten oder seiner Angehörigen, sich einer ärztlichen Behandlung zu unterziehen. Weder durch eine derartige Erklärung noch durch die schriftliche Mitteilung eines praktizierenden Nervenarztes oder auch einer Anstaltsambulanz, die Behandlung zu übernehmen, scheint uns eine ausreichende, dem hohen Risiko adäquate Sicherstellung einer lückenlosen, sich meist über viele Jahre zu erstreckenden Therapie mit Neuroleptika gewährleistet zu sein.

Nur zu leicht entgeht dem Arzt oder auch dem Ambulanzdienst die Nichteinhaltung einer Terminvereinbarung zur Depot-Injektion, oder man gibt sich mit einem Vorwand des Patienten zufrieden, ohne zu bedenken, daß dieser möglicherweise schon Ausdruck einer sich anbahnenden Verschlimmerung des klinischen Zustandsbildes ist.

Manche Psychiater lehnen es aufgrund ihres Rollenverständnisses als Arzt grundsätzlich ab, beim Gericht Anzeige über das Nichteinhalten der Auflagen zu erstatten, weil sie sonst — wie sie meinen — die Rolle eines Büttels übernehmen würden. Doch wird man hier u. E. die Frage nach dem „cui bono" stellen müssen, wenn der gar nicht so unwahrscheinliche und keineswegs unvorhersehbare Fall eintritt, daß sich der Patient nach einer Therapieunterbrechung schwer verletzt oder sich das Leben nimmt bzw. einen anderen Menschen verletzt oder gar tötet. Würden wir uns dann wirklich ganz frei von Schuld fühlen können? Das Argument, es sei im Gutachten ohnehin auf die Notwendigkeit einer Nachbehandlung hingewiesen worden, alles andere sei schließlich Aufgabe des Gerichtes, vermag u. E. unser Gewissen keineswegs völlig zu entlasten. Schließlich bedeutet in einem solchen Fall jede Gewalttat — mit oder ohne tödlichen Ausgang — eine schwere Belastung und nur zu oft eine soziale Katastrophe, und zwar sowohl für das betroffene Opfer und dessen Familie wie für den geisteskranken

Täter und dessen Angehörige, schließlich aber auch für Richter und Sachverständige. Erfahrungsgemäß führen solche Vorkommnisse in weiterer Folge dann dazu, daß die Gerichte unter dem Eindruck entsprechender Medien-Berichterstattung eine wiederum unangemessen restriktive Haltung auch gegenüber jenen psychiatrischen Patienten und geisteskranken Rechtsbrechern einnehmen, bei denen aus psychiatrischer Sicht eine möglichst liberale Einstellung angezeigt wäre.

Die in vielen Fällen wohl einzige Möglichkeit, die erforderliche Nachbehandlung zu gewährleisten, besteht nach unseren Erfahrungen in der Bestellung eines gegenüber dem Gericht für die exakte Einhaltung der angeordneten Therapiemaßnahmen verantwortlichen Sachwalters. Diese Lösung wird sich dabei vor allem für jene Fälle anbieten, bei denen ein ausreichendes Maß an Krankheitseinsicht und an Aufgeschlossenheit im Hinblick auf eine Langzeittherapie mit Neuroleptika gegeben ist. Bei völliger Krankheitsuneinsichtigkeit bzw. strikter Ablehnung einer neuroleptischen Behandlung wird man in der Regel von einer solchen Therapie besser Abstand nehmen. Außerdem könnte in einem derartigen Fall durch eine Zwangsbehandlung die angestrebte Minimierung der potentiellen Gefährlichkeit auch kaum erreicht werden.

Schwierigkeiten bei der erwähnten Lösung durch die Bestellung eines Sachwalters ergeben sich nun erfahrungsgemäß weniger von seiten der Strafgerichte, der betroffenen Kranken oder deren Angehörigen, als vielmehr von seiten des Vereins für Sachwalterschaft. Dieser vertritt nämlich die Auffassung, daß „die Notwendigkeit der Sicherstellung der ärztlichen Betreuung alleine kein Grund für die Bestellung (eines Sachwalters) sein kann". Aber selbst dann, wenn auch aus anderen Gründen eine solche Bestellung notwendig ist, wird von Forster und Pelikan [2] die Meinung vertreten, die Personensorge könne für den Sachwalter nicht bedeuten, „den Inhalt und die Umstände der Betreuung von den Betreuern festlegen zu lassen. Dem Sachwalter kommt es zu, Art und Umfang von Dienstleistungen auszuhandeln und ihre Durchführung zu kontrollieren".

Lehnt nun der Sachwalter — aus welchen Gründen auch immer

– grundsätzlich jede Behandlung des von ihm zu betreuenden Patienten mit Psychopharmaka ab, wird sich auch das Strafgericht gegenüber dieser Einstellung des Vereins-Sachwalters kaum durchsetzen können. Wie wir aus zahlreichen Diskussionen wissen, wird dabei vielfach auch die Auffassung vertreten, durch die Junktimierung von bedingter Entlassung einerseits und Langzeittherapie mit Neuroleptika andererseits könne man im Falle einer Zustimmung des Patienten nicht davon ausgehen, er habe diese Entscheidung in völliger Freiheit getroffen, vielmehr sei diese unter Zwang erfolgt. Damit wird die Therapie auch bei vorliegender Zustimmung des Betroffenen als „Zwangsbehandlung" abgelehnt, selbst wenn dadurch die sonst mögliche bedingte Entlassung vereitelt wird.

Dies erinnert an die Situation, in der sich bestimmte, zu lebenslanger Haft verurteilte Sittlichkeitsverbrecher befinden, die im Falle einer Kastration entlassen werden könnten. Ein derartiger Eingriff setzt jedoch das freiwillige Einverständnis des Betroffenen voraus. Eine solche Einverständniserklärung könne jedoch – so wird vielfach argumentiert – nicht anerkannt werden, weil eine derartige, unter den besonderen Bedingungen der Haft abgegebene Erklärung niemals als wirklich „freiwillig" anzusehen sei. Damit müsse von einer Kastration, die dann unfreiwillig erfolgen würde, Abstand genommen werden, was natürlich den Weiterverbleib in lebenslanger Haft zur Folge hat. Aus der Sicht des Betroffenen wird er damit unter Berufung auf seine zu schützende Freiheit in Wirklichkeit der einzigen Möglichkeit beraubt, seine Freiheit wiederzuerlangen.

Auch in unserem Fall wird dem Patienten die praktische Freiheit wichtiger sein als der Schutz seiner – sit venia verbo – ideellen, theoretischen Freiheit. Gibt der Kranke nach entsprechend eingehender Aufklärung über Risiken, Vor- und Nachteile einer Therapie mit Neuroleptika seine Zustimmung zur Behandlung, so sollte u. E. seine Entscheidung – vorausgesetzt, er verfügt über die notwendigen intellektuellen Fähigkeiten, einen derartigen Entschluß zu fassen – auch akzeptiert werden.

Der von uns vorgeschlagene Weg der Sicherstellung einer neuroleptischen Langzeitbehandlung durch die Bestellung eines Sachwalters sollte jedoch nur dann begangen werden, wenn der Betroffene in der Lage und gewillt ist, seine Zustimmung zur neuroleptischen Behandlung zu geben. Damit erscheint auch ein etwaiger Mißbrauch, z. B. in jedem Fall über den Weg einer Sachwalterschaft eine Neuroleptika-Behandlung erzwingen zu wollen, ausreichend gebannt.

Es sei jedoch in diesem Zusammenhang nochmals besonders betont, daß wir grundsätzlich keinesfalls einer medikamentösen Behandlung gewissermaßen um jeden Preis das Wort reden wollen, d. h. einer möglichst weitgehenden Ausschöpfung vor allem in der Psychiatrie Machbaren. Wir sind vielmehr im Gegenteil der Auffassung, daß gerade auf dem Gebiet der psychiatrischen Therapie das dem Juristen im Vergleich zum Mediziner viel geläufigere Prinzip der Verhältnismäßigkeit Berücksichtigung finden sollte – mehr, als dies vielleicht vielfach üblich ist. Eine Behandlung mit Psychopharmaka sollte nur dann durchgeführt werden, wenn das Behandlungs-Risiko wesentlich geringer ist als das Risiko der „Nicht-Behandlung" und ein entsprechend großer Nutzen der Therapie für den Betroffenen mit großer Wahrscheinlichkeit zu erwarten ist. Sind diese Voraussetzungen gegeben, müßte aber auch von einer derartigen Behandlungsmöglichkeit Gebrauch gemacht und dürfte die Therapie dem Betroffenen nicht aus ideologischen oder anderweitigen Gründen versagt werden.

Literatur

1. Böker W, Häfner H (1973) Gewalttaten Geistesgestörter. Springer, Berlin Heidelberg New York
2. Forster R, Pelikan JM (1986) Erfahrungen mit der Sachwalterschaft in Österreich. Recht und Psychiatrie 4: 95–101
3. Verein für Sachwalterschaft/Salzburg (1987) Schriftliche Mitteilung vom 21. 4. 87

Anschrift der Verfasser: Prof. Dr. G. Harrer, Institut für Forensische Psychiatrie, Universität Salzburg, Ignaz-Harrer-Straße 79, A-5020 Salzburg, Österreich.

Analyse der Erkenntnis- und Handlungsfähigkeit eines schizophrenen Zechprellers

B. Mitterauer

Institut für Forensische Psychiatrie, Universität Salzburg, Österreich

Zusammenfassung

Es wird eine neue Methode der psychiatrischen Beurteilung der Zurechnungsfähigkeit vorgestellt. Mit Hilfe von zwölf Kriterien ist es, unabhängig von den üblichen psychiatrischen Diagnosesystemen, möglich, die allgemeine Erkenntnis- und Handlungsfähigkeit eines Täters zur Tatzeit zu analysieren.

Am Fallbeispiel eines schizophrenen Zechbetrügers wird eine individuelle Befragung demonstriert und die Anwendbarkeit dieser Methode für die Beurteilung der Zurechnungsfähigkeit diskutiert.

Schlüsselwörter: Zurechnungsfähigkeit, Erkenntnisfähigkeit, Handlungsfähigkeit, Diagnostische Methodik.

Summary

Analysis of the cognitive facolty and the capacity to act in the case of a schizophrenic bilk. A new method of the psychiatric assessment of criminal responsibility without the use of psychiatric diagnostic systems is presented. With the aid of twelve criteria an offender's cognitive function as well as his ability to act at the time of offense can be analysed.

An individual examination is demonstrated in the case of a schizophrenic bilk and the practicability of this method for assessing criminal responsibility is discussed.

Keywords: Accountability, cognitive faculty, capacity to act, diagnostic methodics.

Einleitende Bemerkungen

Ich möchte am Fall eines schizophrenen Zechprellers zu zeigen versuchen, daß die nervenärztliche Begutachtung der Zurechnungsfähigkeit – selbst bei scheinbar eindeutigen Krankheitsbildern der klassischen Psychiatrie – auf große forensische Probleme stößt, wenn ein Zweitgutachter – aus welchen Gründen auch immer – keine Geisteskrankheit, sondern eine Persönlichkeitsstörung diagnostiziert.

Wir begegnen hier einem janusgesichtigen Phänomen von diagnostischer Ideologie und inadäquater diagnostischer Methodik, was die psychiatrische Beurteilung der Zurechnungsfähigkeit eines Täters zur Tatzeit betrifft.

Witter [7] trifft den Nagel auf den Kopf: „Die ‚neue‘ Psychiatrie, die mit quantifizierenden und operationalen Methoden arbeitet und die psychiatrischen Diagnosen mit Ein- und Ausschlußkriterien – wie im DSM-III – festlegt, bringt in der forensischen Psychiatrie für die biographische und kriminologische Dokumentation Vorteile. Zum zentralen Thema der forensischen Psychiatrie, der Beurteilung der Verantwortungsfähigkeit, bietet sie lediglich eine elementaristische Zerstückelung der Einheit Psyche in einer Art Datenfriedhof. ... so ist von der ‚neuen‘ Psychiatrie letztlich kein Erkenntnisgewinn für die forensische Psychiatrie zu erwarten" (S. 74). Es wurden aber bisher mit Ausnahme der „strukturalen Psychopathologie" von Luthe [3] keine neuen Konzeptionen erarbeitet, welche zur Überwindung dieser methodischen Schwäche forensisch-psychiatrischer Alltagstätigkeit beitragen könnten.

Es soll nun ein eigener Ansatz vorgestellt werden, die Diskretions- und Dispositionsfähigkeit eines Täters zur Tatzeit nach Kriterien zu analysieren, welche *unabhängig* von psychiatrischen Diagnosesystemen angewandt werden können.

Zunächst sei jedoch eine Fallgeschichte mitgeteilt:

Falldarstellung

Der 32jährige arbeitslose Josef B. war wegen Zechbetrugs zu begutachten. Er hat innerhalb von acht Tagen insgesamt 13 Gastwirte durch unbezahlte Zechen um einen Gesamtbetrag von öS 3941, – geschädigt.

Josef B. wurde am 14. 1. 1958 als einziges Kind seiner Eltern auf einem kleinen Bauernhof in Niederösterreich geboren. Der Vater verstarb bereits in der letzten Grundschulklasse des Kindes nach einer Magenoperation. Die seit dem Tod ihres Gatten immer kränkliche und auf nervenärztliche Behandlung angewiesene Mutter starb 1982 in einer Nervenklinik. Die Großväter, beide Bauern, lernte der Knabe nicht mehr kennen. Die Großmutter väterlicherseits starb im Alter von 89 Jahren, sei komplett verwirrt gewesen. Die Großmutter mütterlicherseits sei demgegenüber geistig sehr rege gewesen, jedoch mit 80 Jahren tödlich verunglückt. Um so mehr sei es „ein großes Glückserlebnis" gewesen, wenn er etwas Besonderes zu Essen oder auch zum Kleiden bekommen habe. Er lege seit jeher auf einen individuellen Stil Wert. „Ich kann gar nicht anders."

Er sei als Kind fast ausschließlich sich selbst überlassen gewesen und habe sich, da er überhaupt nicht erzogen worden sei, selbst erzogen.

Der Bruder des Vaters, ein praktischer Arzt, sei zum Vormund des Knaben bestellt worden, den er − selbst kinderlos − als sein eigenes Kind betrachtet habe. Die Mutter habe das Vieh verkauft und den Grund verpachtet. Sie sei auf eine psychopharmakologische Dauerbehandlung angewiesen gewesen und habe nur das Nötigste bewältigt. Wenn sie „in verwirrte Zustände" geraten sei, habe sie nichts gekocht. (Dann habe die Nachbarin oder auch die Köchin des Pfarrers öfter etwas gebracht.) „Ich habe es empfunden, als ob ich für sie sorgen muß, sie das Kind ist." Die vorzeitige Verantwortung des Kindes für seine Mutter sei seelisch sehr belastend gewesen.

In der ersten Hauptschulklasse habe ihm sein Onkel einen Wechsel in das Gymnasium ermöglicht und die Kosten des Internats bezahlt. Seine Schulleistungen seien gut bis mittel gewesen. Ab der sechsten Gymnasialklasse habe sich durch Gespräche mit seinem Onkel die Vorstellung verfestigt, Arzt zu werden.

Nach der 1976 mit guten Durchschnittsleistungen abgelegten Matura habe er in Wien das Medizinstudium aufgenommen. Er habe von der Waisenrente und vom Verkauf eines vom Vater geerbten Grundes sein Studium finanziert. Nach Abschluß des Knochenkolloquiums und zweier Sezierkurse habe er sich entschlossen, das Medizinstudium zu beenden. Anschließend habe er den Präsenzdienst beim Bundesheer geleistet.

Von März bis Oktober 1979 sei er im Staatsdienst als Sachbearbeiter für Subventionen von Wohlfahrtsvereinen tätig gewesen. Es habe ihm „überhaupt nicht zugesagt, am Schreibtisch zu sitzen, ohne initiativ werden zu können. Ich konnte keine freie Phantasie entfalten."

Die nächsten drei Jahre sei er als Vertragsbediensteter im Sozialamt der Gemeinde Linz angestellt gewesen.

Den Tod seiner Mutter im Januar 1982 habe er als Erleichterung empfunden. „Da ich etwas geerbt hatte, wollte ich frei wie ein Vogel fliegen, ohne in der Früh nach dem Wecker schauen zu müssen." Er habe daher in den nächsten vier Jahren seinen Lebensunterhalt vom Erbe bestritten und seine Zeit meistens in Wien verbracht. Er habe viel gelesen und vor allem die Bücher des indischen Sektenführers Bhagwan Shree Rajneesh verschlungen. Die Beschäftigung mit dem Gedankengut dieser Sekte habe bei ihm zu immer klareren geistigen Entwicklungen und zu Erleuchtungserlebnissen geführt, die er jedoch für sich behalten habe. Sein Lebenslauf sei äußerlich unverändert geblieben. Mitte 1985 habe er den Drang verspürt, die Gruppe bzw. Schüler des Guru genauer kennenzulernen. Daher habe er sich für einen Monat im Rajneesh-Meditationszentrum in München aufgehalten. Er habe ein „geistiges Klarerwerden" erfahren. Die Bedürfnisse des Körpers einschließlich sexueller Wünsche seien in den Hintergrund getreten. Josef B. habe allerdings ohnehin nie ein ausgeprägtes Bedürfnis nach einer Freundin gehabt. Von Oktober 1988 bis Mai 1989 habe er im Ashram des Shree Rajneesh in Indien gelebt.

„Im Zentrum dieser Sekte hatte ich sehr tiefe Erlebnisse, die mir Bescheid gaben, daß ich auf dieser Erde Herrscher der Erde, Gott und der wiedergeborene Adolf Hitler bin. Das ist eine Einheit."

Die Erkenntnis über seine neue Funktion, die er für sich behalten habe, sei ihm um die Weihnachtszeit 1988 gekommen. „Es war das Bewußtsein da, daß du dich von Tag zu Tag mehr ausbreitest und die Leute, die für dich empfänglich sind, es wissen, ohne zu sprechen. Ich habe es überall bei Menschen aller Nationalitäten gespürt durch den Augenkontakt und Gesichtsausdruck. Es passiert von selbst. Es ist nicht nötig, das hinauszuschreien. Es ist alles ein Vorgang der Energie, der Aussendung von Schwingungen. Ich bin das Zentrum dieser Strahlen, die ich aussende in einem bestimmten Frequenzbereich. Wer auf diese Frequenz anspricht, der empfängt sie; der andere wird davon abgestoßen."

Seine jetzige Haft und die damit verbundenen kargen Lebensumstände erlebe er nicht als bitteres Unrecht gegen den Herrscher der Welt. „Es ist ein Hinuntersteigen in die untersten Bereiche der Gesellschaft, um zu schauen und Leute herauszuholen, die da versumpft sind. Ich habe die Gewißheit, daß es bei einigen schon gelungen ist — durch das Empfinden, daß sich die Atmosphäre geändert hat, bei denen in der Zelle und überhaupt im Gefängnis." Er habe seine Wirkung auch bei Gefängnisinsassen entfaltet, die er nie gesehen und namentlich kennengelernt habe.

Befragt, wie sich sein Auftrag als Herrscher der Erde weiterhin ausgestalten werde, gab Josef B. an: „Das liegt in der Vorsehung. Es ist alles vorgesehen, gesehen, wie es geschieht und wie es die jeweilige Situation erlaubt — wie es die jeweilige Situation mir eingibt. Diese Stimme, die ich höre, bin ich selber."

Die dreizehn Zechbetrüge wurden stets auf dieselbe Weise begangen. Beispielsweise so:

Die Stimme habe ihm befohlen: „Geh am Abend ins ‚T.' speisen. Schau Dir einmal diese Künstleratmosphäre an."

Vorher habe ihn die Stimme ins Cafe „Tb." auf einen kleinen Braunen geschickt. Dort habe die Stimme zu ihm gesagt: „Geh einfach. Kein Problem, es ist nur ein kleiner Brauner. Es kann passieren, daß man da einmal zu zahlen vergißt."

Im „T." habe er konsumiert, was ihm die Stimme angeschafft habe. Als es zum Zahlen gekommen sei, habe ihm die Stimme wieder eine Ausrede vorgesagt: „Sag, du hast die Geldbörse vergessen, du bist jetzt gerade draufgekommen. Warte dann die Reaktion ab!"

Die Kellnerin sei sehr nett gewesen und habe gesagt, dann bringen Sie das Geld irgendwann vorbei. Darauf habe die Stimme keinen Kommentar gegeben. Er habe selbst nicht einmal den leisesten Gedanken gehabt, das Geld zu bringen, weil er sich voll bewußt gewesen sei, daß er sich nehmen könne, was er zum Leben brauche.

Die Stimme sage, er habe nur einfache Lebensbedürfnisse. Es könnte allerdings auch sein, daß ihm die Stimme ein luxuriöses Leben anschaffe. Beispielswiese sich ein Auto zu nehmen. Dies sei aber bis jetzt noch nicht der Fall gewesen. Tags darauf habe ihn die Stimme ins Cafe „K." geschickt. Dort habe er eine Schokolade getrunken. Als er ausgetrunken habe, habe die Stimme zu ihm gesagt: „So, jetzt geh!" Daraufhin habe er, ohne zu zahlen, das Lokal verlassen.

Einige Stunden später habe ihm die Stimme befohlen, ins „C." zu gehen und ein Achterl Weißwein zu trinken. Auch hier habe die Stimme, nachdem er den Wein ausgetrunken habe, zu ihm gesagt: „So jetzt geh wieder. Jetzt geh ordentlich essen. Geh in die ‚W. W.'!" Die Stimme habe wiederum genau gesagt, was er essen und trinken solle. Sie habe in diesem Lokal zu ihm gesprochen: „Laß dir's gut schmecken. — Jetzt ist es genug!" Dann habe die Stimme weiterhin gesagt: „Geh jetzt hinaus, ohne irgend etwas zu sagen, und warte die Reaktion ab!"

Da sei er einfach aus dem Lokal gegangen, und niemand sei nachgekommen.

Tags darauf habe die Stimme zu ihm gesagt: „Geh zur Abwechslung einmal aufs Arbeitsamt und schau dir dort die Atmosphäre an!"

Daraufhin sei er dorthin gegangen; es sei jedoch wegen Streiks gesperrt gewesen. Da habe die Stimme gesprochen: „So, jetzt geh ins Cafe ‚H.' und schau die Zeitungen durch und trinke Schokolade!" Später habe sie gesagt: „Bestell dir noch eine Schokolade!" Dann habe die Stimme befohlen: „Geh, ohne etwas zu sagen, hinaus!" Das habe er getan, und wiederum sei niemand nachgekommen.

Nun habe die Stimme zu ihm gesagt: „So, jetzt gehst ein bisserl in der Stadt spazieren und schaust in Buchhandlungen Bücher durch!" Dann habe sie ihn aufgefordert, ins Cafe „L." auf einen Kaffee zu gehen. Dies habe er auch getan. Die Stimme habe hier gesprochen: „Sag zur Kellnerin, du hast deine Brieftasche verloren!" Die Kellnerin habe gemeint, er solle das Geld halt irgendwann verläßlich vorbeibringen. Dann habe ihm die Stimme befohlen, in die Altstadt hinüber zu spazieren und in Buchhandlungen zu gehen. Er habe − auf Geheiß der Stimme − Geschichtsbücher durchgeschaut. Zuletzt sei er in der Dombuchhandlung gewesen. Da habe die Stimme gesagt: „So, jetzt schau noch auf die Festung rauf!" Er sei sogleich hinaufgegangen. Er sei jedoch nur bis zur Kassa-Stelle gekommen, weil er kein Geld gehabt habe. Er sei darauf auf dem Mönchsberg umherspaziert. Dann habe die Stimme gesagt: „So, jetzt fährst du mit dem Bus wieder ins Heim zurück. Heute brauchst du nichts mehr essen!" Im Heim habe er eine Mitteilung vorgefunden, daß die Kripo angerufen habe, er solle in die Polizeidirektion kommen. Er sei auch am nächsten Tag hingefahren. Dort seien schon Anzeigen vorgelegen. Man habe ihn sofort nach der Vernehmung in Haft genommen. Die Stimme habe gesagt: „Laß es geschehen!"

Während der nervenärztlichen Untersuchung sagte die „Stimme" zu Josef B. u. a. folgendes: „Beantworte genau die Fragen, die dir gestellt werden! Du bist in passenden Händen. Du brauchst keinen Antagonismus zu entwickeln! Es gibt nichts mehr, was keinen Sinn hat! Alles, was dir passiert, hat einen Sinn!"

Ferner bemerkte Josef B., daß er sich sehr wohl und sicher fühle. Jetzt in der Untersuchungshaft lese er eine Biographie über Hitler. Die innere Stimme sei für Hitler. Sie sage zu ihm: „Hitler war ein Mensch wie Du, der auf die Welt gekommen ist, um die Menschheit von den dunklen Mächten zu befreien. Ihr beide seid dieselben. Du bist der wiedergeborene Führer!"

Darum plane er, so bald wie möglich − so wie Hitler − nach Deutschland zu gehen. Alles sei vorbestimmt. Es könne höchstens etwas gebremst, jedoch nicht ungeschehen gemacht werden. Bezüglich der Zechprellereien befehle ihm die Stimme, er solle nicht offen sagen, was wirklich los sei, sondern, er habe das Geld vergessen. Die Stimmte sagte wortwörtlich: „Die Leute, die zu dir gehören, kennen dich, die anderen sollen möglichst nicht involviert sein." Seine ganze Existenz sei im Heranreifen. Es sei für ihn verständlich, daß, würden alle so handeln wie er, ein komplettes Chaos entstehen würde.

Am Ende der Untersuchung bekannte Josef B., daß er das erste Mal über alles das erzählt habe, was wirklich in ihm vorgehe.

Mit Ausnahme der üblichen Kinderkrankheiten und einigen grippalen Infekten sei er immer gesund gewesen. Er trinke ab und zu ein gutes Glas Wein. Er rauche nur bei Gelegenheit, früher habe er auch Haschisch probiert. Er nehme keine Medikamente.

Die neurologische Durchuntersuchung ergab keinen krankhaften Befund. Im Züwie-Verfahren fand sich eine überdurchschnittliche intellektuelle Leistungsfähigkeit (IQ: 109).

Der Rorschach-Befund zeigte in Übereinstimmung mit dem klinischen Gespräch ebenfalls eine insgesamt gut erhaltene Intelligenz ohne Zerfahrenheit des Gedankenganges, jedoch mit Neigung zur Verallgemeinerung. Diskrete Zeichen gestörter Realitätskontrolle. Die affektive Anpassungsfähigkeit ist durch die ausreichende Verstandeskontrolle gesichert.

Diagnose: Schizophrenie vom paranoiden Typ (DSM III-R: 295.3).

Wir sind in unserem Gutachten zum Schluß gekommen, daß Josef B. aus nervenärztlicher Sicht aufgrund seiner Geisteskrankheit zu den Tatzeiten sowohl diskretions- wie auch dispositionsunfähig gewesen ist.

Hingegen vertrat der Zweitgutachter die Auffassung, daß der Beschuldigte zwar eine höhergradig abnorme Persönlichkeit, jedoch zurechnungsfähig ist.

Es wurde aber vom Gericht kein Fakultätsgutachten angefordert, sondern das Verfahren eingestellt.

Josef B. befindet sich seither in regelmäßiger psychiatrischer Behandlung. Unter neuroleptischer Medikation (Perphenacin: 4/4/8 mg/die) begann er seine Wahnideen selbst zu bezweifeln. Während der körperlich anstrengenden Tätigkeit als Lagerarbeiter ist Josef B. zeitweise völlig wahnfrei.

Analyse der allgemeinen Erkenntnis- und Handlungsfähigkeit des Täters zur Tatzeit

Man kann dieser diagnostischen Unsicherheit der nervenärztlichen Sachverständigen, welche für alle in foro Beteiligten äußerst belastend ist, vermutlich nur begegnen, wenn man durch ganz konkrete Fragen analysiert, inwieweit die allgemeine Erkenntnis- und Handlungsfähigkeit des Täters zur Tatzeit gestört war. Dabei geht es nicht in erster Linie um Recht oder Unrecht − wie in § 11 öStGB formuliert −, sondern um die nervenärztliche Untersuchung und Diagnostik aller wesentlichen psychophysischen Funktionen, welche normalerweise die allgemeine Erkenntnis- und Handlungsfähigkeit eines Menschen ermöglichen.

Die juridische Fragestellung − Einsichtsunfähigkeit in das Unrecht sowie Unfähigkeit, einsichtsgemäß zu handeln − ist aus nervenärztlicher Perspektive eine auf das Recht bezogene spezielle, welche allein vom Gericht zu entscheiden ist.

Um den Rahmen dieser Studie nicht zu überschreiten, können

Tabelle 1. Analyse der allgemeinen Erkenntnisfähigkeit des Täters zur Tatzeit

---

- Analyse des Grades der Selbstbezogenheit des Erkennens und Handelns
- Analyse der Unterscheidungsfähigkeit zwischen Ich und Mitmenschen (Umwelt)
- Analyse der emotionalen Erkenntnisfähigkeit
- Analyse der sittlich-rechtlichen Erkenntnisfähigkeit

---

die theoretischen Grundlagen hier nicht dargelegt werden. Es sei daher gestattet, auf die einschlägigen Veröffentlichungen zu verweisen [2, 4, 5, 6].

Zunächst sei ein Überblick gegeben, welche Fragenkomplexe bei einer allgemeinen Erkenntnis- und Handlungsanalyse eines Täters zu berücksichtigen sind. Anschließend soll am Beispiel von Josef B. eine konkrete Befragung demonstriert werden.

Wir gehen davon aus, daß das normale menschliche Individuum im Wechselspiel zwischen *Handeln* und *Erkennen* seine *Intentionen* (Trieb, Wünsche, Sehnsüchte) in einer bestimmten Umwelt (Dinge, Lebewesen, Menschen) zu verwirklichen sucht. Dieser kommunikative Akt der Selbstverwirklichung wird *emotional* und mehr oder weniger *selbst-bezogen* (ich-bewußt) erlebt.

Geht man von dieser allgemeinen Beschreibung eines funktionierenden menschlichen Systems aus, so bieten sich für die nervenärztliche Analyse eines Täters zur Tatzeit zumindest folgende zwölf Themenbereiche an:

Tabelle 1 gibt zunächst die vier wesentlichen Fragestellungen wieder, mit Hilfe derer sich eine Analyse der allgemeinen Erkenntnisfähigkeit eines Täters zur Tatzeit durchführen läßt:

1) Analyse des Grades der Selbstbezogenheit des Erkennens und Handelns

War sich der Täter bewußt, daß *er* es ist, der denkt und handelt? Bestand eine *normale Selbstbezogenheit* im Sinne des Ich-Bewußtseins?

Hat der Täter die gesamte Situation und alle Ereignisse auf sich bezogen? Ist die Tat in *totaler Selbstbezogenheit* — wie etwa im Wahn — abgelaufen?

Hat der Täter sein Handeln und Erkennen ganz (oder teilweise) *nicht* auf sich bezogen? Bestand zum Tatzeitpunkt ein *teilweiser* oder *totaler Verlust der Selbstbezogenheit*? Ersterer trifft beispielsweise auf Depersonalisationserlebnisse, letzterer auf Dämmerzustände zu.

2) Analyse der Unterscheidungsfähigkeit zwischen Ich und den Mitmenschen (Umwelt)

Erlebte sich der Täter als Individuum und konnte sich von der Umwelt unterscheiden?

Konnte der Täter Dinge, Lebewesen, Menschen, Ereignisse der Umwelt in ihrer Eigenständigkeit erkennen?

3) Analyse der emotionalen Erkenntnisfähigkeit

War der Täter fähig, die Situation während der Tat gefühlsmäßig zu erfassen? Wie hat er die Tat gefühlsmäßig erlebt?

4) Analyse der sittlich-rechtlichen Erkenntnisfähigkeit

Hat sich der Täter überlegt, was seine Tat für einen bestimmten Menschen bzw. die Gesellschaft bedeutet?

Hat der Täter erkannt, daß er Unrecht tut bzw. sich seinem Opfer gegenüber schuldig macht? Hat er mit einer Strafe gerechnet?

Die in Tabelle 2 dargestellte Analyse der Intentionalität des Täters zur Tatzeit umfaßt wiederum vier Bereiche:

1) Analyse der stimmungsmäßigen Intentionen. In welcher Stim-

Tabelle 2. Analyse der Intentionalität des Täters zur Tatzeit

- Analyse der stimmungsmäßigen Intentionen
- Analyse der biologischen Intentionen
- Analyse der persönlichen Intentionen
- Analyse der kommunikativen Intentionen

Tabelle 3. Analyse der Handlungsfähigkeit des Täters zur Tatzeit

---

- Analyse der Fähigkeit zu Handlungsalternativen
- Analyse der Fähigkeit zum Handlungsabbruch
- Analyse des Handlungszwanges (-dranges, -automatismus)
- Analyse der Handlungsimpotenz

---

mung befand sich der Täter als er sich zur Tat entschlossen hat? War die Tat Folge dieser Stimmung?

2) Analyse der biologischen Intentionen. Was hatte der Täter für ein Verlangen (biologisches Bedürfnis)? War die Tat Folge dieses Bedürfnisses?

3) Analyse der persönlichen Intentionen. Was wollte der Täter für sich persönlich mit dieser Tat erreichen?

4) Analyse der kommunikativen Intentionen. Was sollte die Tat bei anderen Menschen bewirken?

Schließlich ist aus Tabelle 3 die Analyse der Handlungsfähigkeit des Täters zur Tatzeit zu ersehen. Während Alternativauswahl und Handlungsabbruch für die Überlebensfähigkeit eines biologischen Handlungssystems wesentlich sind, sollen Handlungszwang (-drang, -automatismus) und Handlungsimpotenz die Störungen sinnvollen Handelns charakterisieren.

1) Analyse der Fähigkeit zu Handlungsalternativen. Hat sich der Täter als fähig erlebt, sein Handlungsziel auch durch eine oder mehrere andere Möglichkeiten (auf anderen Wegen) zu erreichen?

2) Analyse der Fähigkeit zum Handlungsabbruch. Hätte der Täter die zur Tat führende Handlung jederzeit abbrechen können?

3) Analyse des Handlungszwanges (-dranges, -automatismus). *Mußte* der Täter sein Handeln (Verhalten) unter allen Umständen durchführen?

4) Analyse der Handlungsimpotenz. War der Täter unfähig, eine bestimmte Handlung auszuführen? Konnte er sich nicht — wie gewohnt — verhalten?

Diese Begutachtungsmethode ist nur dann zielführend, wenn nach minutiöser Exploration die einzelnen Fragen individuell auf das Tatgeschehen bezogen formuliert werden.

Hic Rhodos, hic salta!

Am Beispiel des psychisch kranken Zechprellers Josef B. soll nun gezeigt werden, wie die allgemeine Analyse der Erkenntnis- und Handlungsfähigkeit eines Täters zur Tatzeit durchzuführen ist.

Analyse der allgemeinen Erkenntnis- und Handlungsfähigkeit des schizophrenen Zechprellers Josef B. zu den Tatzeiten

Frage: Wann ist Ihnen der Einfall gekommen, in ein bestimmtes Lokal essen zu gehen? Spielte sich das immer gleich ab, oder war es von Lokal zu Lokal unterschiedlich?

Antwort: „Der Einfall ist immer von der inneren Stimme gekommen. Ich kann allerdings mich und die innere Stimme nicht trennen. Ich bin Gott, der mir selbst durch meine eigene Stimme anschafft, in ein Lokal zu gehen. Das läuft immer auf die gleiche Weise ab."

1. Analyse des Grades der Selbstbezogenheit des Erkennens und Handelns

Frage: Wußten Sie, daß Sie es selbst waren, der in das jeweilige Lokal geht und ißt und trinkt? Haben Sie sich als Ich − Josef B. − erlebt, der ißt und trinkt? Haben Sie das Essen und Trinken auf sich selbst bezogen, oder geschah es unabhängig von Ihnen?

Antwort: „Es war voll ich selbst, der gegessen und getrunken hat. Es war ich, der ‚Cäsar mundi' ".

2. Analyse der Unterscheidungsfähigkeit zwischen Ich und Mitmenschen (Umwelt)

Frage: Haben Sie die einzelnen Menschen in ihrer Umgebung als selbständige Lebewesen wahrgenommen, oder waren für Sie alle eine Einheit? Waren die Personen Teile von Ihnen?

Antwort: „Das war verschieden. Es hat Leute gegeben, die zu mir gehört haben, und welche, die nicht zu mir gehört haben. Da war dann eine Abstoßung da. Die zu mir gehört haben, waren ein Teil meiner selbst. Zum Beispiel, als ich im ‚A.S.' war, ist mir ein

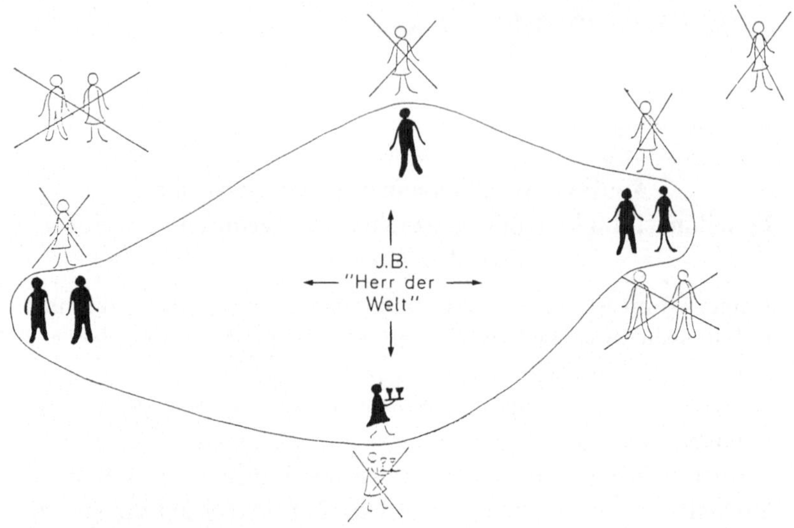

Abb. 1. Wirklichkeitserleben von J. B. im Lokal „T." [○ akzeptierter Wirklichkeitsbereich (7 Personen einschließlich J. B.); × nicht akzeptierter Wirklichkeitsbereich (9 Personen)]

Herr und eine Dame gegenübergesessen. Es war ganz klar, daß die Dame nicht zu mir gehört, der Herr jedoch schon. Es ist für mich kein Bedürfnis da, diese als existierend zu sehen. Nur, die zu mir gehören, die existieren. Die anderen existieren gar nicht."

Frage: Können Sie anhand eines Lokalbesuches ein Beispiel geben? (siehe Abb. 1).

Antwort: „Ja. Zum Beispiel im ‚T.'. Ich erinnere mich noch genau an die Menschen, die mit mir zusammen im ‚T.' gewesen sind. Am Tisch vor mir ist eine Mann und eine Frau gesessen. Der Mann hat zu mir gehört, die Frau nicht. In der linken Ecke sind ebenfalls ein Mann und eine Frau gesessen. Beide haben nicht zu mir gehört und spielen daher keine Rolle. In der rechten Ecke ist an einem Tisch eine Frau gesessen. Diese hat auch nicht zu mir gehört, spielt daher keine Rolle. Rechts von mir ist eine Gruppe von drei Männern und zwei Frauen gesessen. Von diesen fünf Leuten haben nur ein Mann und eine Frau zu mir gehört. Die anderen haben nicht zu mir gehört und spielen keine Rolle. Rechts von mir sind zwei Männer und eine Frau gesessen. Die zwei Männer haben zu mir gehört, die Frau nicht, sie existierte daher für mich nicht. Da waren noch zwei Kellnerinnen. Die mich bedient hat, hat zu mir gehört, die andere nicht. Ich selbst war der Mittelpunkt im Lokal, ich bin ja der ‚Cäsar mundi' ".

In Abb. 1 ist das Wirklichkeitserleben von Josef B. während seines Aufenthaltes im Lokal „T." aufgezeichnet. Der eingekreiste Bereich entspricht dem von ihm akzeptierten Wirklichkeitsbereich von sieben Personen, er selbst eingeschlossen. Seinem Größenwahn entsprechend sind diese akzeptierten Personen keine eigenständigen Individuen, sondern Teil seiner selbst, er ist ja der „Herr der Welt". Gleichzeitig akzeptiert er die Anwesenheit von 9 Personen nicht. Er sagt ja, was nicht zu ihm selbst gehört, das existiert nicht.

3. Analyse der emotionalen Erkenntnisfähigkeit

Frage: Wenn es beim Zahlen Probleme gab, wie haben Sie dann gefühlsmäßig auf die Situation reagiert?

Antwort: „Gelassen, ruhig. Es steht mir ja alles zu. Eigentlich war es jedesmal ein herrliches Gefühl, gut zu essen und zu trinken."

4. Analyse der sittlich-rechtlichen Erkenntnisfähigkeit

Frage: Wie haben Sie den Besuch einer Gaststätte geplant? Wußten Sie bereits, als Sie sich entschlossen hatten hineinzugehen, daß Sie eigentlich gar nichts konsumieren könnten, weil sie kein Geld haben, um zu bezahlen?

Antwort: „Wenn ich mich entschlossen habe, in ein bestimmtes Lokal zu gehen, wollte ich etwas konsumieren. Die Geldfrage hat sich für mich dabei überhaupt nicht gestellt."

Frage: Haben Sie sich überlegt, was es für den Wirt und für sein Geschäft bedeutet, wenn Sie, ohne zu bezahlen, essen und trinken?

Antwort: „Nein."

Frage: War Ihnen bewußt, daß Sie den Kellner bzw. die Kellnerin hineinlagen, wenn Sie Essen und Trinken bestellen, obwohl Sie schon im vorhinein wußten, daß Sie nicht bezahlen können?

Antwort: „Nein."

Frage: War Ihnen klar, als Sie den jeweiligen Wirt (Kellner, Kellnerin etc.) betrogen haben, was das für ihn (sie) bedeuten würde, wenn sich alle Gäste so wie Sie verhielten?

Antwort: „Da war überhaupt kein Gedanke daran. Die Frage hat sich für mich nie gestellt, weil ich berechtigt bin, zu nehmen, was ich will. Wenn der Wirt zu meinen Leuten gehört, weiß er, wer ich bin. Ich bin ja nicht jeder."

Frage: War Ihnen klar, daß Sie Unrecht tun, wenn Sie auf Kosten des Wirtes bzw. Kellners (Kellnerin) essen und trinken?

Antwort: „Das war mir klar, aber da ich Gott bin, bin ich das Gesetz."

5. Analyse der stimmungsmäßigen Intentionen

Frage: In welcher Stimmung waren Sie vor einem Lokalbesuch?

Antwort: „In guter Stimmung, nicht grantig oder hungrig. Die Stimme sagt ja immer rechtzeitig, wann ich essen und trinken muß."

6. Analyse der biologischen Intentionen

Frage: Was hatten Sie für ein Verlangen (Bedürfnis), als Sie den Entschluß gefaßt haben, in ein bestimmtes Lokal zu gehen?

Antwort: „Gut essen, insbesondere am Abend."

7. Analyse der persönlichen Intentionen

Frage: Was bedeutete es für Sie persönlich, wenn Sie, ohne zu bezahlen, in ein Lokal gehen und dort Speisen und Getränke konsumieren?

Antwort: „Da ich Hunger hatte, habe ich gegessen, dann bin ich gegangen. Sonst nichts."

8. Analyse der kommunikativen Intentionen

Frage: Was wollten Sie bei anderen Menschen damit erreichen, wenn Sie auf Kosten des Wirtes essen und trinken?

Antwort: „Das hat mit anderen Menschen überhaupt nichts zu tun gehabt, nur mit meinem Bedürfnis, etwas zu essen und zu trinken."

9. *Analyse der Handlungsalternativen*

Frage: Haben Sie auch an die Möglichkeit gedacht, sich Lebensmittel (Essen, Getränke) auf andere Weise zu beschaffen?
Antwort: „Nein.“

10. *Analyse des Handlungszwanges (Befehlsautomatismus)*

Frage: *Mußten* Sie diese Lokalbesuche machten?
Antwort: „Es ging nicht anders, es mußte so sein.“
(Da eindeutig ein Handlungszwang im Sinne des Befehlsautomatismus besteht, erübrigt sich die Analyse des Handlungsabbruches und der Handlungsimpotenz.)

Abschließende Bemerkungen

Ich glaube, daß sich anhand dieses Falles klar zeigen läßt, wie eine gezielte Befragung, die sich nicht in erster Linie an Symptomen und psychopathologischen Phänomenen orientiert, die Diagnose einer Störung der kognitiven, emotionalen und voluntativen Fähigkeiten zur Tatzeit ermöglicht. Wenn sich die Ich-Grenze auflöst und das eigene Selbst zur Welt schlechthin wird, dann liegt eindeutig eine schwere Störung der Erkenntnisfähigkeit zur Tatzeit vor. Auch die Handlungsfähigkeit des Täters ist schwer gestört. Er handelt nach den Befehlen der „Stimme“, so daß ein Handlungszwang nach dem Muster einer Befehlsautomatie vorliegt. Schließlich ist das emotionale Erleben − zumindest für den Beobachter − nicht situationsadäquat. Lassen sich derartige Störungen nachweisen, dann ist es unerheblich, ob von Größenwahn, Borderline-Syndrom, narzißtischer Neurose oder Schizophrenie gesprochen wird. Entscheidend ist aus forensischpsychiatrischer Sicht allein, daß unsere juristischen Dialogpartner wirklich nachvollziehen können, was im Täter zur Tatzeit vorgegangen ist.
Wie unsere bisherige Erfahrung zeigt, ist die hier vorgestellte neue Methode der nervenärztlichen Beurteilung der Zurechnungsfähigkeit bei Probanden, die unter einer sogenannten endogenen Psychose leiden, aber auch bei psychisch weitgehend Normalen, gut anwendbar.

Bei der großen Gruppe von Tätern, welche die Erinnerung an die Tat ganz oder teilweise leugnen bzw. deren Erinnerungsvermögen aufgrund einer körperlichen oder seelischen Störung wirklich beeinträchtigt ist, kann eine derartige exakte Befragung selbstverständlich nur in beschränktem Maße oder gar nicht durchgeführt werden.

Der forensische Psychiater kann daher letztlich nur aus dem Zusammenspiel zwischen klinisch-diagnostischer Erfahrung, wissenschaftlicher Forschung und kommunikativer Intuition der Schwierigkeit seiner Aufgabe entsprechend tätig sein und den interdisziplinären Dialog mit den Juristen befruchten.

Literatur

1. American Psychiatric Association (1987) Diagnostic and Statistical Manual of Mental Disorders, 3rd edn (revised). Washington, DC
2. Günther G (1979) Cognition and volition. In: Beiträge zur Grundlegung einer operationsfähigen Dialektik, Bd II. Meiner, Hamburg
3. Luthe R (1985) Die strukturale Psychopathologie in der Praxis der Gerichtspsychiatrie. Springer, Berlin Heidelberg New York
4. Mitterauer B (1980) Die Logik des Wahns. Confinia Psychiat 23: 173–186
5. Mitterauer B (1983) Biokybernetik und Psychopathologie. Springer, Wien New York
6. Mitterauer B (1985) Die Logik der Handlungsfreiheit. Systemtheoretische Grundlagen zur Beurteilung der Zurechnungsfähigkeit. Forensia 6: 125–148
7. Witter H (1990) Unterschiedliche Perspektiven in der allgemeinen und in der forensischen Psychiatrie. Springer, Berlin Heidelberg New York Tokyo

Anschrift des Verfassers: Prof. Dr. B. Mitterauer, Institut für Forensische Psychiatrie, Universität Salzburg, Ignaz-Harrer-Straße 79, A-5020 Salzburg, Österreich.

Die Beurteilung der Selbst- und Fremdgefährdung schizophrener Patienten

F. Lieder, R. Neumann, H. Rössler, H. Oberbauer,
L. Prokop und P. Schett

Forensisch-psychiatrische Arbeitsgruppe, Universitätsklinik für
Psychiatrie, Innsbruck, Österreich

Zusammenfassung

Die Beurteilung der Selbst- und Fremdgefährdung — insbesondere von
Patienten aus dem schizophrenen Formenkreis — gehört mit zu den schwierigsten Aufgaben psychiatrischer Tätigkeit und erlangt häufig auch forensisch-psychiatrische Relevanz. Mit Hilfe der vorhandenen Literatur und
einer Befragung von 71 im Großraum Innsbruck psychiatrisch tätigen
Ärzten wurde versucht, einen Kriterienkatalog zu erstellen, der helfen soll,
diese Aufgabe zu erleichtern.

Schlüsselwörter: Schizophrenie, Selbstgefährdung, Fremdgefährdung.

Summary

The assessment of suicidal and homicidal tendencies in schizophrenic patients.
The assessment of suicidal and homicidal tendencies — especially in schizophrenic patients — is one of the most difficult problems in the psychiatric
function and frequently acquires forensic-psychiatric significance.

Based on existent literature and an interview of 71 medical doctors
working in the field of psychiatry in Innsbruck and surroundings, we tried
to establish a list of criteria, which should help to facilitate this task.

Keywords: Schizophrenia, suicidal tendencies, homicidal tendencies.

Einleitung

Patienten aus dem schizophrenen Formenkreis weisen mit 10%
eine überdurchschnittlich hohe Suizidrate auf [15] (Abb. 1). Die
Gefährdung dieser Patienten ist höher einzustufen als die der Patienten aus dem affektiven Formenkreis, sie wird nur noch von der
Untergruppe der schizoaffektiven Patienten übertroffen [11]. Etwa
die Hälfte schizophrener Patienten begeht einen oder mehrere Suizidversuche, das Wiederholungsrisiko liegt etwa doppelt so hoch
wie bei den übrigen Suizidanten [12, 14]. Allerdings muß darauf
hingewiesen werden, daß viele Suizide oder Suizidversuche dieser
Patienten im eigentlichen Sinne als Unfälle einzustufen wären, da
die Tötungsabsicht vielfach fehlt [3]. Der Tod durch Hand-an-
sich-legen ist jedenfalls die häufigste Todesursache bei dieser Patientengruppe [1, 2]. In einer 10-Jahreskatamnese fand Hinterhuber
unter 87 schizophrenen Patienten zehn Todesfälle, acht davon
durch Suizid [4].

Zur Frage der Fremdgefährdung dieser Patientengruppe nehmen
vergleichsweise weniger Autoren Stellung. Darüber, daß deren Ausmaß in der Öffentlichkeit überwiegend überschätzt wird, besteht
Konsens.

Ausgehend von den erschreckenden Zahlen betreffend das Suizidrisiko schizophrener Patienten und einer verbreiteten Unsicherheit bei deren Beurteilung hinsichtlich Selbst- und/oder Fremdgefährdung haben wir uns nun die Aufgabe gestellt, einen Krite-

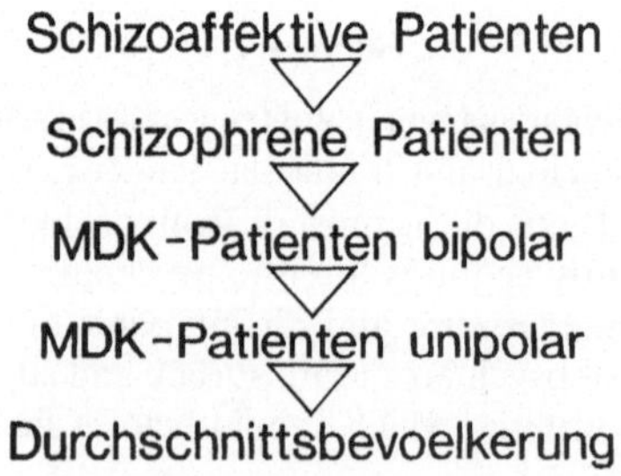

Abb. 1. Suizidrisiko

rienkatalog zu erarbeiten, der diese Einschätzung erleichtern helfen soll. Zu diesem Zweck haben wir die Literatur auf mögliche Beurteilungskriterien hin geprüft. Darüberhinaus hat uns die Meinung von Ärzten, die mit diesen Patienten konfrontiert sind, dazu interessiert. Deren diesbezügliche persönliche Erfahrungen wollten wir nach Möglichkeit in diese Kriterienliste miteinfließen lassen.

Methodik

Anhand eines semistrukturierten offenen Telefoninterviews haben wir versucht, von psychiatrisch tätigen Ärzten Hinweise darüber zu erlangen, wie hoch sie die Selbst- und Fremdgefährdung dieser Patientengruppe einschätzen und nach welchen Kriterien sie bei deren Beurteilung vorgehen.

74 Ärzte aus dem Großraum Innsbruck, die Erfahrung mit Patienten aus dem schizophrenen Formenkreis hatten, wurden zum Interview gebeten; drei lehnten aus verschiedenen Gründen ab, somit konnten 71 Ärzte befragt werden (Abb. 2). 66 Nervenärzte standen fünf Polizeiärzten gegenüber. Unter den befragten Nervenärzten gehörten 34, also rund die Hälfte der Universitätsklinik für Psychiatrie an, 16 dem Landesnervenkrankenhaus Hall, 13 waren Niedergelassene (die in fünf Fällen überwiegend neurologisch tätig waren), die restlichen drei rekrutierten sich aus dem Institut für Medizinische Psychologie und Psychotherapie, ebenfalls in Innsbruck.

Das Interview bestand aus zehn Fragen. Ein Fragenkomplex beschäftigte sich mit Ausbildungsstand, Tätigkeitsdauer, sowie dem relativen und

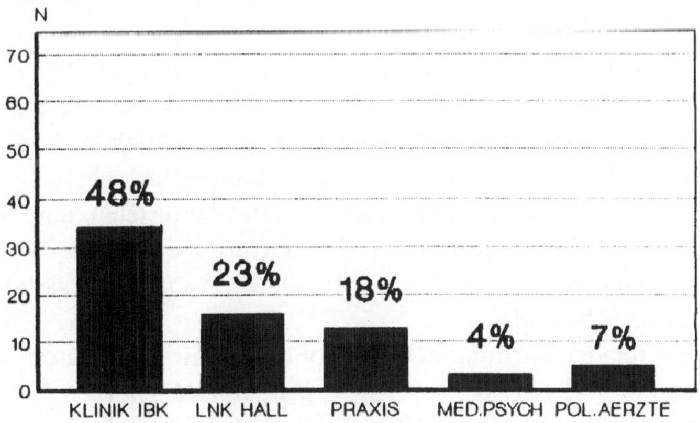

Abb. 2. Interview-Kollektiv; N = (74 − 3) 71

absoluten Anteil schizophrener Patienten an deren Gesamtklientel. Ein zweiter Fragenblock galt dem Zeitaufwand für die Behandlung schizophrener Patienten, der Einschätzung deren Selbst- und Fremdgefährdung in Relation untereinander und zu deren übrigen Klientel, sowie einer möglichen Korrelation zwischen Krankheitsdauer und Selbst- bzw. Fremdgefährdung. Der abschließende Fragenkomplex betraf spontan geäußerte bzw. die Wertung vorgegebener Kriterien zur Beurteilung von Selbst- und Fremdgefährdung.

Ergebnisse

1. Ergebnisse zum ersten Fragenkomplex

Die befragten Nervenärzte standen zur einen Hälfte in Ausbildung (n = 33), die andere Hälfte waren Fachärzte (n = 33). Von den letzteren waren (durchwegs niedergelassene Ärzte) überwiegend neurologisch tätig, das entspricht 15% der Fachärzte.

Die Befragten behandelten durchschnittlich pro Jahre 661 Patienten (min = 40, max = 3200) und diagnostizierten im Durchschnitt in 109 Fällen (min = 1, max = 500) eine Erkrankung aus dem schizophrenen Formenkreis, das entspricht etwa einem Sechstel.

2. Ergebnisse zum zweiten Fragenkomplex

Zur Behandlung ihrer schizophrenen Patienten benötigten 46,5% (n = 33) der Befragten mehr, 42,3% (n = 30) gleich viel, und 11,3% (n = 8) weniger Zeit als für die Behandlung ihrer übrigen Patienten. 78,9% (n = 59) der Befragten schätzten die Selbstgefährdung bei schizophrenen Patienten höher, 16,9% (n = 12) gleich hoch, 4,2% (n = 3) niedriger ein, in Relation zur Fremdgefährdung.

In Vergleich zu ihrem übrigen Klientel bewerteten nur 38% (n = 27) die Selbstgefährdung der Zielgruppe erhöht, 40,8% (n = 29) fanden sie gleich hoch, während 21,1% (n = 15) sie sogar für niedriger befanden.

Die Fremdgefährdung bei schizophrenen Patienten wurde, verglichen mit anderen Krankheitsgruppen, von 46,5% (n = 33) der Befragten höher, von 36,6% (n = 26) gleich hoch und von 16,9% (n = 12) niedriger eingeschätzt.

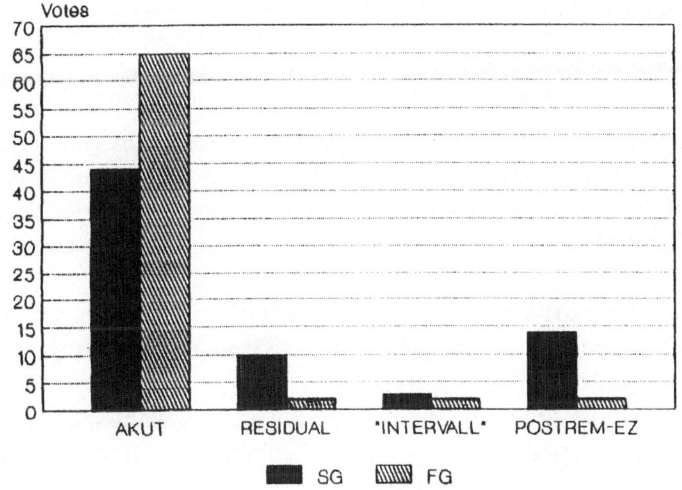

Abb. 3. Stadien erhöhter SG und FG

Das Krankheitsstadium als beeinflussender Faktor für die Selbstgefährdung wurde von den befragten Ärzten in folgender Reihenfolge gewertet:

1. akuter Schub/Exacerbation 62,0% (n = 44)
2. postremissiver Erschöpfungszustand 19,7% (n = 14)
3. Residualzustand 14,1% (n = 10)
4. „freies Intervall" 4,2% (n = 3)

14,1% (n = 10) nannten ein zweites Stadium, das ihnen gleich gefährdend erschien (akuter Schub/Exacerbation und postremissiver Erschöpfungszustand oder Residualzustand).

Als für die Fremdgefährdung relevant ergab sich die folgende Reihung der Krankheitsstadien (Abb. 3):

1. akuter Schub/Exacerbation 91,5% (n = 65)
2. postremissiver Erschöpfungszustand 2,8% (n = 2)
3. Residualzustand 2,8% (n = 2)
4. „freies Intervall" 2,8% (n = 2)

Lediglich 18,3% (n = 13) der Interviewten sahen eine positive Korrelation zwischen Krankheitsdauer und Fremdgefährdung, bei der Selbstgefährdung bejahten 59,2% (n = 42) diesen Zusammenhang [9].

3. Ergebnisse zum dritten Fragenkomplex

Mehr als die Hälfte der Befragten gab für die Selbstgefährdung schizophrener Patienten ohne Vorgabe nur ein Kriterium an, etwa ein Viertel zwei Kriterien, der Rest drei bis maximal fünf Kriterien.

Rund 15% nannten für die Fremdgefährdung spontan kein Kriterium.

Bei Vorgabe einiger möglicher Kriterien für die Selbst- und Fremdgefährdung zeigte sich, daß der Großteil der Befragten jeweils mehrere für wichtig erachtete.

Für Selbst- und Fremdgefährdung wurde, sowohl spontan als auch nach Vorgabe, der psychopathologische Befund als der wichtigste Gesichtspunkt geäußert.

Die bisherigen Verknüpfungsanalysen der Untergruppen der Befragten ergaben einen statistisch signifikanten Unterschied insofern, als Ausbildungsärzte Suizidäußerungen höher gewichteten als die Fachärzte.

Diskussion

In Übereinstimmung mit den Hinweisen aus der Literatur schätzten die befragten Ärzte die Selbstgefährdung ihrer schizophrenen Patienten höher ein als die Fremdgefährdung. Auffallend war, daß nur 38% (n = 27) der Befragten die Selbstgefährdung ihres schizophrenen Klientels in Verhältnis zu ihrem übrigen Klientel höher annahmen. Dagegen verweisen mehrere Autoren in ihren Arbeiten auf das beträchtlich höhere Suizidrisiko der schizophrenen Zielgruppe, insbesondere im Vergleich zu den Patienten aus dem affektiven Formenkreis [12, 14, 15]. Übertroffen wird dieses nur noch von der Untergruppe schizoaffektiver Patienten [11].

Diskrepant zu den Ergebnissen der meisten Studien wurden psychopathologische Phänomene von der Überzahl der Befragten zur Beurteilung der Selbstgefährdung vorrangig gewertet.

Anhand der Literatur und der Ergebnisse unserer Befragung haben wir einen Kriterienkatalog erarbeitet, der helfen soll, das

1. *Kränkung*
2. *Psychopathologie*
   a) akute Wahnsymptomatik, imperative Stimmen
   b) depressive Stimmungslage
   c) potenzierend: Kombination von a) und b)
   d) Suizidäußerungen
   e) praesuizidales Syndrom nach Ringel, Pöldinger, Mitterauer und Kielholz
   f) Angst, Unruhe, Gereiztheit, Aggression
3. *Frühere Suizidversuche*
4. *Krankheitsverlauf*
   allgemein: Zeiten psychopathologischer Änderungen, mangelnde Adaptationsmöglichkeit [13]
   speziell: a) praepsychotisches Zustandsbild
               b) akut psychotisches Zustandsbild
               c) Umstellung stationär − ambulant [12]
               d) postremissive Erschöpfung − Bilanzierung
               e) Residualzustand
               f) häufige Rückfälle
               g) drohende Klinikeinweisung

Abb. 4. Kriterien für die Selbstgefährdung schizophrener Patienten

5. *Alter und Geschlecht (jünger als 40, männlich)*
6. *schlechte Compliance*
7. *Nebenwirkungen der Neuroleptika*
8. *Konflikte auf der Persönlichkeitsebene*
   a) Intoleranz gegen kognitive u. soziale Defizite
   b) Integrationsunfähigkeit
   c) Einengung der persönlichen Freiheit
   d) Verlust der Lebensqualität
   e) praemorbide Grundpersönlichkeit
9. *soziale Aspekte*
   a) forcierte Rehabilitation [7]
   b) fehlende (auch familiäre) Kontakte
   c) höheres Bildungsniveau
   d) soziale Diskriminierung, sozialer Abstieg
10. *Sensibilität und Intuition des Therapeuten („Gespür")*

Abb. 5. Kriterien für die Selbstgefährdung schizophrener Patienten

Selbstgefährdungspotential schizophrener Patienten sicherer zu beurteilen (Abb. 4 und 5). Wesentlich erschien uns, die Kränkung als isoliertes Item hervorzuheben. Nur einer der Befragten nannte spontan diesen Risikofaktor für eine Selbstgefährdung. Andererseits heben in der umfangreichen Literatur nur zwei Autoren dieses Item speziell hervor [5], wobei einer davon in einer retrospektiven Studie Suizide schizophrener Patienten anhand außenanamnestischer Angaben untersuchte und als einzigen gemeinsamen Nenner eine unspezifische Kränkung im Vorfeld des Suizids herausfinden konnte. Die subjektiv empfundene Kränkung war selbst durch das unmittelbare Umfeld der Patienten objektiv oft nur schwer nachvollziehbar.

Diese offensichtlich für Schizophrene typische pathologische Empfindsamkeit scheint − neben paranoiden Inhalten mit Mordimpulsen − auch für die Fremdgefährdung der wesentliche Auslösefaktor zu sein. In unserer Befragung wurde dieser Risikofaktor für eine Fremdgefährdung jedoch nur in zwei Fällen genannt.

Literatur

1. Allebeck P (1989) A life-shortening disease. Schizophr Bull 15 (1)
2. Allebeck P, Varla A, Wistedt B (1986) Suicid and violent death among patients with schizophrenia. Acta Psychiatr Scand 74: 43–49
3. Haring Ch, Meise U, Miller CH, Hinterhuber H (1990) Selbstmordgefährdung schizophrener Patienten. II. Internationaler Schizophrenie Workshop Hall
4. Hinterhuber H, Schwitzer J (1984) 10-Jahreskatamnese am Krankengut einer psychiatrischen Ambulanz. In: Kryspin-Exner K, Hinterhuber H, Schubert H (Hrsg) Langzeittherapie psychiatrischer Erkrankungen. Schattauer, Stuttgart New York
5. Lehmann HE (1984) Schizophrenie: Klinisches Bild. In: Freddman AM, Kaplan HI, Sadock BJ, Peters UH (Hrsg) Psychiatrie in Praxis und Klinik, Bd 1. S 118–120
6. Monahan J (1981) The clinical prediction of violent behaviour. DHHS Publication ADM 81–92
7. Pohlmeier H (1986) Selbstmord und Selbstmordversuch − Forensisch-Psychiatrischer Stellenwert. In: Pohlmeier H, Deutsch E, Schreiber HL (Hrsg) Forensische Psychiatrie heute. Springer, Berlin Heidelberg New York

8. Prasad AJ (1986) Attempted suicide in hospitalised schizophrenics. Acta Psychiatr Scand 74: 41–42

9. Rasch W (1986) Schizophrene Psychosen. In: Rasch W (Hrsg) Forensische Psychiatrie. Kohlhammer, Stuttgart Berlin Köln Mainz

10. Rofman ES, Askinazi C, Fant E (1980) The prediction of dangerous behaviour in emergency civil commitment. Am J Psychiatry 137 (9): 1061–1064

11. Rhode A, Marneros A (1990) Suizidale Symptomatik im Langzeitverlauf schizoaffektiver Psychosen. Nervenarzt 61: 164–169

12. Roy A (1982) Risk factors for suicide in psychiatric patients. Arch Gen Psychiatry 39: 1089–1095

13. Shostakovich BV (1989) On social dangerousness of mental patients. Schizophr Bull 15 (4): 555–558

14. Steinböck H, Möller H-J, Lauter H (1988) Suizidversuche bei Schizophrenen: Möglichkeiten der Betreuung und Prophylaxe. In: Bender W, Dencker SJ, Kulhanek F (Hrsg) Schizophrene Erkrankungen, Therapie, Therapieresistenz − eine Standortbestimmung. Vieweg, Braunschweig Wiesbaden

15. Wilkinson DG (1982) The suicide rate in schizophrenia. Br J Psychiatry 140: 138–141

Anschrift der Verfasser: Dr. F. Lieder, Forensisch-psychiatrische Arbeitsgruppe, Universitätsklinik für Psychiatrie, Anichstraße 35, A-6020 Innsbruck, Österreich.

Zur Häufigkeit von antisozialen Persönlichkeitsstörungen und Substanzmißbrauch bei kriminellen und nichtkriminellen Schizophrenen

G. Knecht[1,2], H. Schanda[2], P. Földes[1] und E. Gabriel[3]

[1] Psychiatrische Universitätsklinik, Wien, [2] Justizanstalt, Göllersdorf und [3] Psychiatrisches Krankenhaus Baumgartner Höhe, Wien, Österreich

Zusammenfassung

Eine Gruppe von 20 wegen Unzurechnungsfähigkeit exkulpierten Straftätern mit der Diagnose Schizophrenie (ICD-9, DSM-III-R) wurde zusammen mit einer Vergleichsgruppe von 20 nicht-delinquenten, nach Diagnose, Alter zum Zeitpunkt der Ersthospitalisierung, Anzahl und Gesamtdauer der Spitalsaufenthalte gematchten Patienten im Hinblick auf das Vorliegen von antisozialen Persönlichkeitsstörungen und Substanzmißbrauch untersucht. Abgesehen von der Überrepräsentation von psychopathologischen- und Verlaufsmerkmalen wie systemisierte Wahnideen, stabiler paranoider Verlaufstyp und Tendenz, Wahninhalte in entsprechende Handlungen umzusetzen, war die delinquente Gruppe durch das statistisch signifikant gehäufte Auftreten von antisozialen Persönlichkeitsstörungen (35% vs. 10%) und Alkoholmißbrauch (40% vs. 5%) (nicht jedoch Substanzmißbrauch insgesamt) charakterisiert. Innerhalb des delinquenten Kollektivs fand sich jedoch eine Untergruppe, die bezüglich antisozialer Persönlichkeitsstörung und Alkoholmißbrauch nicht von der nicht-delinquenten Kontrollgruppe zu unterscheiden war und ausschließlich Gewaltdelikte wie Mord oder Mordversuch begangen hatte. Die das übrige Spektrum der Delinquenz umfassende Restgruppe wies besonders häufig antisoziale Persönlichkeitsstörungen (50%), Substanzmißbrauch (71%) und Alkoholmißbrauch (50%) auf. Die Ergebnisse sind im Hinblick auf die möglichst frühzeitige Erfassung und Betreuung einer deliktgefährdeten Subgruppe Schizophrener von Bedeutung.

Schlüsselwörter: Schizophrenie, antisoziale Persönlichkeitsstörung, Substanzmißbrauch, geistig abnorme Rechtsbrecher.

Summary

Antisocial personality disorder and substance abuse in delinquent and non-delinquent schizophrenics. 20 irresponsible male schizophrenic delinquents, diagnosed according to ICD-9 and DSM-III-R were compared with a control-group of 20 non-delinquent patients, matched by diagnosis, age at first hospitalisation, number and total duration of time in hospital with regard to psychopathology, antisocial personality disorder and substance abuse. Systematized delusional ideas, stable paranoid subtype and a tendency to act according to delusions were statistically overrepresented in the delinquent group as well as antisocial personality disorders (35% vs. 10%) and alcohol abuse (40% vs. 5%) (but not substance abuse). Among the delinquent schizophrenics a subgroup could be detected, exhibiting no increased rates of antisocial personality disorders and alcohol abuse (so comparable to the control group). Murder and attempted murder were the only delicts of this troup. The rest of the delinquent schizophrenics, showing all other kinds of delinquency, was characterized by especially high rates of antisocial personality disorders (50%), substance abuse (71%), and alcohol abuse (50%). The results are of importance in connection with early detection and treatment of a high-risk group of potentially delinquent schizophrenics.

Keywords: Schizophrenia, antisocial personality disorder, psychoactive substance abuse, mentally ill offenders.

Einleitung

Schizophrene Patienten stellen die größte Diagnosegruppe unter den geistig abnormen Rechtsbrechern dar [2, 10]. Traditionell werden Schizophrene als „verbrecherische Irre" den „irren Verbrechern" [6] − meist Persönlichkeitsgestörte und teilweise Minderbegabte − gegenübergestellt.

Nach neueren Zahlen beträgt der Anteil Schizophrener unter den nach §21/1 österreichisches StGB (zum Tatzeitpunkt unzurechnungsfähig) untergebrachten Rechtsbrechern 38,1% [15]. In der BRD sind von den als schuldunfähig bzw. vermindert schuldfähig (§63 deutsches StGB) behandelten Rechtsbrechern des Maßregelvollzugs 37,9% Schizophrene [10]. Aufgrund einer großangelegten Untersuchung schätzten Böker und Häfner [2], daß von

10 000 an Schizophrenie Ersterkrankten später etwa 5 eine schwere Gewalttat (Angriff, der zum Tode führt oder führen könnte) begehen.

Trotz der großen praktischen Bedeutung wurde in der Schizophrenieforschung die Verbindung zwischen Erkrankung und delinquentem Verhalten bisher nur wenig untersucht. Es besteht die Annahme, daß bei Schizophrenen delinquentes Verhalten teilweise in direktem Zusammenhang mit Manifestationen der Psychose entsteht, wobei im Hinblick auf ein modernes Vulnerabilitäts-Streß-Modell auch eine qualitative Störung der prämorbiden Sozialisation zu berücksichtigen wäre.

Fallgeschichten, neuerdings auch genauer erhobene Sozialdaten (soziale Herkunft, Umweltbedingungen in Kindheit und Jugend, Schulbildung, Berufsausbildung, etc.) und Delinquenzanamnesen [10] sowie Einzeluntersuchungen (z. B. zur prämorbiden Persönlichkeit [7]) weisen allerdings auf die Existenz einer Untergruppe schizophrener Rechtsbrecher hin, die weitgehende Ähnlichkeiten mit (psychisch) gesunden Rezidivkriminellen zeigt. Die Merkmale dieser Gruppe, die nach Leygraf [10] 50% bis 2/3 aller schizophrenen Rechtsbrecher ausmachen soll, unterscheidet sich von den übrigen schizophrenen Delinquenten durch das häufigere Auftreten unehelicher Geburt, dissozialer Verhaltensweisen bei Familienangehörigen, Verbringen der Kindheit in Heimen, Herkunft aus unteren sozialen Schichten und niedrigere bzw. nicht abgeschlossene Schulbildung. Für eine ähnliche Untergruppe wurde von anderen Autoren [2] auch das vermehrte Vorkommen von Alkoholismus in der Herkunftsfamilie erwähnt. Hinsichtlich der Art delinquenten Verhaltens beschreibt Leygraf [10] bei dieser Gruppe häufiges delinquentes Verhalten vor Krankheitsbeginn, dissoziale Entwicklung im frühen Lebensalter (Frühdelinquenz), ein Deliktspektrum ähnlich dem von Strafgefangenen (Eigentumsdelikte und ähnliches) mit häufig rezidivierender Delinquenz in der gleichen Deliktgruppe. Schwere Straftaten gegen Leib und Leben seien in dieser Untergruppe gegenüber den restlichen unzurechnungsfähigen schizophrenen Delinquenten deutlich unterrepräsentiert. Hier scheinen also delinquentes Verhalten und psychotische Erkrankung anscheinend weitgehend unabhängig voneinander aufzutreten.

Hinweise auf mögliche gemeinsame Entstehungsbedingungen liefern andererseits Arbeiten, die einen Zusammenhang zwischen dem Phänotypus Schizophrenie und dem Phänotypus Kriminalität im Sinne einer gemeinsamen Vulnerabilität postulieren [16, 17]. Als Vulnerabilitätscharakteristika für späteres antisoziales Verhalten wurden an Personen mit genetischem Risiko für Schizophrenie (Nachkommen Schizophrener) neben soziofamiliären Variablen neurointegrative Defizite (Beeinträchtigung der motorischen Entwicklung), Reizbarkeit und verkürzte Aufmerksamkeitsgruppen in der Kindheit sowie ein erniedrigter Verbal-IQ beschrieben [16, 17]. Verkürzte Aufmerksamkeitsspannen in der Kindheit hatten Aussagekraft sowohl für das spätere Auftreten von kriminellem Verhalten als auch für die Manifestation einer schizophrenen Erkrankung [16].

Zur Frage des Auftretens von antisozialen Persönlichkeitsstörungen bei delinquenten Schizophrenen nimmt im deutschsprachigen Raum vor allem die schon längere Zeit zurückliegende Untersuchung von Böker und Häfner [2] Stellung. Die Autoren beschreiben dissozial-psychopathische Merkmale (pseudologistische und betrügerische sowie reizbar aggressive und querulatorische Verhaltensweisen) der prämorbiden Persönlichkeit bei schizophrenen Rechtsbrechern nicht sehr gehäuft, aber doch öfter als in einer Vergleichsgruppe (nicht gewalttätige Schizophrene) (8,2% : 2,9%). Als Hinweis für die gegenteilige Meinung (also das deutlich vermehrte Auftreten von dissozial psychopathischen Verhaltensweisen) könnte die Arbeit von Leygraf [10] dienen, der bei schizophrenen Patienten des deutschen Maßregelvollzuges in 61,1% Vordelinquenz fand, davon 1/3 vor dem 21. Lebensjahr. Einschränkend ist allerdings hier zu sagen, daß sich diese Arbeit nicht ausschließlich auf gewalttätige Patienten bezog.

Rubin [13] vertritt die Ansicht, daß Gewalt eine besondere Form sozialer Interaktion darstellt, die durch äußere Faktoren entsteht, also gleichsam im Laufe des Lebens erlernt wird. Neben den Persönlichkeitscharakteristika einer potentiell gewalttätigen Person müßten noch entsprechende situative Faktoren miteinbezogen werden, welche Kombination dann zum eigentlichen Delikt führte.

Die kriminogene Bedeutung von Alkohol ist vielfach gesichert. Die Häufigkeit eines anamnestisch erheblichen Alkoholmißbrauches wird bei Strafgefangenen auf 60% geschätzt [14]. Neben Soziopathie sind Alkoholismus und Drogenmißbrauch unter Rezidivkriminellen die einzigen psychischen Auffälligkeiten, die häufiger als in der Normalbevölkerung auftreten [8].

Bezogen auf die Gruppe psychisch kranker Rechtsbrecher errechnen sich aus der Untersuchung von Leygraf [10] bei Patienten des deutschen Maßregelvollzuges geringere Zahlen. Alkoholmißbrauch wurde in 13,2% festgestellt, Alkoholabhängigkeit in 7,6%, sonstige Süchte in 8,7%, während bei 70,5% keinerlei Suchtverhalten diagnostiziert werden konnte. Böker und Häfner [2] fanden bei ihren psychisch kranken Straftätern ebenfalls nur ein schwaches Überwiegen der Alkoholiker (9,5%) im Vergleich mit einer allerdings durch die Auswahlkriterien etwas problematischen Kontrollgruppe.

Diese Zahlen sind wiederum nicht ganz vereinbar mit Resultaten anderer Untersuchungen, die bei nicht-delinquenten Schizophrenen ein beträchtliches Ausmaß von Alkohol- und Drogenproblematik feststellen [1]. Miller et al. [12] fanden unter einer Gruppe von 50 schizophrenen Männern in 50% Substanzmißbrauch. Alkohol, Cannabis und Kokain waren die am häufigsten verwendeten Drogen, wobei Alkohol meist allein konsumiert wurde, Cannabis und Kokain oft in Kombination mit anderen Drogen. Drake et al. [4] berichten von 22% Alkoholmißbrauch unter einem Kollektiv von 115 aus einem psychiatrischen Krankenhaus in ein städtisches Nachsorgeprogramm entlassenen Schizophrenen. Eine andere Untersuchung [11] berichtet von mehr als 50% Substanzmißbrauch (Alkohol, Cannabis und Kokain) unter einer Gruppe von 50 Neuaufnahmen männlicher Schizophrener. 92% der gegen ärztlichen Rat entlassenen Schizophrenen stammten aus dieser Gruppe.

Aus der vorliegenden Literatur läßt sich eine Anzahl von Symptomen bzw. Verhaltensauffälligkeiten zusammenstellen, die sich gehäuft im Vorfeld späterer Delinquenz finden und deshalb als

„prädelinquentes Syndrom" bezeichnet werden können. Dies sind chronisch produktive Symptomatik mit systematisierten paranoiden Wahnideen [2], ambivalente Partnerbeziehung [2], einschlägige Geschichte im Hinblick auf delinquentes Verhalten (Vorstrafen, bereits bekanntes aggressives Verhalten in der Psychose) [5], Wut, Streitsucht und Reizbarkeit auf Basis schizophrener Pathologie [3] und aggressive Signale in Form von Drohungen und Tätlichkeiten gegen den Konfliktpartner [2].

In der vorliegenden Arbeit untersuchten wir, ob durch psychopathologische Symptome bzw. die Variablen Substanzmißbrauch und antisoziale Persönlichkeitsstörungen Unterschiede zwischen kriminellen und nichtkriminellen Schizophrenen bzw. Untergruppen innerhalb des delinquenten Kollektivs beschreibbar sind.

Patienten und Methoden

Im Rahmen einer retrospektiven Untersuchung wurden 20 männliche Patienten der Justizanstalt Göllersdorf mit der Diagnose Schizophrenie (unter Ausschluß der schizoaffektiven Fälle) nach ICD-9 [19] und DSM-III-R [18] untersucht, die in die vorbeugende Maßnahme nach §21/1 StGB wegen einer im Zustand der Unzurechnungsfähigkeit begangenen Straftat, die mit einer Strafe von über einem Jahr bedroht war, eingewiesen wurden. Aufgrund der Krankengeschichten wurde die Diagnose zum Zeitpunkt der Ersthospitalisierung gestellt und zum Zeitpunkt des Anlaßdeliktes revidiert. Ausschlußkriterien waren ein IQ unter 85 sowie deutliche Organizitätszeichen (klinischer Eindruck bzw. Benton-Test und Rorschachtest). Diese Gruppe wurde mit 20 männlichen Schizophrenen des Psychiatrischen Krankenhauses der Stadt Wien im Hinblick auf Diagnose, Alter zum Zeitpunkt der Ersthospitalisierung, Alter zum Untersuchungszeitpunkt und Anzahl sowie Gesamtdauer der stationären Aufnahmen gemacht. Bei den Patienten des Psychiatrischen Krankenhauses lagen Ergebnisse einer psychologischen Testuntersuchung nicht in allen Fällen vor, sodaß man sich diesbezüglich zum Teil auf den klinischen Eindruck verlassen mußte. Zusätzliches Ausschlußkriterium für die Kontrollgruppe war das Vorliegen eines mit einem Strafrahmen von über einem Jahr bedrohten Deliktes in der Anamnese.

Tabelle 1 zeigt die allgemeine Beschreibung der untersuchten Kollektive. Sowohl hinsichtlich Diagnosen wie auch Lebensalter, Anzahl und Dauer der Hospitalisierungen fanden sich kaum Unterschiede.

Zur Dokumentation wurde ein Merkmalskatalog erstellt, der 28 vor allem für die Schizophreniediagnostik nach DSM-III-R [18] relevante

Tabelle 1. Beschreibung der Stichproben

		Delinquente Schizophrene (Justizanstalt Göllersdorf)	Nicht-delinquente Schizophrene (Psych. Krankenhaus)
Diagnose I (ICD-9)	295.1	3	3
(Ersthospitalisierung)	295.3	17	14
	295.4,5,6	–	3
Diagnose II (ICD-9)	295.1	2	2
(Zeitpunkt des Deliktes)	295.3	10	10
bzw.	295.6	8	8
Alter bei Ersthospitalisierung			
$\varnothing$		24,75	24,10
σ		4,75	5,79
Alter bei Anlaßdelikt bzw. Untersuchung			
$\varnothing$		32,35	32,50
σ		7,70	8,48
Anzahl der Hospitalisierungen			
$\varnothing$		6,95	7,65
σ		5,08	7,14
Gesamtdauer in Monaten			
$\varnothing$		15,77	13,02
σ		19,48	14,85

psychopathologische und 7 für die Verlaufsdiagnostik nach DSM-III-R
notwendige Items enthielt. Substanzmißbrauch nach DSM-III-R wurde
durch 3 Items beschrieben, Substanzabhängigkeit nach DSM-III-R mit
10, weitere 3 gaben den Schweregrad an. Antisoziale Persönlichkeitsstörung
nach DSM-III-R (301.70) wurde durch 23 Merkmale definiert, wovon 12
die Zeit vor Vollendung des 15. Lebensjahres beschrieben. Als zusätzliche
Variable wurde noch der Soziopathiebegriff nach ICD-9 aufgenommen.

Die statistische Auswertung erfolgte mit SPSS/PC+. Beziehungen zwischen sämtlichen Einzelitems und den untersuchten Gruppen bzw. Subgruppen wurden mit der Pearson'schen Produkt-Moment-Korrelation bei
einseitiger Fragestellung dargestellt. Als relevant wurden lediglich Merkmale angesehen, die zumindest auf dem 5%-Niveau statistisch signifikant
waren. Für einzelne nicht tabellarisch dargestellte zusätzliche Fragestellungen wurden noch der chi^2-Test mit Yates-Korrektur und der Fisher-
Exakt-Test verwendet.

Ergebnisse

In Tabelle 2 sind die Zusammenhänge zwischen psychopathologi-
schen- bzw. Verlaufsmerkmalen und Delinquenz dargestellt. Die
Gruppe der delinquenten Schizophrenen ist von der nicht-delinquenten Gruppe zum Teil auf dem 1%-Niveau statistisch signifikant durch das häufigere Vorkommen von Affektflachheit, syste-
misierten Wahnideen und Sprachverarmung sowie durch seltener
auftretende Zerfahrenheit gekennzeichnet. Hinsichtlich der Ver-
laufsmerkmale ergaben sich Unterschiede dahingehend, daß bei der
delinquenten Gruppe signifikant häufiger ein über alle Exacerbationen stabiler paranoider Typus feststellbar war bzw. eine Tendenz
bestand, Wahninhalte in entsprechende Handlungen umzusetzen
(1. Zeile von Tabelle 2).

Aufgrund der in der Einleitung ausgeführten Hypothese, daß
innerhalb der delinquenten Schizophrenen eine Subgruppe zu finden ist, deren Deliktpattern dem „normaler" Krimineller gleicht,
wurden die Patienten der Justizanstalt, die Körperverletzungen oder
Delikte gegen die Freiheit bzw. fremdes Vermögen gesetzt hatten,
denen, die einen Mord oder Mordversuch begangen hatten, gegenübergestellt [Gewalt- versus nicht Gewaltdelinquenz (2. Zeile
von Tabelle 2)]. Diese 6 Patienten mit den Delikten Mord oder
Mordversuch unterschieden sich von den 14 übrigen Patienten des

Tabelle 2. Zusammenhänge zwischen Merkmalen der Psychopathologie bzw. des Verlaufes und Delinquenz

	P 1	P 4	P 14	P 15	P 17	P 25	P 28	V 4	V 5	V 6
A	−.41*	.30	.42*	−	−	.41*	−	−	.30	.33
B	−	−	−	.43	.48	−	−.44	.51	−	−

A Delinquente (n = 20) vs. nicht-delinquente Schizophrene (n = 20); *B* Gewaltdelinquente (n = 6) vs. nicht-gewaltdelinquente Schizophrene (n = 14)
P 1 Zerfahrenheit, *P 4* Affektflachheit, *P 14* Systemisierte Wahnideen, *P 15* Akustische Halluzinationen, *P 17* Wut, Streitsucht, *P 25* Sprachverarmung, *P 28* Initiative-, Energielosigkeit, *V 4* Schleichender Beginn, *V 5* Stabiler paranoider Typ, *V 6* Wahninhalte werden in Handlungen umgesetzt
Pearson'sche Produkt-Moment-Korrelationen, einseitige Fragestellung; P < 0,05; *P < 0,01

delinquenten Kollektivs (allerdings nur auf dem 5%-Niveau signifikant) durch vermehrtes Auftreten von akustischen Halluzinationen, Wut und Streitsucht sowie durch signifikant seltener vorhandene Initiative und Energielosigkeit. Hinsichtlich des Verlaufs war die Gruppe mit Gewaltdelikten durch häufiger auftretenden schleichenden Erkrankungsbeginn charakterisiert.

Bei der DSM-III-R-Diagnostik der antisozialen Persönlichkeitsstörung ergaben sich bei der Erfassung der für die Zeit vor dem 15. Lebensjahr relevanten Merkmale in der Diskussion noch ausführlicher behandelte Probleme, sodaß wir diese Items für die Zuerkennung der Diagnosen beiseite lassen mußten. Mit Hilfe dieser Definition konnten in der delinquenten Gruppe 7 (35%) und in der nicht-delinquenten 2 (10%) Soziopathien diagnostiziert werden (mit ICD-9 fanden sich idente Zahlen). Der Unterschied ist auf dem 5%-Niveau statistisch signifikant. In drei von elf Subitems nach DSM-III-R fanden sich zusätzlich zum Teil auf dem 1%-Niveau statistisch signifikante Veränderungen in der erwarteten Richtung (1. Zeile von Tabelle 3). Bemerkenswert ist der Umstand, daß sich die sechs Patienten mit Gewaltdelikten vom Rest der delinquenten Gruppe ebenfalls dahingehend unterschieden, daß bei ihnen bei der Globaldiagnose und bei drei weiteren Items negative Korrelationen auftraten (2. Zeile von Tabelle 3), was durch das Resultat ergänzt wird, daß zwischen der Gruppe mit Gewaltdelinquenz und der nicht-delinquenten Gruppe des Psychiatrischen Krankenhauses hinsichtlich des Vorhandenseins von antisozialen Persönlichkeitsstörungen keinerlei Differenzen zu beobachten waren (3. Zeile von Tabelle 3). Dementsprechend waren die Unterschiede zwischen der kriminellen Restgruppe und der nicht-delinquenten Gruppe am deutlichsten ausgeprägt. Die Diagnose Soziopathie trat bei den 14 Patienten der Justizanstalt auf dem 1%-Niveau signifikant häufiger auf, hinsichtlich der für die DSM-III-R-Diagnostik relevanten Items waren in zwei Fällen (wiederholt antisoziale Handlungen, die einen Grund zur Festnahme darstellen; keine Gewissensbisse) sogar Überrepräsentationen auf dem 0,1%-Niveau festzustellen (4. Zeile von Tabelle 3).

Substanzabhängigkeit nach DSM-III-R fand sich in den beiden

Tabelle 3. Antisoziale Persönlichkeitsstörungen bei delinquenten und nicht-delinquenten Schizophrenen

	AP	AP 2	AP 4	AP 5	AP 6	AP 10	AP 11
A	.30	.38*	.37	–	–	.47*	–
B	−.48	−.53*	–	–	–	−.46	−.44
C	–	–	.46	–	–	–	–
D	.45*	.53**	–	.35	.37	.60**	.34

A Delinquente (n = 20) vs. nicht-delinquente Schizophrene (n = 20); *B* Gewaltdelinquente (n = 6) vs. nicht-gewaltdelinquente Schizophrene (n = 14); *C* Gewaltdelinquente (n = 6) vs. nicht-delinquente Schizophrene (n = 20); *D* Nicht-gewaltdelinquente (n = 14) vs. nicht-delinquente Schizophrene (n = 20)
AP Antisoziale Persönlichkeitsstörung nach ICD-9 und DSM-III-R (ohne Einbeziehung der vor dem 15. Lebensjahr relevanten Merkmale); *AP 2* Wiederholt antisoziale Handlungen, die einen Grund zur Festnahme darstellen (DSM-III-R); *AP 4* Erfüllt wiederholt nicht finanzielle Verpflichtungen (DSM-III-R); *AP 5* Kann nicht vorausschauend planen, ist impulsiv (DSM-III-R); *AP 6* Kein Wahrheitsempfinden (DSM-III-R); *AP 10* Keine Gewissensbisse (DSM-III-R); *AP 11* Antisoziale Verhaltensmuster unabhängig vom Krankheitsverlauf (DSM-III-R)
Pearson'sche Produkt-Moment-Korrelationen, einseitige Fragestellung; P < 0,05; *P < 0,01; **P < 0,001

Kollektiven nur je einmal, aus welchem Grund wir auf entsprechende statistische Berechnungen verzichteten. Substanzmißbrauch trat bei der delinquenten Gruppe 12mal (60%), bei der nicht-delinquenten Gruppe 7mal (35%) auf, welcher Unterschied keine statistische Signifikanz erreichte (1. Zeile von Tabelle 4). Lediglich in einem DSM-III-R-Item (wiederholter Gebrauch in Situationen, in denen die Verwendung eine körperliche Gefährdung darstellt wie z. B. Alkohol am Steuer), das also als gewisser Indikator für antisoziales Verhalten aufgefaßt werden kann, fand sich eine auf dem 1%-Niveau statistisch signifikante Überrepräsentation bei dem delinquenten Kollektiv. Ähnlich wie in Tabelle 3 waren zwischen der gewaltdelinquenten und der nicht-gewaltdelinquenten Gruppe (2. Zeile von Tabelle 4) Unterschiede in der erwarteten Richtung festzustellen, die durch das Fehlen signifikanter Ergebnisse beim Vergleich zwischen gewaltdelinquenter und nicht-delinquenter Gruppe (3. Zeile von Tabelle 4) bestätigt wurden. Ein Unterschied in der Globaldiagnose Substanzmißbrauch fand sich lediglich zwischen nicht-gewaltdelinquenter und nicht-delinquenter Gruppe (4. Zeile von Tabelle 4). Das Item „wiederholter Gebrauch in Situationen, in denen die Verwendung eine körperliche Gefährdung darstellt" verfehlte hier sogar knapp das 0,1%-Niveau statistischer Signifikanz.

Alkohol war die am häufigsten verwendete Droge (9mal) gefolgt von Cannabis als Monosubstanz bzw. im Rahmen einer Polytoxikomanie (6mal) und Tranquilizern, Amphetaminen und Opiaten (je 1mal). Hinsichtlich der Verteilung fanden sich jedoch bei den delinquenten und nicht-delinquenten Kollektiven bedeutsame Unterschiede. Acht der neun Fälle von Alkoholmißbrauch betrafen Patienten der Justizanstalt, unter denen sich wiederum nur ein Fall von Cannabismißbrauch befand. Von den sieben Substanzmißbrauch betreibenden nicht-delinquenten Patienten des Psychiatrischen Krankenhauses wurde nur in einem Fall Alkohol verwendet, in fünf Fällen hingegen Cannabis bzw. Cannabis im Rahmen einer Polytoxikomanie als hauptsächlich verwendete Droge. Delinquente und nicht-delinquente Schizophrene unterschieden sich hinsichtlich des Alkoholmißbrauches signifikant (rechter Teil von Tabelle 4).

Tabelle 4. Substanzmißbrauch bei delinquenten und nicht-delinquenten Schizophrenen

	SM	SM 2	SM 3	ALK
A	–	.39*	–	.42*
B	–	– .44	– .44	–
C	–	–	–	–
D	.36	.52*	.38	.52**

A Delinquente (n = 20) vs. nicht-delinquente Schizophrene (n = 20); *B* Gewaltdelinquente (n = 6) vs. nicht-gewaltdelinquente Schizophrene (n = 14); *C* Gewaltdelinquente (n = 6) vs. nicht-delinquente Schizophrene (n = 20); *D* Nicht-gewaltdelinquente (n = 14) vs. nicht-delinquente Schizophrene (n = 20)
SM Substanzmißbrauch (ICD-9, DSM-III-R); *SM 2* Wiederholter Gebrauch in Situationen, in denen die Verwendung eine körperliche Gefährdung darstellt (DSM-III-R); *SM 3* Einige Symptome bestehen seit mindestens 1 Monat oder sind über längere Zeit hinweg wiederholt aufgetreten (DSM-III-R); *ALK* Alkoholmißbrauch (ICD-9, DSM-III-R)
Pearson'sche Produkt-Moment-Korrelationen; $P < 0,05$; *$P < 0,01$; **$P < 0,001$

Bei den Patienten mit Gewaltdelinquenz trat Alkoholmißbrauch in 16,7% auf, bei den Patienten mit anderen Formen der Delinquenz in 50%, welcher Unterschied jedoch nicht statistisch signifikant war. Lediglich beim Vergleich der nicht-gewaltdelinquenten mit der nicht-delinquenten Gruppe fanden sich deutliche Unterschiede (50% : 5%), die das 0,1%-Niveau statistischer Signifikanz erreichten (rechter Teil von Tabelle 4).

Diskussion

Die Häufung von antisozialen Persönlichkeitsstörungen und Substanzmißbrauch in Kollektiven Krimineller ist bekannt (z. B. [14]). Wenn darüber hinaus festgestellt wird, daß bei nicht-delinquenten Schizophrenen Zahlen von mehr als 50% Substanzmißbrauch [11, 12] gefunden wurden und sich dieser Prozentsatz unter den Patienten, die mangelnde Kooperationsbereitschaft zeigten, noch drastisch erhöht [11], ist die geringe Zahl von Publikationen zur Frage des Vorkommens dieser Störungen bei wegen Unzurechnungsfähigkeit exkulpierten delinquenten Schizophrenen erstaunlich. Wir untersuchten deshalb ein Kollektiv von 20 schizophrenen Patienten aus Österreichs zentraler Einrichtung zur Behandlung geistig abnormer Rechtsbrecher, das wegen der Begehung eines mit einer Strafe von über einem Jahr bedrohten Deliktes im Zustande der Unzurechnungsfähigkeit exkulpiert und in die vorbeugende Maßnahme nach § 21/1 StGB eingewiesen wurde. Die entsprechenden Delikte waren in einem Fall strafbare Handlungen gegen die Freiheit, in vier Fällen gegen fremdes Vermögen, in neun Fällen Körperverletzung und in sechs Fällen Mord bzw. Mordversuch. Bei 17 der 20 Patienten war die Diagnose zum Zeitpunkt der Ersthospitalisierung paranoide Schizophrenie nach ICD-9 [19]. Naturgemäß nahm bis zum Zeitpunkt des durchschnittlich nach 7,6 Jahren erfolgten Delikts die Anzahl der Defektschizophrenien zu (vgl. Tabelle 1). Dieser Zeitraum deckt sich sehr gut mit den Resultaten von Böker und Häfner [2], die eine durchschnittliche Zeitspanne von 6,2 Jahren zwischen Erstmanifestation der schizophrenen Psychose und Delikt angeben. Während jedoch über 40% der von diesen Autoren untersuchten Patienten bis zum Delikt nie eine psychiatrische Therapie erhielten, hatte jeder unserer delinquenten Probanden vor dem Anlaßdelikt zumindest eine stationäre Behandlung hinter sich gebracht. Ausschlußkriterien für die Untersuchung waren ein IQ unter 85 sowie durch psychologische Testuntersuchungen dokumentierte deutliche Organizitätszeichen. Als Kontrollgruppe dienten 20 schizophrene Patienten des Wiener Psychiatrischen Krankenhauses, die noch nie eine mit einer Strafe von über einem Jahre bedrohte Straftat begangen hatten und nach Alter zum Zeitpunkt der ersten Hospitalisierung und Anzahl bzw. Gesamtdauer der Hospitalisierungen gematcht wurden. Dokumentiert wurden neben vor allem für die DSM-III-R-Diagnostik relevanten psychopathologischen und Verlaufsmerkmalen die DSM-III-R- und ICD-9-Diagnosen für antisoziale Persönlichkeitsstörung und Alkoholmißbrauch sowie die für DSM-III-R dazu notwendigen Einzelmerkmale. Alkoholabhängigkeit wurde bei beiden Kollektiven nur je einmal gefunden, worauf diese Diagnose aufgrund des seltenen Vorkommens nicht in die statistischen Berechnungen Eingang fand.

Delinquente Schizophrene unterscheiden sich von nicht-delinquenten Schizophrenen durch das statistisch signifikant häufigere Vorkommen der Merkmale Affektflachheit, systemisierte Wahnideen und Sprachverarmung sowie durch das signifikant seltenere Auftreten von Zerfahrenheit. Stabiler paranoider Verlaufstyp und die Tendenz, Wahnideen in entsprechende Handlungen umzusetzen, waren ebenfalls bei der delinquenten Gruppe häufiger vertreten (Tabelle 2). Antisoziale Persönlichkeitsstörung nach DSM-III-R (301.70) ist durch 23 Merkmale definiert, wovon 12 die Zeit vor der Vollendung des 15. Lebensjahres beschreiben. Es zeigte sich, daß in beiden untersuchten Gruppen nur je 1 Patient das Vollbild der antisozialen Persönlichkeitsstörung nach DSM-III-R erfüllte, da für die vor Vollendung des 15. Lebensjahres relevanten Merkmale meist missing values geratet werden mußten. Mögliche Gründe dafür sind sowohl schlechte Dokumentation in den Krankengeschichten wie auch der Umstand, daß das Profil der antisozialen Persönlichkeitsstörung in Europa aus soziokulturellen Gründen nicht mit der amerikanischen Realität vor dem 15. Lebensjahr vergleichbar ist (z. B. „benutzte in mehr als einer Schlägerei eine Waffe", „zwang eine andere Person zu sexuellem Kontakt"). Ließ man die für die Zeit vor dem 15. Lebensjahr relevanten Merkmale beiseite, erfüllten von unseren 40 untersuchten Patienten neun die Kriterien, davon 7 (35%) im delinquenten und 2 (10%) im nicht-delinquenten Kollektiv, welcher Unterschied statistisch signifikant war (Tabelle 3). Von den für die DSM-III-R-Diagnostik erforderlichen Merkmalen waren wiederholte antisoziale Handlungen, die einen Grund zur Festnahme darstellen, das Fehlen von Gewissensbissen und das wiederholte Nichterfüllen finanzieller Verpflichtungen von Bedeutung.

Eine Unterscheidung der beiden Gruppen durch die Globaldiagnose Substanzmißbrauch war nicht möglich (vgl. Tabelle 4). Statistisch signifikante Unterschiede fanden sich hier lediglich im für DSM-III-R wesentlichen Item „wiederholter Gebrauch in Situationen, in denen die Verwendung eine körperliche Gefährdung darstellt".

Hinsichtlich der Art der mißbrauchten Substanzen ist die bereits im Ergebnisteil erwähnte Ungleichverteilung bemerkenswert. In der delinquenten Gruppe, die insgesamt häufiger Mißbrauch betrieb (60% : 35%), war die mit Abstand am häufigsten mißbrauchte Substanz Alkohol, während es bei der nicht-delinquenten Gruppe Cannabis bzw. Cannabis in Kombination mit anderen Drogen war. Es ist jedoch nicht auszuschließen, daß diese Ungleichverteilung dadurch entstanden sein könnte, daß die nicht-delinquenten Patienten des Wiener Psychiatrischen Krankenhauses zu einem beträchtlichen Teil aus dem städtischen Milieu stammen, was bei den delinquenten Schizophrenen der einzigen Zentraleinrichtung Österreichs nicht in einem solchen Ausmaß der Fall ist. Jedenfalls war Alkoholmißbrauch innerhalb der delinquenten Gruppe deutlich überrepräsentiert (Tabelle 4).

In der Einleitung wurde die Hypothese aufgestellt, daß unter delinquenten Schizophrenen eine Untergruppe existiert, die im Hinblick auf die prämorbide Persönlichkeit [7] bzw. bestimmte Sozialmerkmale [2, 10] deutliche Ähnlichkeiten mit psychisch gesunden Rezidivkriminellen zeigt, welche Ähnlichkeiten auch im Deliktpattern zu finden sind. Wir unterteilten deshalb die Gruppe der 20 delinquenten Patienten in solche, die Delikte mit erheblicher Gewaltanwendung (Mord, Mordversuch) begangen hatten und in solche, deren Delikte in strafbaren Handlungen gegen die Freiheit, gegen fremdes Vermögen bzw. in Körperverletzung bestanden. Die entsprechenden Unterschiede sind in der jeweils zweiten Zeile der Tabellen 2 bis 4 zu finden. Schizophrene mit Tötungen oder versuchten Tötungen in der Anamnese hatten signifikant häufiger akustische Halluzinationen, Wut und Streitsucht und waren signifikant seltener durch das Merkmal Initiative- und Energielosigkeit charakterisiert. Dies steht in teilweisem Widerspruch zu den Resultaten im rechten Teil von Tabelle 2, in welchem die 6 Patienten mit Tötungsdelikten sich von den übrigen 14 durch häufigeres Vorkommen eines schleichenden Beginns, welcher ja als Indikator für einen Prozeßverlauf mit deutlicher Defektbildung stehen kann, unterschieden. Eine Erklärung dafür wäre, daß das Merkmal Initiative- und Interesselosigkeit bei einer durch gehäuftes Auftreten von Soziopathie (siehe unten) charakterisierten Gruppe, bei der wohl auch weniger Kooperationsbereitschaft im Hinblick auf ärztliche Handlungen zu finden ist, anläßlich von Spitalsaufenthalten häufiger dokumentiert wird; daß also das Merkmal hier nicht nur Indikator für einen schizophrenen Defektzustand, sondern auch für eine Persönlichkeitsstörung mit mangelnder Kooperation im Rahmen der Behandlung in einem Psychiatrischen Krankenhaus darstellt. Hinsichtlich des Vorhandenseins antisozialer Persönlichkeitsstörungen konnten die beiden delinquenten Subgruppen ganz eindeutig voneinander unterschieden werden (Tabelle 3). Sowohl die Globaldiagnose wie auch die einzelnen die DSM-III-R-Diagnose konstituierenden Merkmale waren bei der Untergruppe mit den Delikten Mord oder Mordversuch statistisch signifikant unterrepräsentiert. Dementsprechend fanden sich keine Unterschiede zwischen der Gruppe mit Tötungsdelikten und der nicht-delinquenten Gruppe (3. Zeile von Tabelle 3). Die auf dem 5%-Niveau signifikante Überrepräsentation des Merkmals „erfüllt wiederholt nicht finanzielle Verpflichtungen" kann auch durch die besonders schlechte soziale Situation zukünftiger Maßnahmepatienten [7] erklärt werden. Die besonders deutlichen Unterschiede zwischen der Gruppe ohne Gewaltdelinquenz und der nicht-delinquenten Gruppe (letzte Zeile von Tabelle 3) ist als logische Konsequenz des soeben Gesagten anzusehen.

Auf die Besonderheiten im Hinblick auf die Art der mißbrauchten Substanzen wurde bereits hingewiesen. Insgesamt ist die Diagnose Substanzmißbrauch nicht imstande, die beiden delinquenten Subgruppen in statistisch signifikanter Weise voneinander zu trennen (2. Zeile von Tabelle 4). Unterschiede ergeben sich lediglich in zwei der drei Einzelmerkmale, von denen eines als gewisser Indikator für antisoziales Verhalten gewertet werden kann (vgl. Ergebnisteil). Die dritte und die vierte Zeile von Tabelle 4 (keinerlei Unterschiede in Substanzmißbrauch und Alkoholmißbrauch zwischen gewaltdelinquenter und nicht-delinquenter Gruppe, besonders deutliche Unterschiede zwischen übrigen Kriminellen und Nicht-Delinquenten) sind analog zu dem zu Tabelle 3 Festgestellten zu interpretieren.

Zwischen antisozialer Persönlichkeitsstörung und Substanzmißbrauch fanden sich bei allen 40 Patienten auf dem 1%-Niveau statistisch signifikante Zusammenhänge (chi^2 = 7,98, df = 1).

Die Ergebnisse dieser Untersuchung bestätigen die Annahme, daß antisoziale Persönlichkeitsstörungen bei delinquenten Schizophrenen häufiger als bei nicht-delinquenten Schizophrenen auftreten. Es wäre jedoch falsch, aus diesem Resultat die undifferenzierte Feststellung abzuleiten, hierin allgemein die Ursache schizophrener Delinquenz zu suchen. Innerhalb des delinquenten Kollektivs läßt sich nämlich eine Subgruppe definieren, die durch Gewaltdelinquenz (Mord, Mordversuch) und fehlende Überrepräsentation von Persönlichkeitsstörungen gekennzeichnet ist. Diesbezüglich ist zu einer nicht-delinquenten Vergleichsgruppe von Schizophrenen kein Unterschied festzustellen. Ähnliche Verhältnisse finden sich im Hinblick auf Substanzmißbrauch. Die Unterschiede zwischen delinquenter und nicht-delinquenter Gruppe erreichen hier zwar nur bei einem (allerdings antisoziale Verhaltensweisen signalisierenden) Merkmal statistische Signifikanz, wiederum ergeben sich jedoch die Unterschiede zwischen den beiden delinquenten Gruppen im Hinblick auf Ähnlichkeiten der Patienten mit Gewaltdelinquenz mit denen der nicht-delinquenten Kontrollgruppe und ganz deutlichen Unterschieden dieser Kontrollgruppe mit den übrigen Delinquenten.

Diese Resultate scheinen besonders im Hinblick auf gezielte sozialtherapeutische Programme bzw. besonders intensive Betreuung einer durch das Vorhandensein von antisozialen Persönlichkeitsstörungen und Substanzmißbrauch gekennzeichneten deliktgefährdeten Gruppe von Schizophrenen bedeutungsvoll.

Literatur

1. Barbee J, Clark P, Crapanzano M, Heintz G (1989) Alcohol and substance abuse among schizophrenic patients presenting to an emergency psychiatric service. J Nerv Ment Dis 177: 400–407

2. Böker W, Häfner H (1973) Gewalttaten Geistesgestörter. Eine epidemiologische Untersuchung in der Bundesrepublik Deutschland. Springer, Berlin Heidelberg New York

3. Craig TH J (1982) An epidemiological study of problems associated with violence among psychiatric inpatients. Am J Psychiatry 139: 1262–1266

4. Drake RE, Osher FC, Wallach MA (1989) Alcohol use and abuse in schizophrenia. A prospective community study. J Nerv Ment Dis 177: 408–414

5. Edwards G, Jones D, Reid W, Chung-Chou CHU (1988) Physical assaults in a psychiatric unit of a general hospital. Am J Psychiatry 145: 1568–1571

6. Flügge (1904/05) Einiges aus der Abteilung für irre Verbrecher in Düren. MschrKrim 1: 349–357

7. Földes P, Topitz A, Fliedl R, Knecht G, Schanda H (1990) Die prämorbide Anpassung bei delinquenten und nicht-delinquenten Schizophrenen. Springer (im Druck)

8. Guze S, Goodwin D, Crane B (1970) Criminal rezidivism and psychiatric illness. Am J Psychiatry 127: 132–135

9. Hogg B, Jackson HF, Rudd RP, Edwards J (1990) Diagnosing personality disorders in recent-onset schizophrenia. J Nerv Ment Dis 178: 194–199

10. Leygraf N (1988) Psychisch kranke Straftäter. Epidemiologie und aktuelle Praxis des psychiatrischen Maßregelvollzugs. Springer, Berlin Heidelberg New York

11. Miller F, Tanenbaum J (1989) Drug abuse in schizophrenia. Hosp Commun Psychiatry 40: 847–849

12. Miller F, Busch F, Tanenbaum J (1989) Drug abuse in schizophrenia and bipolar disorder. Am J Drug Alcohol Abuse 15: 291–295

13. Rubin B (1972) Prediction of dangerousness in mentally ill criminals. Arch Gen Psychiatry 27: 397–407

14. Quensel E (1984) Kritische Betrachtungen zur Behandlung im Strafvollzug. In: Eisenbach-Stangl I, Stangl W (Hrsg) Grenzen der Behandlung. Westdeutscher Verlag, Opladen

15. Schönbauer F, Schanda H (1988) Die Behandlung geistig abnormer Rechtsbrecher in der Justizanstalt Göllersdorf. Wien Med Wochenschr 138: 200–206

16. Silverton L (1988) Crime and the schizophrenia spectrum: a diathesis-stress model. Acta Psychiatr Scand 78: 72–81

17. Silverton L, Harrington ME, Mednick SA (1988) Motor impairment and antisocial behaviour in adolescent males at high risk for schizophrenia. J Abnorm Child Psychol 16: 177–186

18. Wittchen HU, Saß H, Zaudig M, Koehler K (1989) Diagnostisches

und Statistisches Manual Psychischer Störungen Revision DSM-III-R. Beltz, Weinheim Basel
19. World Health Organisation (1978) International Classification of Diseases, 9th Revision (ICD-9). WHO, Geneve

Anschrift der Verfasser: Dr. G. Knecht, Psychiatrische Universitätsklinik, Währinger Gürtel 18 – 20, A-1090 Wien, Österreich.

Die Beurteilung der Fahrtauglichkeit unter Psychopharmaka unter besonderer Berücksichtigung der Neuroleptika Akuttherapie-Nachbehandlung-Rezidivprophylaxe

H. Rössler[1], H. J. Battista[2], V. Günther[1], R. Neumann[1], F. Lieder[1], L. Prokop[1] und H. Oberbauer[1]

[1] Psychiatrische Universitätsklinik und [2] Institut für gerichtliche Medizin, Universität Innsbruck, Österreich

Zusammenfassung

Lenker von Kraftfahrzeugen stehen zu einem erschreckend hohen Prozentsatz unter Psychopharmaka. In den Unfallsstatistiken scheint eine Beeintrachtigung durch Medikamenteneinnahme kaum auf, da die juridischen, medizinischen und toxikologischen Beurteilungskriterien vom Gesetzgeber unbefriedigend festgelegt sind. Eine Differenzierung der einzelnen Psychopharmaka und deren Auswirkungen auf die Fahrsicherheit muß getroffen werden.

Schlüsselwörter: Schizophrenie, Fahrtauglichkeit, Neuroleptika, Verkehrstüchtigkeit, Alkohol.

Summary

The assessment of driving ability under the influence of psychotropic medication with particular consideration to neuroleptic drugs, acute therapy-follow-up treatment-prophylaxis of recurrence. An alarmingly high percentage of the population drive while under the influence of psychopharmacological drugs.

Driving impairment resoluting from medication taken by drivers hardly show up on accident statistics since legal, medical and toxicological assessment criteria are not well defined by lawmakers. A differentiation between individual psychopharmacological drugs and their effects on driving safetly must be made.

Keywords: Schizophrenia, driving ability, major tranquilizer, alcohol, driving impairment.

Einleitung

Die Feststellung, ob sich ein KFZ-Lenker „in einer solchen körperlichen und geistigen Verfassung befindet, in der er ein Fahrzeug zu beherrschen und die beim Lenken eines Fahrzeuges zu beachtenden Rechtsvorschriften zu befolgen vermag" (§ 58 Straßenverkehrsordnung) ist vom Amtsarzt zu treffen, der den Probanden als „geeignet", „bedingt geeignet", „beschränkt geeignet" oder „nicht geeignet" beurteilen muß.

Im Hinblick auf die geistige Eignung eines Fahrzeuglenkers ergeben sich vielfach Zweifel bezüglich seiner Fahrtauglichkeit, wenn im Rahmen eines akuten Geschehens, z. B. bei einem Verkehrsunfall oder einer routinemäßigen Verkehrskontrolle „psychische Auffälligkeiten" festgestellt werden.

Der einen Patienten mit Psychopharmaka behandelnde Arzt, hat neben der Verantwortung der Therapie auch die Aufklärungspflicht, diesen hinsichtlich einer möglichen Einschränkung seiner Fahrtauglichkeit durch

1. die Krankheit,
2. die Wirkung eines oder mehrerer Medikamente,
3. die Nebenwirkungen und Wechselwirkungen eines oder mehrerer Medikamente ausreichend zu informieren.

Die diesbezüglichen Pflichten des Arztes werden vom Gesetzgeber nicht näher definiert.

Allgemeine Rechtsgrundlagen

Trotz der bedrohlich häufigen Verwendung von Psychopharmaka bei Fahrzeuglenkern ist es dem Gesetzgeber bislang nicht gelungen, Richtlinien bezüglich der Einschränkung der Fahrtauglichkeit durch Psychopharmaka bzw. deren Überprüfung festzulegen. In großangelegten Studien wird die Zahl der unter Medikamenten stehenden Fahrzeuglenker bis zu 25% angegeben, epidemiologische Studien haben gezeigt, daß durch Psychopharmaka bedingtes menschliches Versagen im Straßenverkehr weit über die statistische Nachweisbarkeitsgrenze reicht [30].

Es ist verständlich, daß in der Straßenverkehrsordnung keine Auflistung der Wirkung und Nebenwirkung von Arzneimittelspezialitäten getroffen werden kann, daß aber Psychopharmaka nur in Kombination mit Alkohol oder „als andere berauschende Drogen" angeführt werden, erscheint in Anbetracht der Unfallsstatistiken unbegreiflich.

Trotz des Wissens um die fatale Wirkung, die Psychopharmaka im Straßenverkehr spielen können, gibt es derzeit noch keine befriedigenden Ansatzpunkte einer verkehrsrechtlichen Empfehlung für den Patienten, den behandelnden Arzt oder für den Amtsarzt.

Rechtliche Grundlagen für Österreich

Sowohl in der Kraftfahrgesetzdurchführungsverordnung (KDV) sowie in der Straßenverkehrsordnung (STVO) gibt es nur allgemeine Richtlinien ohne näheren Bezug auf eine Einschränkung der Fahrtüchtigkeit unter Psychopharmaka.

§ 30 KDV, Abs. 1: Als zum Lenken von Kraftfahrzeugen einer bestimmten Gruppe geistig und körperlich geeignet gilt, wer geistesgesund ist, die für das sichere Beherrschen dieser Kraftfahrzeuge maßgebenden Vorschriften, nötige Körpergröße, Körperkraft und Gesundheit besitzt, und frei von Gebrechen ist.

(2) Besitzer einer Lenkerberechtigung, bei denen eine Erkrankung oder ein Gebrechen festgestellt wurde, das nach den Bestimmungen der §§ 31, 34 und 35 die Eignung zum Lenken von KFZ ausschließen würde, gelten als geeignet zum Lenken von KFZ der Gruppe ABCF oder G, wenn sie während der Feststellung der Erkrankung oder des Gebrechens unmittelbar vorangehenden 2 Jahre KFZ tatsächlich gelenkt haben, und die Annahme gerechtfertigt ist, daß ein Ausgleich des bestehenden Mangels durch erlangte Geübtheit, eingetreten ist. Der Eintritt dieses Ausgleiches und die Dauer des Vorliegens dieser Eignung ist durch ein ärztliches Gutachten festzustellen, und darf nur auf höchstens 5 Jahre ausgesprochen werden.

Nach Auslegung des § 30 KDV kann die Schlußfolgerung abgeleitet werden, daß Patienten, bei denen Psychopharmaka eine

Stabilisierung ihres Befindens über mindestens zwei Jahre oder eine Remission einer psychiatrischen Erkrankung bewirkt haben, zum Lenken von Kraftfahrzeugen geeignet sind.

§ 31 KDV (1): Als geistesgesund gelten Personen, bei denen weder Geisteskrankheiten noch schwere geistige oder seelische Störungen, noch wesentliche Störungen der Beobachtungs-, Konzentrations- und Reaktionsfähigkeit, sowie des Erinnerungsvermögens vorliegen.

(2) Geistesgesunde Personen, die sich als Pflegling in stat. Behandlung einer Krankenanstalt für Geisteskrankheiten befunden haben, dürfen nur dann als zum Lenken von KFZ geistig geeignet begutachtet werden, wenn durch einen fachärztlichen Befund bestätigt wird, daß bei ihnen keine Zeichen einer bestehenden Geisteskrankheit oder einer dieser gleichzuhaltenden geistigen oder seelischen Störung unter Berücksichtigung der Möglichkeit von Remissionen oder Rezidiven vorliegen.

Der § 31 KDV kann auf die Fahrtüchtigkeit von Verkehrsteilnehmern angewendet werden, wenn Psychopharmaka eine wesentliche Einschränkung verkehrsspezifischer Hirnleistungsfunktionen hervorrufen.

§ 34 KDV (1): Als zum Lenken von KFZ einer bestimmten Gruppe hinreichend gesund gilt eine Person, bei der nicht festgestellt wurde:

a) schwere Allgemeinerkrankungen oder schwere lokale Erkrankungen,

b) organische Erkrankungen des Zentral- oder Peripheren Nervensystems, die das sichere Beherrschen des KFZ und das Einhalten der, für das Lenken des KFZ geltenden Vorschriften beeinträchtigen könnten,

c) Erkrankungen, bei denen es zu plötzlichen Bewußtseinsstörungen oder -trübungen kommt,

d) Trunksucht,

e) andere Süchtigkeiten, die das sichere Beherrschen des KFZ und das Einhalten der für das Lenken des KFZ geltenden Vorschriften beeinträchtigen könnten,

f) neurotische Zustandsbilder höheren Grades, oder

g) schwere Augenerkrankungen, die das Sehvermögen beeinträchtigen können

(2) Für Personen, die sich als Pflegling in stat. Behandlung einer Trinkerheilstätte oder einer Entwöhnungsanstalt befunden haben, gelten die Bestimmungen des § 31 Abs. 2 sinngemäß.

Der § 34 KDV berücksichtigt Abhängigkeitsformen (Trunksucht, andere Süchtigkeiten) als eine die Verkehrstüchtigkeit ausschließende Erkrankung. Auf einen Mißbrauch von Psychopharmaka oder eine Abhängigkeitsform, die die Kriterien einer Suchterkrankung nicht erfüllt, kann jedoch durch diesen Paragraphen nicht Bezug genommen werden.

Eine Anmerkung zum § 5 der Straßenverkehrsordnung weist auf die Wechselwirkung zwischen Arzneimittel und Alkohol hin:

Anmerkung zu § 5 der Straßenverkehrsordnung: Es ist damit allgemein bekannt, daß es Arzneimittel gibt, die wegen der verbundenen Wirkung zugleich mit Alkohol nicht eingenommen werden sollen. Ein geprüfter Fahrzeuglenker ist daher verpflichtet, sich vor Einnahme eines Medikamentes zu vergewissern, wie dieses im Zusammenhang mit dem Genuß von Alkohol wirkt. Dies bedeutet, daß er, wenn er nachträglich Alkohol trinkt, eine vorherige Medikamenteneinnahme zu berücksichtigen hat. Unterläßt er dies bzw. kann er sich über die Wechselwirkung des vorher eingenommenen Medikamentes mit dem in der Folge genossenen Alkohol nicht vergewissern, weil ihm z. B. die Beschreibung des Medikamentes nicht mehr zur Verfügung steht, lenkt er in der Folge aber trotzdem ein Fahrzeug, so hat er, wenn sodann festgestellt wird, daß er sich hierbei in einem alkoholbeeinträchtigten Zustand befunden hat, mag auch die überwiegende Ursache der Fahruntüchtigkeit auf die Medikamenteneinnahme zurückzuführen sein, die Übertretung nach § 5 Abs. 1 in objektiver und subjektiver Richtung zu verantworten.

Nicht nur die vom Gesetzgeber erlassenen Verordnungen hinsichtlich der Voraussetzung für die Fahrtauglichkeit sind unzureichend, sondern auch die Durchführungsbestimmungen im Falle eines Verkehrsdeliktes oder einer Verkehrsübertretung sind nicht zweckmäßig bzw. überhaupt nicht geregelt: bei berechtigtem Verdacht der Exekutive, daß ein Verkehrsteilnehmer nicht verkehrstüchtig ist, kann dieser zum Atemalkoholtest, zur klinischen Beeinflussungsuntersuchung und − bei Unfällen mit Personenschaden − zur Blutabnahme angehalten werden. Die Verweigerung der Blutabnahme gilt als Ordnungswidrigkeit. Vom toxikologischen Standpunkt ist eine Psychopharmakasubstanzenbestimmung aus dem Plasma zwar möglich und auch unschwer durchführbar, sofern die Fragestellung auf einen bestimmten Wirkstoff lautet, bei Screeninguntersuchungen würden aber größere Mengen an Plasma oder Serum (ca. 100 ml Plasma) benötigt werden; wesentlich zielführender ist die Bestimmung von Medikamenten bzw. deren Metaboliten aus dem Harn, an welche sich dann eine quantitative Bestimmung des oder der nachgewiesenen Wirkstoffe(s) im Plasma zur Beurteilung der pharmakologischen Wirkung anschließen sollte.

Bezüglich Harnabnahmen gibt es keine gesetzlichen Regelungen; es gilt der Rechtsgrundsatz, daß ein Beschuldigter keine Aussage oder Handlung tätigen muß, die in der Folge gegen ihn gerichtet werden kann. Somit kann ein unter dem Verdacht einer Medikamentenwirkung stehender Verkehrsteilnehmer nicht gezwungen werden, eine Harnprobe abzugeben.

Differenzierung von Psychopharmaka im Hinblick auf die Verkehrssicherheit

Wenn der Einfluß von psychotropen Substanzen auf die Fahrtüchtigkeit von Verkehrsteilnehmern analysiert wird, erweist sich die globale Betrachtungsweise von Psychopharmaka als wenig zielführend, da sich Neuroleptika bezüglich ihrer Indikationsstellung und Einnahmegepflogenheiten durch den Patienten von anderen Psychopharmaka wie Sedativa, Tranquilizer, Hypnotika, Antidepressiva, Stimulantien und Analgetika erheblich unterscheiden. Nicht nur zahlenmäßig steht der Tranquilizer- oder Hypnotikakonsum weit über dem der Neuroleptika, sondern auch Mißbrauch, Gewöhnung, Dosissteigerung, Selbstmedikation, unkontrollierte Einnahme etc. sind bei erstgenannten Substanzen ein häufig beobachtetes Phänomen, das bei den Major Tranquilizern weitgehend fehlt.

Besonders schwierig ist die Aussage hinsichtlich der Verkehrssicherheit, wenn mehrere zentral wirksame Substanzen gleichzeitig oder in Verbindung mit Alkohol eingenommen werden. Wenngleich vom Gesetzgeber die oberste Grenze der objektiven Fahrtüchtigkeit eines Probanden mit 0,8 Promille Blutalkohol festgesetzt wurde, kann dieser Wert in Kombination mit psychotropwirksamen Substanzen zeitweise die völlige Fahruntüchtigkeit bedeuten.

Wie schon bei Staak und Berghaus [28] ausgeführt wurde, ist der Prozentsatz arzneimittelpositiver Proben bei der Untersuchung von Blut- oder Harnproben von verkehrsauffälligen Kfz-Lenkern sehr stark von der Selektion der Stichprobe abhängig. Wird eine Stichprobe optimal aus der Grundgesamtheit durch Zufallsexperiment gezogen, liegen die Anteile arzneimittel-positiver Proben bei etwa 15 – 20%. Werden andererseits nur Proben von verkehrsauffälligen Personen analysiert, deren Blutalkoholkonzentration nur gering war, so sind meist wesentlich höhere Anteile an arzneimittelpositiven Proben nachzuweisen. Da bei der Überprüfung verkehrsauffälliger Personen im Straßenverkehr in der Regel nur eine allfällige Alkoholisierung überprüft wird, bei geringgradiger Alkoholisierung, beispielsweise nachgewiesen durch eine Atemalkoholuntersuchung, jedoch auf Grund der derzeit geltenden Gesetzeslage kaum weitere Untersuchungen angestellt werden (können), sehen wir hier eine wesentliche Lücke in der Überwachung der Verkehrssicherheit.

Spezifische Wirkung von Neuroleptika auf die Fahrsicherheit

Etwa 15 bis 25% verkehrsauffälliger Autofahrer stehen unter Arzneimitteleinfluß. Jedoch nur bei 2 von 800 Unfallbeteiligten konnten antipsychotische Medikamente nachgewiesen werden. Dies zeigen mehrere Studien über Verkehrsunfälle, bei denen nachfolgend Alkohol- und Drogenanalysen durchgeführt wurden [14].

Daß die Verkehrstauglichkeit durch Medikamenteneinwirkung nachteilig beeinflußt werden kann, gehört zum medizinischen Wissensstand und wird bereits im Text der meisten Beipackzettel der

Tabelle 1. Psychophysische Leistungsstörungen

- Auffassung
- Konzentration
- Kritikfähigkeit
- Kombinationsvermögen
- Reaktionsgeschwindigkeit
- motorische Koordination
- Ermüdbarkeit

Tabelle 2. Die Medikamentenwirkung mitbestimmende Faktoren

- Krankheit
- Alter
- Toleranz
- Gewöhnung
- persönliche oder charakterliche Disposition:
  - überstarke affektive Reaktionsbereitschaft
  - diffuse Angst- und Spannungszustände
  - intensive Störungen des Selbstwert- und Selbstsicherheitsgefühls

---

Medikamente hervorgehoben. Eine verkehrsrelevante Medikamentenwirkung wird dabei vor allem solchen Mitteln beigemessen, die das Reaktionsvermögen einschränken können, d. h. die auf das ZNS dämpfend oder stimulierend einwirken. Entscheidend für die medikamentenbedingte Fahrunsicherheit ist der Nachweis von Fehlleistungen, die eindeutig einem Medikament zugeschrieben werden können; diese müssen deutlich ausgeprägt und als grobe isolierte oder mehrfache diffuse Ausfälle in Erscheinung treten.

Diese Ausfälle zeigen sich einerseits als physische Störungen mit herabgesetzten Sinnesfunktionen und Bewußtseinsstörungen, andererseits als psychophysische Leistungsstörungen (siehe Tabelle 1).

Zusätzlich beeinflussen nichtmedikamentöse Kofaktoren die Wirkung des Fahrverhaltens, diese müssen ebenfalls berücksichtigt werden (siehe Tabelle 2) [12, 14].

Die Wirkung der Neuroleptika auf die Fahrtüchtigkeit besteht in einer Abnahme der Reaktion und der Koordination, nicht aber der Aufmerksamkeit. Das zeigt das Resultat mehrerer Studien [5, 13, 15, 16, 21, 27]. Zur Beurteilung verkehrsrelevanter Leistungsbeeinträchtigung existiert eine Vielzahl von Untersuchungsmethoden (siehe Tabelle 3).

Es ist darauf hinzuweisen, daß Neuroleptika, wenn sie von Gesunden in üblicher Dosierung eingenommen werden, in der Regel das Befinden und eventuell auch die Fahrtüchtigkeit beeinträchtigen. Die substanzeigenen Auswirkungen sind dabei oft geringfügig, beeinträchtigen dennoch das Fahrverhalten und erhöhen da-

Tabelle 3. Untersuchungsmethoden

- Wiener Determinationsgerät: Reaktionsleistungen und Dauerbelastbarkeit
- Tapping: psychomotorisches Eigentempo
- Linienverfolgungstest: Auffassungsgeschwindigkeit und Konzentrationsfähigkeit
- Perlenauffädeln: Koordination der Feinmotorik
- tachistokopischer Auffassungstest: Auffassungsgeschwindigkeit
- Aufmerksamkeits-Belastungstest
- Symbolergänzungstest: visumotorische Koordinationsfähigkeit
- Pursuit-Rotortest: visumotorische Koordinationsfähigkeit
- Feststellung der Flimmerverschmelzungsfrequenz: Beurteilung des Wachheitsgrades
- Pauli-Testgerät: Aufmerksamkeit und Konzentration auf Zeit
- Fahrsimulator

Tabelle 4. Auf das Lenken eines Motorfahrzeuges zu verzichten ist

---

- bei Beginn einer Therapie
- bei hohen Initialdosen
- bei unerwünschten Nebenwirkungen:
  - Störung der Blutdruckregulation
  - Frühdyskinesien
  - extrapyramidalmotorische Störungen
  - neuroleptikabedingte zerebrale Krampfanfälle
  - ophthalmologische Störungen

---

mit das Unfallrisiko, da sie im Gesamtbereich des Erlebens und Verhaltens der betreffenden Persönlichkeit mit dem Faktor „verändernd, fremd und ungewohnt" gekoppelt sind.

Verkehrsrelevante Untersuchungen an gesunden Probanden unter Neuroleptika sind zwar psychopharmakologisch von großer Bedeutung, die Ergebnisse sind jedoch keineswegs einheitlich und zeigen keinen gemeinsamen Nenner. Direkte Schlußfolgerungen bei ärztlich verordneten Substanzen auf die Fahrtüchtigkeit lassen diese keine zu [15, 16, 17, 21].

Tranquilizer, Antidepressiva und Neuroleptika haben therapeutisch das Ziel, die Erlebnis-, Denk- und Handlungsweisen des Kranken günstig zu beeinflussen, d. h. man versucht eine dem gesunden Zustand möglichst vergleichbare stabile Funktionstüchtigkeit zu erreichen. In diesem Fall können diese Medikamente, wenn sie zweckmäßig dosiert eingenommen werden, beim psychisch Erkrankten die Funktionen der Fahrtüchtigkeit stabilisieren und positiv beeinflussen. Gerade für Neuroleptika muß allerdings festgestellt werden, daß oft trotz guter medikamentöser Einstellung nicht pharmaka- sondern morbusbedingte Defizite erhalten bleiben. Diese sind als primäre Denk- und Aufmerksamkeitsstörungen bekannt.

Die Ergebnisse mehrerer Studien an psychotisch Kranken zeigten übereinstimmend, daß die Behandlung mit Neuroleptika zu einer Verbesserung des Leistungsverhaltens führt [2, 5, 9, 12].

Von großer Bedeutung ist auch der Zeitpunkt der Neuroleptikatherapie und das Auftreten von etwaigen Nebenwirkungen (siehe Tabelle 4). Erst nach Erreichen der Erhaltungsdosis und bei gutem Ansprechen auf die Therapie ergibt sich eine mögliche Verkehrstauglichkeit. Eine negative Beeinflussung der Fahrtüchtigkeit ist bei Beachtung der Gewöhnung und der Ansprechbarkeit an die Medikation, der Halbwertszeit und der Interaktion verschiedener Substanzen, der Dosierung und der Nebenwirkungen nicht anzunehmen, wenn das optimale Therapieziel erreicht wird.

Die Möglichkeit einer Einschränkung der Fahrtüchtigkeit nur in seltenen Ausnahmefällen sollte nicht soweit führen, die warnende Vorsorge generell auf jeden mit Neuroleptika behandelten Patienten auszuweiten.

Die Wahrscheinlichkeit, daß eine Einschränkung der allgemeinen Verkehrssicherheit durch gesundheitliche Mängel von Kraftfahrern mehr über- als unterschätzt wird, ist nicht von der Hand zu weisen.

Hier ergeben sich Parallelen zu der Tendenz einer allgemeinen Überbewertung der Gefährlichkeit psychisch Kranker. Trotz all dieser generellen Hinweise ist die Frage der Fahrtauglichkeit immer nur aus der differenzierten und individuellen Beurteilung der Wechselwirkung Krankheit — Medikation im offenen Gespräch zwischen Arzt und Patienten zu klären. In Grenzfällen entscheidet die psychiatrische Begutachtung unter Einbeziehung testpsychologischer Untersuchungsbefunde.

Behandlungsphasen

Akutpsychotische Patienten sind auf Grund der bestehenden Rechtslage zum Lenken von KFZ nicht geeignet, unabhängig von einer bestehenden Neuroleptika- oder Psychopharmakamedikation. Auch der Behandlungsmodus (ambulant — stationär, freiwillig — amtsärztlich eingewiesen — gerichtlich angehalten) spielt diesbezüglich keine Rolle.

Die Beurteilung der Fahrtauglichkeit in der Nachbehandlungsphase obliegt im allgemeinen dem behandelnden Arzt, der auf Grund des bestehenden Krankheitsbildes oder der verordneten Medikation die Kriterien der Fahrtauglichkeit feststellen muß, und den Patienten ausführlich und ausreichend darüber zu informieren hat. Die Mitteilungen des Arztes haben Empfehlungscharakter, falls nicht von der Behörde eine schriftliche Stellungnahme bzw. ein Gutachten angefordert wurde.

Bei einer Untersuchung von 15 Patienten mit einer chronischen schizophrenen Erkrankung, die zum Zeitpunkt der testpsychologischen Untersuchung nur unter geringer Neuroleptikamedikation standen, (9 Patienten mit einem schizophrenen Residualsyndrom und 6 Patienten mit einer Schizophrenie vom paranoiden Typ in Remission) konnten bei diversen psychologischen Leistungstests keine nennenswerten Defizite verifiziert werden. Gegenüber einem gesunden Kollektiv von Führerscheinbesitzern sind keine wesentlichen Beeinträchtigungen der Konzentration, der Aufmerksamkeit und der visuell motorischen Koordination festzustellen gewesen. Auffallend ist jedoch die Streßbelastung durch Zeitdruck, die bei 40% der untersuchten Patienten erhöhte Leistungsdefizite zur Folge hatte.

Als Schlußfolgerung dieser noch nicht abgeschlossenen Untersuchung kann aber bereits chronisch schizophrenen Patienten die

Empfehlung gegeben werden, sich im Straßenverkehr „Zeit zu lassen, langsam zu fahren, sich keine engen zeitlichen Termine zu setzen".

Von einem kann man ihnen ganz sicher abraten, und zwar ihr Fahrzeug in den rush hours durch eine Großstadt zu steuern.

Diskussion

Rein rechtlich gesehen herrscht derzeit eine für alle Beteiligten unbefriedigende Situation. Für den Umgang mit diesem Problem fehlen weitgehend klare Rechtsnormen, sodaß die ganze Verantwortung einerseits beim Patienten, andererseits beim behandelnden Arzt liegt, und das bei einer stetigen Zunahme des Medikamentenkonsums, allerdings mehr der Tranquilizer als der Neuroleptika. Es mag wohl so sein, daß der Gesetzgeber durch eindeutige Kriterien zur Bestimmung der Alkoholisierung gehemmt ist, Normen zur Festlegung gesetzlicher Richtlinien der Fahrtauglichkeit unter Psychopharmaka zu erstellen. Bei immer bedrohlicher werdendem Ausmaß, der durch psychotrop wirksame Substanzen bedingten Einschränkung der Fahrtüchtigkeit, das sich in keinen Unfallstatistiken auswirkt, müssen sich Juristen, Psychologen, Psychiater und Rechtsmediziner intensiv bemühen, rechtlich klare Linien zu erarbeiten.

Insbesondere halten wir es für unbedingt erforderlich, die bisher auf Beeinträchtigungen durch Alkohol und Suchtgifte eingeschränkten Bestimmungen des § 5 StVO zumindest auf alle ZNS-wirksamen Substanzen zu erweitern, auch wenn dabei in Kauf genommen werden muß, daß ein Nachweis einer solchen Beeinflussung nicht immer so einfach gelingt wie bei einem entsprechenden Alkoholisierungsgrad. Die Fachleute hingegen sind aufgerufen, Untersuchungsmethoden zu entwickeln, die eine ähnliche klare und aussagekräftige Diagnostik gestatten, wie sie heute bereits bei der Alkohol-Beeinflussung verfügbar ist.

Literatur

1. Colburn HW, Garland BH (1974) Drug and driving. Proc Sci Conf Traffic Safety Ottawa

2. Ericküson ND, Yellin AM, Hopwood JH, Reachmuto GM, Greenberg LM (1984) The effects of neuroleptics on attention in schizophrenics. Biol Psychiatry 19: 745–775

3. Fisher GE, Hill RM (1971) Psychotropic drug-induces transformations of visual space. Int Pharmacopsychiatry 6: 28–37

4. Garriot JC, Dimaio VJM, Zumwalt RE, Petty CS (1977) Incidence of drugs and alcohol in fatally injured motor vehicle dirvers. J Forensic Sci 22: 383–389

5. Gerhard V, Hobi V (1984) Cognitive-psychomotor functions with regard to fitness for driving of psychiatric patients treated with neuroleptics and antidepressants. Neuropsychobiology 12: 39–47

6. Glatzel F (1975) Psychische Krankheit und Straßenverkehr. Med Sach 71: 26–30

7. Grohmann P (1988) Rechtlich relevante Medikamenteneinwirkung im Straßenverkehr. Blutalkohol 25: 172–190

8. Heinz G, Tölle R (1975) Zur Beurteilung der Fahreignung nach abgelaufener endogener Psychose. Nervenarzt 46: 355–360

9. Hobi V (1982) Psychopharmaka, psychiatric illness, and driving ability: a contribution to the debate. J Int Med Res 10: 283–305

10. Hobi V (1983) Psychopharmaka und Fehlverhalten. Psychopharmakagrundlagen und Therapie: 649–661

11. Hobi V (1985) Der depressive Patient als Fahrzeuglenker. Münch Med Wochenschr 127: 239–241

12. Hobi V, Kielholz P, Gilsdorf V (1981) How capable of driving are hospitalized psychiatric patients under psycho-active drug therapy? J Int Med Res 9: 434–447

13. Judd LL (1985) The effect of antipsychiatric drugs and driving related psychomotor functions. Accid Amal Prev 17: 319–332

14. Kastrum L (1977) Traffic accidents involving psychiatric patients. Acta Psychiatr Scand 55: 355–368

15. Kielholz P, Rümmele W, Ladewig D, Hobi V (1979) Auswirkungen von Drogen auf das Verhalten von Motorfahrzeugführern. Schweiz Arch Neurol Neurochirurg Psychiatr 125: 129–151

16. Linnoila M (1973) Effects of diazepam, chlordiazepoxide, thioridazine, haloperidol, flupenthixol and alcohol on psychomotor skills related to driving. Ann Med Exp Biol Fenn 51: 125–132

17. Linnoila M, Saario I, Olkoniemi J, Liljequist R, Himberg JJ, Maki M (1975) Effects of two weeks treatment with chlordiazepoxide or flupenthixole, alone or in combination with alcohol on psychomotor skills related to driving. Arzneimittelforschung 25: 1088–1092

18. Lundberg GD, White JM, Hoffmann KI (1979) Drugs and driving behaviour. J Forensic Sci 24: 207–215

19. Mayer K (1969) Behaviour and efficiency in street traffic and in pharmacopsychological experiment. Unfallheilkunde 99: 188–192
20. Mc Linden VJ (1987) Experiences in relation to drugs/driving offences. J Forensic Soc 27: 73–80
21. Meyer FP, Neubueser G, Weimeister O, Walther H (1983) Influence of thioridazine on human cognitive, psychomotor, and reaction performance as well as subjective feelings. Inst Clin Pharmacol Ther Tox 21: 192–196
22. Milner G, Landauer AA (1971) Alcohol, thioridazine and chlorpromazine effects on skills related to driving behaviour. Br J Psychiatry 118: 351–352
23. Müller A (1978) Zur nervenärztlichen Beurteilung von Motorfahrzeugführern. Psych 4: 687–698
24. Saario I, Linnoila M, Mattila MJ (1976) Modification of diazepam or thioridazine of the psychomotor skills related to driving: a subacte trial in neurotic out-patients. Br J Clin Pharmacol 3: 843–848
25. Seppala T (1976) Effect of chlorpromazine or sulpiride and alcohol on psychomotor skills related to driving. Arch Int Pharmacodyn Ther 223: 311–323
26. Seppala T, Linnoila M, Mattila MJ (1979) Drugs, alcohol and driving. Drugs 17: 389–408
27. Seppala T, Saario I, Mattila MJ (1976) Two weeks treatment with chlorpromazine, thioridazine, sulpiride, or bromazepam: actions and interactions with alcohol on psychomotor skill related to driving. Mod Probl Pharmacopsychiatry 11: 85–90
28. Staak M, Berghaus G (1983) Einfluß von Arzneimitteln auf die Verkehrssicherheit: Unfall- und Sicherheitsforschung. Straßenverkehr 40
29. Ulrich L, Rudin O, Amslera, Zink P (1984) Häufigkeit von Medikamenten im Straßenverkehr. Z Rechtsmed 93: 95–110
30. Wagner HJ (1985) Psychotrope Substanzen im Straßenverkehr. Münch Med Wochenschr 127: 242–243

Anschrift des Verfassers: Dr. H. Rössler, Psychiatrische Universitätsklinik, Anichstraße 35, A-6020 Innsbruck, Österreich.